《内经》病症汇要译释

陈倩亮　陈翌伟　撰

ZHEJIANG UNIVERSITY PRESS
浙江大学出版社

图书在版编目（CIP）数据

《内经》病症汇要译释 / 陈倩亮，陈翌伟撰. -- 杭州：浙江大学出版社，2021.12
ISBN 978-7-308-22024-8

Ⅰ.①内… Ⅱ.①陈… ②陈… Ⅲ.①《内经》—译文 ②《内经》—注释 Ⅳ.①R221

中国版本图书馆CIP数据核字（2021）第243950号

《内经》病症汇要译释
陈倩亮　陈翌伟　撰

责任编辑　吕倩岚
责任校对　吴　庆
封面设计　项梦怡
出版发行　浙江大学出版社
（杭州天目山路148号　邮政编码：310007）
（网址：http://www.zjupress.com）
排　　版　浙江时代出版服务有限公司
印　　刷　广东虎彩云印刷有限公司绍兴分公司
开　　本　710mm×1000mm　1/16
印　　张　33.5
字　　数　619千
版 印 次　2021年12月第1版　2021年12月第1次印刷
书　　号　ISBN 978-7-308-22024-8
定　　价　135.00元

浙江大学出版社市场运营中心联系方式：（0571）88925591；http://zjdxcbs.tmall.com

序

《黄帝内经》，简称《内经》，现习惯分为《素问》与《灵枢经》两书。它是我国现存最早的一部医学典籍，书中比较全面地阐述了中医学的理论体系、学术思想和思维方法，是中医学理论与防治疾病技术的渊薮。两千多年来，历代医家正是在《内经》所创建的理论、确立的原则、应用的技术与方法论的基础上，不断地探索、实践与创新，使中医学术得以持续、健康地发展。时至今日，《内经》仍有不可替代的学术研究和临床指导价值，更是中医学的必读经典。但该书流传年代久远，文字深奥，内容隐晦，给读者带来诸多困难。

单从临床实际来说，如果不把散在整部《内经》里有关这一方面的记载分析归纳，系统地加以校勘、注释，并列述出来，确实很难领会其中的宝贵精华，甚至不免望文生义。

根据现有文献记载，对《内经》的校勘整理，始于隋唐。例如唐代王冰鉴于《素问》“世本纰缪，篇目重叠，前后不伦，文义悬隔”，遂将其内容校勘增删，分成二十四卷。现存的《素问》版本，均与王冰校注本有关。经王氏整理，确实纠正了不少错误，但他也难免犯臆断之误。据南宋王应麟《玉海》及《宋史·艺文志》记载，宋仁宗景祐二年，丁度等曾校正《素问》，高若讷曾著有《素问误文阙义》，惜皆失传。至宋仁宗设立国家校正医书局，多种医书被校正，当时令高保衡、林亿等校正的《素问》，为现存最早的校勘本，其中多引《难经》、《脉经》、《甲乙经》、《太素》及《素问》别本与全元起注本对勘，颇有益于后学。至清代，许多学者和医家从版本学、训诂学的角度，对《素问》一书又进行了大量校勘工作，如胡澍的《素问校义》，俞樾的《内经辨言》，孙诒让的《札迻》，顾观光的《素问校勘记》，张琦的《素问释义》，沈祖绵的《读素问臆断》，冯承熙的《校余偶识》，江有诰的《先秦韵读》及于鬯的《香草续校书》中《素问》之部等。

与《素问》相比，《灵枢经》的校勘整理，就是凤毛麟角，历代没有大规模做过这方面的工作。虽然宋代的高保衡、林亿等也曾校正过《灵枢经》

的残本，但早已亡佚。对《灵枢经》的整理，最早的记录当推史崧的“音释”，但其所著《灵枢集注》亦早已失传。清代钱熙祚曾据《素问》、《甲乙经》校勘了《灵枢经》，他的校本是近世最精的。顾观光著《灵枢校勘记》，虽不及钱本，但也提供了一些有价值的信息。现当代著名中医文献学家刘衡如的《灵枢经》校勘本，系选择善本为底本，参阅数种版本及多种古书精审详校而成，书中许多精辟见解，多中经旨肯綮。

关于《素问》、《灵枢经》的注释价值，自当首推梁人全元起。他曾对《内经》作过全面的注释，著有《素问训解》，宋代尚存，后亡佚。此后，隋唐时期杨上善，把《内经》纂为《太素》三十卷，分类名篇，加以注释，非常有价值，惜今已不全。唐王冰对《素问》作了全面的注释，虽有个别不当之处，但对经义颇多阐发，为后学所宗，是现存最早的全释本。明马莳、吴昆对《内经》的注释，在对经文的认识方面，确有不少深入的见解，惜其主观臆断较多。张景岳在王、马、吴等注解的基础上，重新分类，颇多发挥，且详而不乱，多为后人所称道。而对普及《内经》有特别贡献的要数李念莪，他所著的《内经知要》，选取《素问》、《灵枢经》的重要内容，分为八类，辑成上、下两卷。其注释虽无重要发挥，却能执简驭繁，对初学者而言方便实用。至清代，张志聪领其门人集体对《内经》进行注释。由于集中了多人智慧，其理解每有可参之处。此外，姚止庵的《素问经注节解》、薛雪的《医经原旨》、高士宗的《素问直解》和《灵枢直解》、汪昂的《素问灵枢类纂约注》、黄元御的《素问悬解》和《灵枢悬解》，以及日人丹波元简的《素问识》和《灵枢识》等，均有可取之处。

当代许多学者和医家也对《素问》、《灵枢经》进行过大量校勘、注释方面的工作，取得了相当可观的成就，对学习和研究《内经》都有一定帮助。

本人在临证之余阅读《内经》时，常常感叹其书宏博精奥、复杂隐深，读来苦无头绪，于是作点自觉或不自觉的归纳笔记。忽有一日，偶然在旧书摊上购得上海秦伯未先生的《内经类证》一书，翻开一看，喜出望外，竟与本人笔记所述不谋而合。于是索性效法该书体例，汲取其病症分类，再以系统为纲，对《内经》原文分条进行校勘、注释，并附白话译文，最后由翌伟校对、整理、汇总，点滴汇聚成书。梳理病症时，觉得有必要对重点加以按语，于是在每类疾病后又参考历代医家的注解及诸多经验，并结合本人粗浅的实践体会，进行简短小结，务使本书方便实用，让读者触类旁通。

本书所据底本有二：明顾从德刻《重广补注黄帝内经素问》、明赵府居敬堂刻《灵枢经》。

文中提到的参校本及对应简称如下：

《新校正》，即宋林亿等校《素问》时所作的校勘，今存于《重广补注黄帝内经素问》中。

《素问》：

金刻本残本（简称“金刻本”）；

元后至元五年胡氏古林书堂刻本（简称“元刻本”）；

明正统道藏本（简称“道藏本”）；

明万历十二年周对峰刻本（简称“周本”）；

明万历二十九年新安吴勉学校刊医统正脉单行本（简称“医统本”）；

明万历四十三年朝鲜内医院刻本（简称“朝鲜刻本”）；

清四库全书本（简称“四库全书本”）；

清咸丰二年金山钱氏守山阁刻本（简称“守山阁本”）；

吴昆《吴注黄帝内经素问》明万历三十七年刻本（简称《吴注素问》）。

《灵枢》：

元后至元五年胡氏古林书堂刻本（简称“胡本”）；

明成化十年熊氏种德堂刊本（简称“熊本”）；

明绣谷书林周曰校重刊本（简称“周本”）；

明万历二十九年医统正脉丛书本（简称“统本”）；

明金陵尚义斋刊本（简称“金陵本”）；

明刻本，存卷六至十二（简称“明本”）；

明正统道藏本（简称“道藏本”）；

北京中医研究院藏日本旧抄本（简称“日抄本”）；

日本田中清左卫门刻本（简称“日刻本”）；

马莳《灵枢注证发微》日本宽永五年刻本（简称“马注本”）；

张志聪《灵枢集注》康熙十一年刻本（简称“张注本”）。

概括本书的特点，可归纳如下。

本书按照临床疾病共分十一章，四十六节，即十一系统，四十六种病类，收载约三百十三种病症。每节分为概论和各症。

本书条文的次序，一般按照因、症、脉、治排列。每条原文下，分校勘、注释、译文，或加按语，每节后附简短的小结。

原文：以底本为主。

校勘：①采用对校（参校其他十数种版本）、他校（参考历代有关医籍和其他古籍）、本校（底本前后互证）、理校（参以文章类例、字体声形、文字含义、医理逻辑及临床实际）四种方法进行；②对底本中的脱漏、倒置、衍文、讹字等加以处理，明显的错别字、异体字，径改不出校，如“仆”误作“什”等；③若显系底本错讹或脱漏的，即在原文中改正或增删，并出校注明所据书目、版本、卷次或篇章；④难定对错之异文，或校本有一定参考价值的，原文不改，出校注明；⑤虚字异文，如无关文义则不出校，但有碍文体的整齐、语意之连贯的，仍予校出，以存古文之真。

注释：包括训诂和注解两个方面。训诂主要对某些生涩难明的词字注音、释义。注解主要对某些专用术语或部分内容进行解释，主要采用两种形式：一是直接用通俗语言解释，一是选择议论精当的古人注解。如遇诸说不一而又各有长处，并存其义，或暂从一家之言。引注时一般冠以注家姓名，对类编作注的，则冠以书名及卷篇，以供读者参考。

译文：将原文译成易懂的白话文，根据需要，直译与意译结合。

按语：发挥原文精义，讨论校注中的问题。

本书在摘录病症和进行分类时，基本按传统医学之五脏六腑为序，但为了节省篇幅，突出重点，有时不免将原文割裂，读者欲求全面，敬请查阅原书。如碰到原文在叙述病症有交叉的地方，也难免有少数重复。

本书所载的病症，忠实于原书称谓，也是最古老的病症，对于学习和研究中医或喜欢中医的同志均适宜。患者本人和广大医学院校的师生均可翻阅，也欢迎各方研究人士检阅参看，互相探讨。

陈倩亮

2020 年 3 月 18 日

目　录

第一章　外感病

第一节　伤寒病类

第二节　温热病类

第三节　暑热病类

第四节　湿病类

第五节　寒热病类

第六节　疟疾类

第七节　霍乱病类

第八节　温疫病类

第二章　肺系疾病

第一节　咳嗽病类

第二节 喘息病类

第三章 心脑血管神经系疾病

第一节 中风病类

第二节 痉挛病类

第三节 失眠病类

第四节 癫狂痫病类

第五节 头痛病类

第六节　眩晕症

第七节　心痛病类

第四章　脾胃系疾病

第一节　呕吐哕病类

第二节　痢疾病类

第三节　泄泻病类

第四节　胀满病类

第五节　噎膈病类

第六节　积聚病类

第七节　腹痛病类

第八节　寄生虫病类

第五章　肝胆系疾病

第一节　黄疸病类

第二节　胁痛病类

第三节　厥逆病类

第六章　肾系疾病

第一节　水肿病类

第二节　前阴病类

第三节　遗精病类

第四节 小便病类

第七章 气血津液系疾病

第一节 气病类

第二节 血病类

第三节 虚弱病类

第四节　汗病类

第五节　消渴病类

第八章　经络肢体系疾病

第一节　腰痛病类

第二节 肩背痛病类

第三节 痹病类

第四节 痿病类

第九章 五官科病类

第一节 口腔病类

第二节 目耳鼻病类

第十章 外科疾病

第一节 痈疽疮疡病类

第二节　疝气类

第十一章 妇科疾病

第一章　外感病

第一节　伤寒病类

概　论

今夫热病者，皆伤寒之类也，或愈或死；其死皆以六七日之间，其愈皆以十日以上者，何也？不知其解，愿闻其故。岐伯对曰：巨阳者，诸阳之属也[1]，其脉连于风府[2]，故为诸阳主气也（一）[3]。人之伤于寒也，则为病热，热虽甚不死；其两感[4]于寒而病者，必不免于死。（《素问·热论》）

【校勘】

（一）“巨阳”至“气也”：《读素问钞》将此二十一字移于“伤寒一日，巨阳受之”之下。《素问识》云：“徐本同，文义顺承，为胜。”《甲乙》卷七第一上“巨”作“太”。

【注释】

[1] 巨阳者，诸阳之属也：巨阳，即太阳。此指太阳统率诸阳。张景岳注：“太阳为六经之长，统摄阳分，故诸阳皆其所属。”

[2] 风府：穴名，在项上入发际一寸，属督脉，为足太阳、督脉、阳维之会。

[3] 故为诸阳主气也：杨上善注：“诸阳者，督脉、阳维脉也。督脉，阳脉之海，阳维维诸阳脉，总会风府，属于太阳，故足太阳脉为诸阳主气。”张景岳注：“太阳经脉，覆于巅背之表，故主诸阳之气分。”

[4] 两感：指相为表里的阴阳两经同时受病，如太阳、少阴同病，阳明、太阴同病，少阳、厥阴同病。

【译文】

现在所说的外感发热性疾病，都可归属于伤寒一类病证。其中有的治愈，有的死亡，这些死亡的都在六七日之间，这些治愈的都在十日以上，这是什么道理呢？我不知其中的道理，想听听您的解释。岐伯回答说：太阳经是六经之长，统摄阳分，使诸阳都隶属于太阳。太阳经的经脉连于风府穴，与督脉、阳维相会，循行于巅背之表，所以太阳为诸阳主气，主一身之表。人感受寒邪以后，就会发热，发热虽重，可以治疗而不会死亡；如果阴阳二经、表里同时感受寒邪而发病，就较难治而不免会发生死亡。

【按语】

本节指出了凡因感受六淫外邪而引起的各种发热性疾病，均可归属于伤寒范围。由此看来，这里所说的伤寒，显属广义的伤寒。同时因太阳是诸阳主气，主一身之表，所以外在六淫邪气侵袭人体，大都从太阳开始，逐渐深入脏腑。当邪气还在皮腠经络，未深入到脏腑时，如能及时给予恰当的治疗，发热虽重，也没有什么危险。如果是阴阳表里同时受邪，则属内外俱伤的两感证，其病就比较危重了，临床上应当引起高度重视。

人之伤于寒而传为热，何也？岐伯曰：夫寒盛则生热也[1]。（《素问·水热穴论》）

【注释】

[1] 夫寒盛则生热也：寒邪束于表，则阳气郁于里，待阳气外出则寒化为热，故说寒盛则生热。

【译文】

人体伤于寒邪，却变生热症，是为什么呢？岐伯回答说：是寒邪盛极束缚卫阳之气，卫阳郁遏不得发泄就会产生热象。

气盛身寒，得之伤寒。（《素问·刺志论》）

【译文】

正气强盛，却自觉身体寒冷，是机体已被寒邪所伤。

人迎盛坚（一）者，伤于寒；气口盛坚者（二），伤于食（三）。（《灵枢·五色篇》）

【校勘】

（一）坚：《太素·人迎脉口诊》卷十四、《甲乙》卷四第一上并作“紧”，义胜。

（二）气口盛坚者：统本、金陵本“盛”并作“甚”，《太素·人迎脉口诊》卷十四、《甲乙》卷四第一上“气”并作“脉”，“坚”并作“紧”，义胜。

（三）食：《太素·人迎脉口诊》卷十四、《甲乙》卷四第一上后有“饮”字。

【译文】

人迎主表，其脉盛而紧的，主伤于寒邪；寸口主里，其脉盛而紧的，主伤于饮食。

【按语】

本节论述了运用人迎脉和气口脉可判断内外阴阳表里病位的关系。人迎脉，气口脉，按《素问·经脉别论》“权衡以平，气口成寸，以决死生”语，显指被现代中医普遍称为的寸口脉，即手太阴肺经所过之脉口部位，分为寸关尺三部。诊察此处为何能判断疾病的轻重及测知疾病的预后？理由可归纳为三点：一是与肺经的循行有关。手太阴肺经起于中焦，为十二经脉循行之终始，中焦脾胃是人体营卫气血化生的源泉。营行脉中，卫行脉外，营卫的运行与脉紧密相关，手太阴肺的寸口脉与脉相连。营卫气血的盛衰变化皆能在气口上反映出来；同时，胃气的强弱，亦直接影响寸口脉的变化。胃气充足，五脏精气充沛，在气口脉上表现为和缓有力，节律规整，称脉有胃气。若胃气败，精气衰，正不胜邪，可见真脏脉。所谓有胃气则生，无胃气则死。因此，寸口脉可作为候胃气而决死生的依据。二是与肺的功能有关。肺主气，朝百脉，全身经脉会聚于肺，气口得以成为脉之大会。因此，十二经脉的变化，随时可从气口变化上测知。三是与五脏气血的运行有关。气血运行于脉中，肺主气，心主血，肝藏血，脾统血，手太阴肺经之气口与心肝脾关系密切，肾之阴阳与气口亦有关。基于上述三个因素，通过测气口脉以决死生，自然也可判断出邪在内外阴阳表里的病位。

治之各通其脏脉[1]，病日衰，已矣。其未满三日者，可汗而已；其满三日者，可泄而已[2]。（《素问·热论》）

【注释】

[1] 治之各通其脏脉：此言医生治疗时应根据病在何脏经脉，分别通其何脏经脉，随经分治之。杨上善注："量其热病在何脏之脉，知其所在，即于脉以行补泻之法。"

[2] 可汗而已、可泄而已：此处均指针刺法以发汗或泄热而言。

【译文】

治疗时，根据病邪在何脏何经，分别予以施治，直至病邪逐渐衰退而愈。对外感性疾病，发病未满三日的，病邪还在表位，可通过发汗来治疗；发病已满三日的，病邪已入里了，可采用泻法来治愈。

【按语】

本节讨论了外感性疾病，可根据约略日数判断病邪的浅深，从而选择不同治疗原则的问题。发病未满三日的，一般病邪在表，可发汗治疗；已满三日的，病邪入里，可攻泻治疗。但这只是原则性地说明邪在经络未入里者，应发其汗；邪已入里的，可泄而愈的治疗大法。临床上，应根据病情而随证施治，绝不能囿于计日以限病。至于可汗可泄，王玉川先生认为，是指用针刺疗法而言，非指用药物以发汗或攻下。他说："可汗可泄，诸家注释多以发汗、攻下为解，然而与经文愿意未必相符。须知《素问》热论所谓可汗可泄，乃指针刺疗法而言。汗，谓用针补泻以出汗；泄，谓泄其气也。如《素问》刺热篇有'刺手阳明太阴而汗出'，'刺项太阳而汗出'，'刺足阳明而汗出'。《灵枢》寒热病亦云：'病始于手臂者，先取手阳明太阴而汗出，病始于头首者，先取项太阳而汗出，病始于足胫者，先取足阳明而汗出。臂太阴可汗出，足阳明可汗出。故取阴而汗出甚者，止之于阳。取阳而汗出甚者，止之于阴。’是针刺既能发汗，又能止汗；邪在三阳者可汗，邪在手太阴经者亦可发汗。《灵枢》热病云：‘热病三日，而气口静，人迎燥盛者，取之诸阳，五十九刺，以泻其热，而出其汗，实其阴以补其不足……其可刺者，急取之，不汗出则泄。’又，程郊倩云：‘汗泄二字，俱是刺法，刺法有浅深，故云可汗可泄’（见顾尚之《素问校勘记》引），这一点，对于正确理解热论是很重要的。”

风寒客于人，使人毫毛毕直，皮肤闭而为热，当是之时，可汗而发也。（《素问·玉机真脏论》）

【译文】

风寒之邪乘虚开始侵袭人体的时候，使人毫毛竖立，毛孔闭塞不通，卫阳郁滞而导致发热，正当这个时态，可用发汗的方法治疗。

病热少愈，食肉则复，多食则遗[1]，此其禁也。（《素问·热论》）

【注释】

[1] 食肉则复，多食则遗：复，病愈而复发；遗，邪有遗落未尽，迁延不愈之势。热病之后，脾胃虚弱，运化乏力，食肉则难化，多食则谷气残留，热邪与食邪相互搏击，故称有遗有复。王冰注：“是所谓戒食劳也。热虽少愈，犹未尽除，脾胃气虚，故未能消化，肉坚食驻，故热复生。复，谓旧病也。”

【按语】

本节指出了发热病进食肉类的危害性。热病愈后，时有所遗的原因，是由于发热而强进饮食所致。此精神与《伤寒论》所谓的“食复”“劳复”是一致的。临床上某些高热病人，常因贪吃肉类或黏腻食物而使热难消退，或在病愈后，因饮食不节而使热复发。从而提醒人们发热病人的饮食护理非常重要。

一、太阳症

伤寒一日，巨阳受之，故头项痛，腰脊强(一)。（《素问·热论》）

【校勘】

（一）故头项痛，腰脊强：《新校正》云："按《甲乙经》及《太素》作'头项与腰脊皆痛'。"今本《甲乙》卷七第一上"脊"后有"背"字。今本《太素·热病决》卷二十五"强"作"皆痛"。

【译文】

伤寒病一日，为太阳经感受寒邪，邪循足太阳经脉从头下项、挟脊抵腰中传变，所以头项痛，腰脊强直不舒。

七日巨阳病衰，头痛少愈。（《素问·热论》）

【译文】

邪传七日，太阳经之邪渐衰退，经气渐和，头痛稍愈。

二、阳明症

二日，阳明受之，阳明主肌肉，其脉挟鼻络于目，故身热[1]目疼而鼻干，不得卧也。（《素问·热论》）

【注释】

[1] 身热：身热在伤寒病每经都可发生，唯在此着重提出，显然是佐证了阳明发热比其他几经更突出。张景岳注："伤寒多发热，而独此云身热者，盖阳明主肌肉，身热尤甚也。"

【译文】

伤寒病二日，为阳明经受邪，阳明主肌肉，邪循足阳明经脉挟鼻络于目、下行入腹传变，所以身热目痛而鼻干，不能安卧。

八日阳明病衰，身热少愈。（《素问·热论》）

【译文】

邪传八日，阳明经之邪开始衰退，经气渐和，身热稍退。

三、少阳症

三日，少阳受之。少阳主骨（一），其脉循胁络于耳，故胸胁痛而耳聋。（《素问·热论》）

【校勘】

（一）骨：原作“胆”，《新校正》云：“按全元起本‘胆’作‘骨’，元起注云：少阳者肝之表，肝候筋，筋会于骨，是少阳之气所荣，故言主骨。《甲乙经》、《太素》等并作骨。”今本《甲乙》卷七第一上、《太素·热病决》卷二十五、《诸病源候论·伤寒候》卷七均作“骨”。《素问校勘记》云：“以上文阳明主肌肉证之，‘骨’字是也。”《素问识》云：“如阳明不云主胃，而云主肉，则理宜于少阳亦云主骨，盖太阳主皮肤，阳明主肉，少阳主骨，从外而内，殆是半表半里之部分，故改胆作骨，于义为长。”据此，参《灵枢·经脉篇》胆足少阳之脉“是主骨所生病者”句，作“骨”为是，故改。

【译文】

伤寒病三日，为少阳经受邪，少阳主骨，足少阳经脉循胸胁而上络于耳，所以病则胸胁痛而耳聋。

九日少阳病衰，耳聋微闻。（《素问·热论》）

【译文】

邪传九日，少阳病之邪开始衰退，耳聋稍微改善，并能稍微听到点声音。

四、太阴症

四日，太阴受之。太阴脉布胃中，络于嗌，故腹满而嗌干。（《素问·热论》）

【译文】

伤寒病四日，为太阴经受邪，太阴经脉散布到胃中，上络于咽，所以病则腹中胀满而咽干。

十日太阴病衰，腹减如故，则思饮食。（《素问·热论》）

【译文】

邪传十日，太阴病之邪开始衰退，腹满减轻，恢复到以前一样正常，而想饮食了。

五、少阴症

五日，少阴受之。少阴脉贯肾，络于肺，系舌本，故口燥，舌干而渴。（《素问·热论》）

【译文】

伤寒病五日，为少阴经受邪。足少阴经脉贯通肾，上络于肺，并上系舌本，所以受邪则口燥舌干而渴。

十一日少阴病衰，渴止，不满[一]，舌干已而嚏[二]。（《素问·热论》）

【校勘】

（一）不满：《甲乙》卷七第一上无此二字。《素问识》云："《甲乙》'伤寒例'，并无'不满'二字。简按：上文不言腹满，此必衍文。"但据下文"病一日则巨阳与少阳俱病，则头痛口干而烦满"句，此处似阙"烦满"二字。

（二）已而嚏：《甲乙》卷七第一上作"乃已"，《太素·热病决》卷二十五、《诸病源候论·伤寒候》卷七作"而已咳"。

【译文】

邪传十一日，少阴病之邪开始衰退，口渴停止，腹不胀满，舌干消除，却能打喷嚏。

六、厥阴症

六日，厥阴受之。厥阴脉循阴器而络于肝，故烦满而囊缩（一）[1]。（《素问·热论》）

【校勘】

（一）缩：《吴注素问》后有"三阴经络者皆受病，已入于腑，可下而已"十六字。

【注释】

[1] 烦满而囊缩：满，通懑，烦闷之意；囊缩，阴囊收缩。足厥阴经脉环绕阴器，抵少腹，挟胃属肝络胆，所以厥阴受病会烦闷而囊缩。

【译文】

伤寒病六日，为厥阴经受邪。厥阴经脉抵少腹，环绕阴器，挟胃联络肝胆，所以厥阴受邪出现烦闷不舒、阴囊收缩症状。

十二日厥阴病衰，囊纵[1]，少腹微下[2]，大气[3]皆去，病日已矣。（《素问·热论》）

【注释】

[1] 囊纵：阴囊松弛。

[2] 少腹微下：少腹拘急稍微舒缓。

[3] 大气：邪气。王冰注："大气，谓大邪之气也。"

【译文】

邪传十二日，厥阴病之邪开始衰退，阴囊松舒，少腹拘急渐见舒缓，邪气尽去，病就日渐向愈了。

七、两感症

两感于寒者，病一日，则巨阳与少阴俱病，则头痛，口干而烦满；二日，则阳明与太阴俱病，则腹满，身热，不欲食，谵言[1]；三日，则少阳与厥阴俱病，则耳聋，囊缩而厥[2]，水浆不入，不知人，六日死[3]。（《素问·热论》）

【注释】

[1] 谵言：即谵语，此处指病中胡言乱语。王冰注："谵言，谓妄谬而不次也。"

[2] 厥：此处指手足逆冷。

[3] 水浆不入，不知人，六日死：水浆不入，为胃气乏竭；不知人，为神明气乱而失神，均属危候，所以预后不良。

【译文】

阴阳两经表里同时感受寒邪的两感证，第一日为太阳与少阴同时受病，其症状既有太阳经的头痛，又有少阴经的口干和烦闷；第二日为阳明与太阴两经同时受病，其症状既有阳明经的身热谵言妄语，又有太阴经的腹满不欲食；第三日为少阳与厥阴两经同时受病，其症状既有少阳经之耳聋，又有厥阴经的阴囊收缩和四肢发冷。如果病势发展到连水浆也不能进，神昏不知人的程度，那么有可能至第六日就死亡。

【按语】

上述所论及的“一日、二日……六日”等，均指伤寒热病循经发病的一般次第，这是约略以日计数的一种方法，决不能死板理解，计日以限病。

小　结

《内经》所述的“伤寒”，显然大多是指后世所认为的“广义伤寒”，但也挟带少部分“狭义伤寒”，证之临床，实际统指了多种发热性疾病。正如余瀛鳌先生所说：“中医所说的伤寒，概括多种发热性疾患在内，也包括西医所说的伤寒（即伤寒杆菌所致的肠道传染病）。我们体会中医在治疗过程中极重视阳明一环，就是消化系统。《内经》指出病情好转时期不可多食，更不宜食油腻，更足说明古人早已有丰富经验。倘从伤寒病整个发展过程来看，不仅分别表里，还注意合并症；不仅重视病邪的亢进，还随时留意正气的耗伤。”他还在临床上体会到，“我们曾用中医药治疗过一些肠伤寒病例，经过相当时期的摸索，感到用葛根芩连汤和《感证辑要》的藿朴夏苓汤加减治疗早期患者，在退热和缓解消化道症状方面颇有效验。对于一些因高热持久而耳聋，或见唇舌干裂，舌不能伸出，神识蒙眬者，口服抗菌素有时不能奏效，常须合并输液治疗；中医则以清热化湿，兼顾气阴的方法，有相当疗效。”

《内经》对于伤寒的传变分为六个阶段，与张仲景《伤寒论》分为六经基本相同，可见《伤寒论》是在《内经》的基础上发展而来的，不过更加具体、系统了。

第二节　温热病类

概　论

冬伤于寒，春必病温（一）。（《素问·生气通天论》）

【校勘】

（一）病温：原作“温病”。《素问校义》：“春必温病，下文不顺，写者误倒也，当从‘阴阳应象大论’作春必病温。”据改。

【译文】

冬天伤于寒气，到了来年的春天，就会发生温病。

【按语】

本句提出“隔时发病”的观点，给后世“伏邪”病因学的形成，提供了理论依据。从养生保健角度并对照其他经文看，“伤于寒”还应该包含肾精肾阳受损的内容。

夫精者，身之本也。故藏于精者，春不病温。（《素问·金匮真言论》）

【译文】

精，是人体的根本。所以阴精内藏而不妄泄，到了春天就不会得温热病。

人一呼脉三动，一吸脉三动而躁，尺热[1]，曰病温。（《素问·平人气象论》）

【注释】

[1] 尺热：尺部的皮肤发热。尺，尺肤的简称。

【译文】

健康人的一呼，病人的脉搏跳动三次，一吸也跳动三次，加起来大于六次，并且比较躁动，尺段皮肤又热烫，这就可称为得了温病。

尺肤热甚，脉盛躁者，病温（一）也；其脉盛而滑者，病（二）且出也。（《灵枢·论疾诊尺篇》）

【校勘】

（一）温：《太素·尺诊》卷十五作“湿”。

（二）病：《太素·尺诊》卷十五、《脉经》卷四第一、《甲乙》卷四第二上均作“汗”。

【译文】

尺段的肌肤灼热，脉象盛大而躁动的，是温病；如果脉象盛大而滑利的，是病邪将被驱出。

冬伤于寒，春生瘅热（一）。（《灵枢·论疾诊尺篇》）

【校勘】

（一）瘅热：《素问·阴阳应象大论》作“病温”。

【译文】

冬天伤于寒气，到了来年的春天，就会发生只热不寒的温病。

粗大[1]者，阴不足，阳有余，为热中[2]也。（《素问·脉要精微论》）

【注释】

[1] 粗大：指脉象洪大。王冰注："粗大，谓脉洪大也。"

[2] 热中：病名，症见身热、烦躁、口渴、脉洪大等。也有一种解释为善饥能食、小便增多的中消症，亦通。

【译文】

脉象洪大的，是阴精不足，阳气有余，可发为热中病。

脉（一）尺粗常热者，谓之热中。（《素问·平人气象论》）

【校勘】

（一）脉：《吴注素问》无。《素问识》注："熊本无脉字，吴同。当删。"按：据上文例，"脉"后疑有脱文，"尺粗"或当作"粗尺"，其义较长。

【译文】

脉象粗大而尺肤常热的，阳盛于内，称为热中。

缓而滑，曰热中。（《素问·平人气象论》）

【译文】

脉象缓而滑利，是得了热中病。

诸治热病，以（一）饮之[1]寒水，乃刺之；必寒衣之，居止寒处，身寒而止也[2]。（《素问·刺热篇》）

【校勘】

（一）以：《甲乙》卷七第一上作"先"，《太素·五脏热病》卷二十五作"已"。

【注释】

[1] 饮之：“饮”，使动用法。“使之饮”，意为“给……饮”，下同。

[2] 必寒衣之，居止寒处，身寒而止也：张景岳注：“先饮寒水而后刺，欲其阴气自内达表，而热泄于外也，故必寒衣寒处，皆欲其避温就凉耳。”

【译文】

凡治疗热性病，应在给病人喝些清凉的饮料后，再进行针刺，并且让病人衣服穿的单薄些，居住在清爽的地方，这样身体中的邪气祛除，达到热退身凉而病愈的目的。

一、肝热症

肝热病者，先小便黄（一），腹痛，多卧[1]，身热。热争则狂言及惊，胁满痛，手足躁，不得安卧[2]；庚辛甚，甲乙大汗[3]，气逆则庚辛死[4]。刺足厥阴、少阳。其逆则头痛员员[5]，脉引冲头也。（《素问·刺热篇》）

【校勘】

（一）先小便黄：原作“小便先黄”。《素问识》：“据下文四脏之例，‘先’字当在‘小便’上。”据改。

【注释】

[1] 腹痛，多卧：吴昆注：“肝脉抵少腹，故腹痛；肝主筋，筋痿，故多卧。”

[2] 热争则狂言及惊……不得安卧：热争，此言热邪与正气相争；不得安卧，此指肝热生风，手足躁扰搐搦，而不能安卧。张景岳注：“热入于脏，则邪正相胜，故曰争。”又杨上善注：“肝动语言也，故热争狂言及惊也；其脉属肝络胆，故胁痛也；肝脉出足上连手厥阴，今热故手足躁也。”

[3] 庚辛甚，甲乙大汗：这是借五行生克之理，推测疾病的传化。肝主木，庚辛为金，金克木，故肝病逢庚辛日则病重。甲乙为木，肝病逢甲乙日则气旺，正气胜邪，大汗出而热退。

[4] 气逆则庚辛死：气逆，此指因病甚而正气逆乱。正气已逆乱，又逢庚辛日，木

受金克，故死。

[5] 头痛员员：即头痛晕眩。《通雅》："头痛员员，正谓作晕，故今人言头悬。"

【译文】

肝脏的热证，先出现小便黄、腹痛、多卧、身发热等症状。当热邪入脏与正气抗争时，可出现狂言惊骇、胁肋满痛、手足躁扰搐搦，烦躁不能安卧等热极生风之症。若逢到庚辛日，就会因木受金克而使病情加重。若逢甲乙日木旺时，如大汗出而热不退，说明病势加重，导致正气逆乱，将在庚辛日死亡。治疗方法，应刺足厥阴肝脉和足少阳胆脉。如果肝气上逆扰头，见到头痛眩晕之症，是因为热邪循肝脉上冲于头部所致。

肝热病者，左颊先赤。（《素问·刺热篇》）

【译文】

肝脏的热证，左颊部先见赤色。

肝热者，色苍而爪枯。（《素问·痿论》）

【译文】

肝脏有热的，面色发青而爪甲枯槁。

二、心热症

心热病者，先不乐，数日乃热。热争则卒心痛，烦闷善呕，头痛，面赤，无汗[1]；壬癸甚，丙丁大汗，气逆则壬癸死。刺手少阴、太阳。（《素问·刺热篇》）

【注释】

[1] 心热病者……无汗：张景岳注："心者神明之所出，邪不易犯，犯必先觉之，

故热邪将入于脏，则先有不乐之兆。热与心气分争，故卒然心痛而烦闷，心火上炎，故善呕。头者精明之府，手少阴之脉上出于面，故头痛面赤。汗为心之液，心热则液亡，故无汗。”按：乐，疑“烁”字之误，意为热炽之光。先不乐，即先不热炽，与后文“数日乃热”句相承，并与临床相符。

【译文】

心脏的热证，先不热炽，数天后才发热。当热邪入脏与正气相争时，就会突发心痛，烦闷，时常作呕，头痛，面赤，无汗。若逢到壬癸日，就会因火受水克而病重。若逢丙丁日火旺时，大汗出而热不退，说明病势加重，导致正气逆乱，将在壬癸日死亡。治疗方法，应针刺手少阴心脉和手太阳小肠脉。

心热病者，颜先赤。（《素问·刺热篇》）

【译文】

心脏的热证，额部先见赤色。

心热者，色赤而络脉溢。（《素问·痿论》）

【译文】

心脏有热的，面色发赤而络脉充溢。

三、脾热症

脾热病者，先头重，颊痛，烦心，颜青（一），欲呕，身热[1]。热争则腰痛不可用俯仰，腹满泄，而颔痛[2]；甲乙甚，戊己大汗，气逆则甲乙死。刺足太阴、阳明。（《素问·刺热篇》）

【校勘】

（一）先头重，颊痛，烦心，颜青：《新校正》云：“按《甲乙》、《太素》

云：脾热病者，先头重颜痛。无颜青二字也。”今本《太素》卷二十五“五脏热病”同《新校正》。杨上善云：“（颜痛）一曰頞。”

【注释】

[1] 脾热病者……身热：颜，即额部。杨上善注：“脾腑之阳明脉，循发际至额颅，故头重颜痛。”又“足太阴注心中，故心烦也。足阳明下循喉咙，下膈属胃络脾，主肌，故欲呕，身热腹满泄也。”

[2] 热争则……两颔痛：用，介词，与“以”同。颔，腮下处。张景岳注：“腰者肾之府，热争于脾，则土邪乘肾，必注于腰，故为腰痛不可俯仰，太阴之脉，入腹属脾络胃，故腹满而泄。阳明脉循颐后下廉出大迎，故两颔痛。”

【译文】

脾脏的热证，先感觉头重，面颊痛，心烦，额部发青，欲呕，身热。当热邪入脏与正气相争时，则腰痛不可以俯仰，腹部胀满而泄泻，两颔部疼痛。若逢到甲乙日木旺时，那么因土受木克而使病情加重。若逢戊己日土旺时，如果大汗出，热却不退，说明邪气已使正气逆乱，那么有可能在甲乙日死亡。治疗方法，应针刺足太阴脾脉和足阳明胃脉。

脾热病者，鼻先赤。（《素问·刺热篇》）

【译文】

脾热证的表现，鼻部先见赤色。

脾热者，色黄而肉蠕动（一）。（《素问·痿论》）

【校勘】

（一）蠕：一说指肌肉微微掣动如虫行。杨上善注：“音软，微动貌，又曰虫行貌。”一说作濡软解。《太素·五脏痿》卷二十五作“濡”。虽杨氏以微动虫行释，但经旨本义或含濡软意，义长。肉蠕，即肌肉软弱也。动：郭霭春疑为“蠕”之旁记，误入正文。

【译文】

脾脏有热的，面色发黄而肌肉软弱。

四、肺热症

肺热病者，先淅然厥，起豪毛（一），恶风寒，舌上黄，身热[1]。热争则喘咳，痛走胸膺背，不得太息，头痛不堪（二），汗出而寒[2]；丙丁甚，庚辛大汗，气逆则丙丁死。刺手太阴、阳明，出血如大豆，立已（三）。（《素问·刺热篇》）

【校勘】

（一）先淅然厥，起毫毛：《甲乙》卷七第一上“淅”作“凄凄”。《太素·五脏热病》卷二十五无“厥”、“毫”二字，五字同句。

（二）堪：《甲乙》卷七第一上、《太素·五脏热病》卷二十五均作“甚”。

（三）出血如大豆，立已：《素问直解》将此七字移于下文“肾热病……刺足少阴、太阳”之下。《素问识》云：“余脏热病，不言出血，独于肺热病而言之，实为可疑，高说近是。”

【注释】

[1] 肺热病者……身热：王冰注：“肺主皮毛，外养于毛，故热中之，则先淅然恶风寒，起毫毛也。肺之脉，起于中焦，下络大肠，还循胃口。今肺热入胃，胃热上升，故舌上黄而身热。”

[2] 热争则喘咳……汗出而寒：胸膺，胸之两傍高起处称膺，两膺之间为胸。张景岳注：“热争于肺，其变动则为喘为咳。肺者，胸中之脏，背者，胸中之府，故痛走胸膺及背，且不得太息也。喘逆在肺，气不下行，则三阳俱壅于上，故头痛不堪。热邪在肺，则皮毛不敛，故汗出而寒。”

【译文】

肺脏的热证，先感到体表淅淅然寒冷，毫毛竖立，怕风恶寒，舌上发黄，全身发热。当热邪入脏与正气相争时，就会气喘咳嗽，疼痛走窜胸膺背部，不能深大呼吸，头痛剧烈，出汗后却怕冷。若逢丙丁日火旺时，就因金受火克而使病情加重。若逢庚辛日金旺时，大汗出而热不退，邪气使正气逆乱，到丙丁日可能死亡。治疗方法，刺手太阴肺脉和手阳明大肠脉，刺出其血如大豆样大，那么热邪去而病立愈。

肺热病者，右颊先赤。（《素问·刺热篇》）

【译文】

肺脏的热证，右颊部先见赤色。

肺热者，色白而毛败。（《素问·痿论》）

【译文】

肺脏有热的，面色少华而毛发枯败。

五、肾热症

肾热病者，先腰痛骱酸，苦渴数饮，身热[1]。热争则项痛而强，骱寒且痠，足下热，不欲言[2]，其逆则项痛员员淡淡（一）然[3]；戊己甚，壬癸大汗，气逆则戊己死。刺足少阴、太阳（二）。（《素问·刺热篇》）

【校勘】

（一）淡淡：《甲乙》卷七第一上无此二字。原校云："《素问》下有澹澹二字。"

（二）太阳：此下原有"诸汗者，至其所胜日汗出也"十一字，而今本《太素·五脏热病》卷二十五无。《素问直解》云："此衍文也，下文云'诸当汗者，至其所胜日，汗大出也'，误重于此。"义长，据删。

【注释】

[1] 肾热病者……身热：王冰注："膀胱之脉，从肩髆内侠脊抵腰中，又腰为肾之

府，故先腰痛也。又肾之脉，自循内踝之后上腨内，出腘内廉；又直行者，从肾上贯肝鬲入肺中，循喉咙侠舌本，故骱酸苦渴数饮身热。”

[2] 热争则项痛而强……不欲言：高士宗注：“邪正相持而热争，争于上，则项痛而强，争于下，则骱寒且痠，争于中，则不欲言。”

[3] 其逆则项痛员员淡淡然：淡淡，水摇动荡貌，此指头项痛得动摇不定。王冰注：“肾之筋，循脊内侠膂上至项，结于枕骨，与膀胱之筋合。膀胱之脉，又并下于项，故项痛员员然也。淡淡，为似欲不定也。”

【译文】

肾脏的热证，先觉腰痛和小腿酸软，口渴严重，须频频饮水解渴，全身发热。当邪热入脏，与正气相争时，就会项痛而强直，小腿寒冷酸痛，手足心发热，不想说话。如果肾阴不足制亢阳，肝阳上逆则头痛项强，眩晕而动摇不定。若逢戊己日土旺时，就因水受土克而病重。若逢壬癸日水旺时，如果大汗出而热不退，邪气使正气逆乱，那么有可能在戊己日死亡。治疗方法，应刺足少阴肾脉和足太阳膀胱脉。

肾热病者，颐先赤。（《素问・刺热篇》）

【译文】

肾脏的热证，颐部先见赤色。

肾热者，色黑而齿槁。（《素问・痿论》）

【译文】

肾脏有热的，面色发黑而牙齿焦槁。

六、逆　症

有病温者，汗出辄[1]复热，而脉躁疾[2]不为汗衰[3]，狂言，不能食，病名为何？岐伯对曰：病名阴阳交[4]，交者死也。

人所以汗出者，皆生于谷，谷生于精[5]。今邪气交争于骨肉而得汗者，是邪却而精胜也。精胜，则当能食而不复热；复热者，邪气也。汗者，精气也。今汗出而辄复热者，是邪胜也；不能食者，精无俾（一）[6]也。病而留者（二），其寿可立而倾[7]也。且夫热论[8]曰：汗出而脉尚躁盛者死。今脉不与汗相应，此不胜其病也，其死明矣。狂言者是失志，失志者死。今见三死[9]，不见一生，虽愈必死也。（《素问·评热病论》）

【校勘】

（一）俾：《甲乙》卷七第一中作“裨”，《太素·热病说》卷二十五作“瘅”。杨上善注：“精液无者，唯有热也。”

（二）病而：《脉经》卷七第十八作“汗出而热”。《新校正》云：“详‘病而留者’，按王注‘病’当作‘疾’。又按《甲乙经》作‘而热留者’。”今本《甲乙》卷七第一中作“热而”。

【注释】

[1] 汗出辄复热：谓汗出之后立即又发热。辄，立即、马上。

[2] 脉躁疾：脉象跳动而疾数。

[3] 不为汗衰：指病情不因为汗出而减轻。衰，减轻之意。

[4] 阴阳交：谓新感之邪引动内伏之邪，内外之邪相交。如阳邪（热邪）交入阴分，阴精被劫，而热邪仍不退，阳邪盛而阴精竭，病重危矣。交，交结之意。章虚谷注：“外感阳气之邪，与内发阴分之邪交合为一。”

[5] 人之所以汗出者，皆生于谷，谷生于精：此指水谷是人体精气化生源泉，人之出汗，是来自水谷所化生的精气。王冰注：“言谷气化为精，精气胜乃为汗。”张景岳注：“谷气内盛则生精，精气外达则为汗。”

[6] 精无俾：精气得不到继续补益充养。俾，《说文》：“益也。”

[7] 病而留者，其寿可立而倾：寿，寿命，代表生命；倾，倾倒，此处含有危险、败坏之意。谓疾病迁延，邪气留滞不去，就会迅速损及病人的生命。

[8] 热论：王冰注：“谓上古《热论》也。”按：此指《灵枢·热病篇》。该篇“热病已得汗而脉尚躁盛，此阴脉之极也，死；得其汗而脉静者，生”一段，与本篇所说“汗出而脉尚躁盛者死”，文意相同。

[9] 三死：指文中汗出复热而不能食、脉躁盛、狂言三症。杨上善注：“汗出而热

不衰，死有三候：一不能食，二犹脉躁，三者失志。汗出而热，有此三死之候，未见一生之状，虽差必死。”

【译文】

有的温热病患者，汗出以后，随即又发热，脉象急疾躁动，其病势不仅没有因汗出而衰减，反而出现言语狂乱，不能进食等症状，这叫什么病？岐伯回答说：这病就叫阴阳交，内外之邪交结起来，就成了死证。

人之所以能够出汗，是依赖于水谷所化生的精气，水谷之精气旺盛，便能胜过邪气而汗出。现在邪气与正气交争于骨肉之间，能够得到汗出的是邪气退而精气胜，精气胜的应该能进饮食而不再发热。复发热是有邪气，汗出是精气胜，现在汗出后又复发热，是邪气胜过精气，不能进食，则精气得不到继续补益，邪热又逗留不去，这样僵持下去，病人的生命就会立刻发生危险。《热论》中也曾说：汗出而脉仍躁盛，是死证。现在病人的脉象不与汗出的情况相应，说明精气已经不能胜过邪气，死亡的征兆已是很明显的了。狂言乱语，是神志失常，神志失常的也是死证。现在已出现了三种死证，却没有一点生机，病即使因一时汗出而暂时减轻，但终究是个死证。

病温，虚盛，死。（《素问·玉版论要篇》）

【译文】

得了温热病，正气（精血、阴液等）太虚的，是死证。

二阳俱搏，其病温（一），死不治，不过十日死（二）。（《素问·阴阳别论》）

【校勘】

（一）病温：元刻本作“病滥”，朝鲜刻本、道藏本均作“气滥”。

（二）死：此后疑有脱文。《新校正》云：“详此阙一阳搏。”

【译文】

属二阳的足阳明胃脉和手阳明大肠脉同时搏击于指下，患的又温热病，多为不治的死证，不过十天就要死亡。

脉浮而涩，涩而身有热者死[1]。（《素问·通评虚实论》）

【注释】

[1] 涩而身有热者死：张景岳注："浮而身热，阳邪盛也，涩为气血虚，阴不足也，外实内虚则孤阳不守，故死。"

【译文】

如果脉象浮而涩，或涩而出现身发热的，是死证。

热病七日八日，脉微小，病者溲（一）血，口中干，一日半而（二）死；脉代者，一日死（三）。（《灵枢·热病篇》）

【校勘】

（一）溲：《外台秘要·诸论伤寒》卷一、《普济方》卷一百四十八均作"便"。

（二）半而：周本无此二字。

（三）脉代者，一日死：周本无此六字。

【译文】

热病已七八天，脉象微小，（是正气亏损的表现）。如果病人又有尿血、口中干燥等症状，（那是热盛阴竭的重证），可能在一天半内死亡。如果脉象见代脉的患者，（那是脏气衰竭），可能在一日内死亡。

热病已得汗出（一），而脉尚躁（二），喘（三），且复热，勿庸刺（四）[1]，喘甚者死（五）。（《灵枢·热病篇》）

【校勘】

（一）出：《脉经》卷七第十八、《太素·热病说》卷二十五、《甲乙》卷七第一中、《诸病源候论·热病候》卷九、《伤寒补亡论》卷十三引，均无。

（二）而脉尚躁：《甲乙》卷七第一中校注："躁，一作盛。"《诸病源候论·热病候》卷九作"脉尚数躁而喘"。

（三）喘：《伤寒补亡论》卷十三无。

（四）庸刺：原作"刺肤"，据《甲乙》卷七第一中、《诸病源候论·热病候》卷九、《太素·热病说》卷二十五改。按：肤（膚）与庸形近易误。

（五）死：《甲乙》卷七第一中前有"必"字。

【注释】

[1] 勿庸刺：犹言不可刺。

【译文】

热病已经出汗，（应是邪去正安），却脉象仍急躁不安，并且挟有气喘，全身再次发热，（说明邪盛正伤），此时不可针刺，（以防再伤正气）。如果气喘进一步加剧，就会死亡。

热病七日八日，脉不躁，躁（一）不散（二）数，后三日中（三）有汗。三日不汗，四日死。未曾汗者，勿腠（四）刺之。（《灵枢·热病篇》）

【校勘】

（一）躁：《甲乙》卷七第一中、《外台秘要·诸论伤寒》卷一均无，《脉经》卷七第二十作"喘"。

（二）散：《脉经》卷七第二十、《太素·热病说》卷二十五、《诸病源候论·热病候》卷九均无。

（三）后三日中：《太素·热病说》卷二十五前有"数"字，《普济方》卷一百四十八无"中"字。

（四）勿腠：《甲乙》卷七第一中、《太素·热病候》卷二十五、《诸病源候论·热病候》卷九均作"庸"。按：观前后文义，作庸为是。

【译文】

热病已七八天，脉象已经没有躁动，即使略有躁动，也不怎么散乱急数，（是邪气未退之象，这种情况，）如再过三天能出汗的，则热随汗解，（邪去病愈）。如果过了三天仍未出汗，（是正气已衰），到了第四日可能死亡。热病未得汗出的，（是正气衰弱），切勿用针刺法治疗。

热病(一)脉尚盛躁(二)而不得汗者，此阳脉之极也，死；脉盛躁得汗静者(三)，生。（《灵枢·热病篇》）

【校勘】

（一）热病：此下原有“者”字，据统本、《脉经》卷七第十八、《甲乙》卷七第一中、《外台秘要·诸论伤寒》卷一删。

（二）尚：《太素·热病说》卷二十五作“常”。

（三）静：《诸病源候论·热病候》卷九无。

【译文】

热病的脉象躁动较甚，却不能出汗的，这是阳热亢盛，阴虚不能作汗外达的难治死证；热病脉象在出汗后，由躁动较甚转为平静的，是预后良好的顺证。

热病已得汗而脉尚躁盛(一)，此阴脉(二)之极也，死；其得汗而脉静者，生。（《灵枢·热病篇》）

【校勘】

（一）尚：《太素·热病说》卷二十五作“常”。

（二）阴脉：《脉经》卷七第十八“阴”作“阳”，《千金要方》卷二十八第十五“脉”作“气”。

【译文】

热病已经出过汗，邪热应该退下，脉象应该平静，如果脉象仍躁动较甚，这是阴精虚极，孤阳不敛的坏证；热病已经出汗，如果脉象转为平静的，这是顺证，预后良好。

热病不知所痛（一），耳聋（二），不能自收，口干（三），阳热甚，阴颇有寒者，热在髓，死不可（四）治。（《灵枢·热病篇》）

【校勘】

（一）痛：《甲乙》卷七第一中作“病”。

（二）耳聋：《太素·热病说》卷二十五无。

（三）口干：《伤寒明理论》卷二第三十二引《针经》下有“舌黑者死”四字。

（四）可：《太素·热病说》卷二十五、《景岳全书·耳症类》卷二十七均无。

【译文】

热性病有疼痛，但不知痛在哪里，且伴有耳聋，四肢软弱弛缓不能自己收缩，口干，阳气偏盛时发热，阴气偏盛时怕冷等症状，这是邪热深入骨髓，为难治的死证。

热病不可刺者（一）有九：一曰汗不出，大颧发赤，哕者，死；二曰泄而腹满甚（二）者，死；三曰目不明，热不已者，死；四曰：老（三）人、婴儿热而腹满（四）者，死；五曰汗不出，呕下（五）血者，死；六曰舌本烂，热不已者，死；七曰咳而衄（六），汗不出，出不至足（七）者，死；八曰髓（八）热者，死；九曰热而痉者，死（九），腰（一〇）折瘈疭，齿噤龂[1]也（一一）。（《灵枢·热病篇》）

【校勘】

（一）不可刺者：《甲乙》卷七第一中、《外台秘要·诸论伤寒》卷一均作“死后”二字。

（二）甚：《外台秘要·诸论伤寒》卷一校注：“一作黄。”《太平圣惠方·热病类》卷十七引无。

（三）老：《医心方》卷十四引《太素》前有“耆”字。

（四）而腹满：《外台秘要·诸论伤寒》卷一、《普济方》卷一百四十八“而”均作“病”，《伤寒补亡论》卷十二引“满”下有“甚”字。

（五）呕下：《伤寒补亡论》卷十二引“呕”作“吐”，《甲乙》卷七第一中、《诸病源候论·热病候》卷九、《太平圣惠方·热病类》卷十七、《医心方》卷十四、《普济方》卷一百五十二均无“下”字。

（六）咳而衄：《诸病源候论·热病候》卷九作“咳血衄血”。

（七）不至足：《医心方》卷十四作“不止”。

（八）髓：《太平圣惠方·热病候》卷十七、《普济方》卷一百四十八均作“体”。

（九）热而痉者，死：《太素·热病说》卷二十五、《医心方》卷十四“痉”均作“痓”，《外台秘要·诸论伤寒》卷一“而”作“病”。

（一〇）腰：《太素·热病说》卷二十五、《甲乙》卷七第一中前均有“热而痉者”四字，又《甲乙》此下有“反”字。

（一一）齿噤齘也：《针灸问对》卷上“齿”作“口”，《甲乙》卷七第一中“齘”作“断”。

【注释】

[1] 齘（xiè）：《说文》：“齿相切也。”

【译文】

热病不可进行针刺的有九种：一是不出汗，颧部发红，呃逆不止，为阴液不足，虚阳上越，胃气败绝的死证；二是泄泻不止，腹部胀甚，为热毒伤正，脾气败绝的死证；三是两眼视物模糊，发热不退，为脏腑精气衰竭的死证；四是老年人和婴儿，发高热而腹胀满的，为邪热伤及脾胃的死证；五是热病不出汗，却呕吐兼有下血的，为阴液损伤太甚的死证；六是舌根溃烂，发热不退的，为三阴俱损的死证；七是咳血衄血，不出汗，即使出汗也达不到足部的，为真阴枯竭的死证；八是热邪已深入骨髓的，为肾气败竭的死证；九是发热而出现痉病的，为耗损阴血，热极生风，肝风内动的死证。所谓发热而出现痉病的，是指腰背反折、手足抽掣、口噤不开、牙齿相切等症状的出现。

乳子[1]而病热，脉悬小[2]者何如？岐伯曰：手足温（一）则生，寒则死。（《素问·通评虚实论》）

【校勘】

（一）手：《新校正》云："按《太素》无'手'字。"按：今本《太素》卷十六"虚实脉诊"同《新校正》。

【注释】

[1] 乳子：有两种解释，一指产后以乳哺子之时期。如《素问绍识》云："《脉动经》曰：诊妇人新生乳子，因得热病，其脉悬小，四肢温者生，寒清者死。……又《张氏医通》曰：乳子言产后以乳哺子时，非婴儿也。此说亦是。"一指婴儿。如《类经》卷十五第四十七注："乳子，婴儿也。"

[2] 脉悬小：即脉细小。

【译文】

产后哺乳期患热病，脉象细小的患者，预后是怎样的呢？岐伯回答说：手足温暖的，为阳气未绝，就可以治愈；手足寒冷的，为阳气已绝，就难治愈。

小　结

《内经》所指的温热病，主要是指外感发热性疾病。具体地说，是由温邪引起的以发热为主症，以热象偏重、易化燥伤阴为特点的急性外感热病。它包括的范围非常广泛，如清代温病学家吴鞠通说："温病者，有风温，有温热，有温疫，有温毒，有暑温，有湿温，有秋燥，有冬温，有温疟。"从这些内容也可以看出，后世温病学家的温病学理论，大都是继承《内经》的观点而发展的。

毋庸置疑，温病的昌明，清代的叶天士、薛生白、吴鞠通、王孟英等四大家贡献最大。尤其是叶天士的《外感温热论》创立了卫气营血辨证，吴鞠通的《温病条辨》提出了三焦辨证，薛生白的《湿热条辨》对湿热病的系统阐述，王孟英的《温热经纬》疏理温病条分类析，几可与张仲景的《伤寒论卒病论》媲美。

温病的分类，根据病因性质可分为温热和湿热，根据发病初起的特点可分为新感温病和伏邪温病，如"尺肤热甚，脉盛躁者，病温也""冬伤于寒，春必病温"之类。在临床上，本人认为应把这两种分类法互参，才符合临床实际需要。这类温热病即使发病季节和感受的时令不同，其性质都是温热邪毒为患，所以临床大多发病较急，发展较快，发热显著，易损津液，病情严重时出现邪热内陷引起昏迷、抽搐的危重局面。治疗总以清透热毒、保存津液为原则。正如余瀛鳌氏所说："《内经》所论温热病有两点最值得重视：一是对于严重阶段的诊断，无论在症状上、脉象上均明确地指出了预后；二是对患者指出了饮食、衣着及环境等的适当护理方法。经验告诉我们，这些论断是完全可靠的。温热之邪最易伤津劫液，阴虚而身热不解，脉盛躁乱，势必体力不支，故《内经》总结为'病温虚甚死'。这里所说的'虚'，主要是阴虚，也就是叶天士所谓'留得一分津液，便有一分生机'。其次，热病的治疗，在表用辛凉，在里用寒凉。在护理方面也就应当很好地配合，饮食不宜太热，衣服不宜太多，室内空气应流通。"

第三节　暑热病类

概　论

凡病伤寒而成温[1]者，先夏至日[2]者为病温，后夏至日者为病暑，暑当与汗皆出，勿止(一)[3]。（《素问·热论篇》）

【校勘】

（一）“凡病”至“勿止”：《新校正》云：“按‘凡病伤寒’以下，全元起本在‘奇病论’中，王氏移于此。”

【注释】

[1] 温：此处指温热病而言，统括了下文“病温”与“病暑”。

[2] 先夏至日：谓发病于夏至之前。夏至，二十四节气之一，天文学规律，夏至为北半球夏季的开始。此处以夏至节作为大略划分温病与暑病的时间界线。丹波元简云：“温病、暑病，皆是热病，以时异其名耳。”

[3] 暑当与汗皆出，勿止：出汗，暑邪就会随之外泄，故不可止汗。吴鹤皋注：“暑邪在表，令人自汗，自汗则暑邪当与汗皆出，勿得止之，畜邪为患也。”

【译文】

凡是伤于寒邪而成温热病的，可根据发病的时间进行大致的分类：在夏至日以前的称为温病，在夏至日以后的称为暑病。暑病多汗，邪气可随汗外泄，所以治疗暑病不宜用止汗法。

【按语】

本段讨论了温病、暑病的区别以及暑病的治法。其中所说的病温、病暑有两种解释：一种是从寒邪发病分析，认为“凡病伤寒”为冬日感受寒邪，“而成温者”系指温热病而言，包括温病、暑病。而温病、暑病均由伏邪所致，故首句是指发病因素，“凡病伤寒而成温者”，说明温病、暑病同是冬日感受寒邪，伏而不发，到来年春夏才发病。虽然感受的病因相同，但因发病的时间和特点不同而有温病和暑病的区别。以季节而言，温病发于夏至以前，暑病发于夏至之后；以发热的程度而言，温病发热较轻，暑病发热较重。另一种是从四时邪气发病来理解，认为“伤寒”指广义伤寒，即泛指一切外感热病，其病因为四时不同的时邪，所以四时就有不同特点的外感热病，冬日感受寒邪为伤寒（狭义伤寒），春日感受温邪为温病，夏日感受暑邪为暑病。这种按感受四时不同邪气而发病的分类法，对后世温病学的发展起到了较大影响。

至于暑病的治疗，理当清暑或左以益气养津，切勿见汗止汗。因暑病具有明显的季节性，气候炎热，机体汗孔开张，出汗散热，是机体适应外环境的生理表现。如《灵枢·五癃津液别》说：“天暑衣厚则腠理开，故汗出。”感受暑热邪气迫津外泄，出汗较多，有利于散热泄暑，所以切勿止汗，如错用收敛止汗，则势必酿成暑热内闭，引狼入室，关门留寇，导致邪陷心包的危重证候立生。

寒暑伤形。（《素问·阴阳应象大论篇》）

【译文】

寒暑等五气异常，可以伤及人的形体。

【按语】

本句以“寒暑”二字举例，讲到了六淫外感发病的途径。六淫邪气多先伤及人之体表，后可由皮毛而传入脏腑，故云“寒暑伤形”。张志聪注：“喜怒由内发，故伤阴阳之气。外淫之气由皮毛而入于肌络脏腑，故寒暑伤形。马氏曰：举喜怒而凡忧思恐可知矣，举寒暑而凡燥湿风可知矣。”《素问集注》王子方曰：“四时之气，总属寒暑之往来，五志内伤，亦归重阴阳之二气，故下文曰暴怒伤阴，暴喜伤阳。”

其在天为热，在地为火，在体为脉，在气为息[1]，在脏为心；其性为暑，其德为显[2]。其用为躁，其色为赤，其化为茂[3]，其虫羽，其政为

明[4]，其令郁蒸[5]，其变炎烁，其眚燔焫[6]，其味为苦，其志为喜。（《素问·五运行大论》）

【注释】

[1] 息：含生息之义，此指阳气生长。王冰注："息，长也。"

[2] 显：《气交变大论》作"彰显"。王冰注："明显见象，定而可取，火之德也。"

[3] 茂：《气交变大论》作"蕃茂"。按：《四气调神大论篇》有"夏三月，此谓蕃秀"语，王冰注："蕃，茂也，盛也。秀，华也，美也。"此指茂盛貌无疑。

[4] 明：《气交变大论》作"明曜"。《易经·系辞》："日月相推而明生焉。"《说文》："照也。"此指物象显明之义。

[5] 郁蒸：《气交变大论》作"热"。王冰注："郁，盛也。蒸，热也。言盛热气如蒸也。"《新校正》云："详注谓'郁'为'盛'，其义未安。"按王冰注《五常政大论》云："郁谓郁燠，不舒畅也。当如此解。"按：《五常政大论》之"其气郁"，是指火运不及伏明之纪，故王冰解为"郁燠，不舒畅"。此处言火运常气，当解作"盛"为是。

[6] 眚燔焫：眚，通"灾"。焫，烧烤之义。

【译文】

夏天的应象表现，在天的应在热，在地的应在火，在人体的应在脉，在气的应在生长，在脏的应在心；它的属性为暑热，它的特点为彰显物象，它的功用为躁动，它的颜色为赤，它的生化为茂盛，它的主虫为羽虫，它的职司为明显，它的节令为郁燠热盛，它的变动为炎热灼烁，它的灾祸为燔灼焚烧，它的五味为苦，它的情志为喜。

伤暑症

气虚身热，得之伤暑。（《素问·刺志论》）

【译文】

气虚而身发热，是暑邪触冒伤害所致。

因于暑，汗，烦则喘喝[1]，静则多言[2]；体若燔炭[3]，汗出而散。（《素问・生气通天论》）

【注释】

[1] 烦则喘喝：指暑热内盛导致烦躁，喘息喝喝。喘，呼吸急促；喝，因喘息而发出的一种声音。杨上善："谓喘呵出气声也。"

[2] 静则多言：指暑热伤及心神所致的神昏、谵语。《伤寒论》有"实则谵语，虚则郑声"，与此义同。

[3] 体若燔炭：指体温之高，如燃烧之炭。燔，烧灼。

【译文】

因于暑邪的侵袭，阳气亢盛外泄则多汗，烦躁时可见热邪逼迫所致的喘喝，安静时可见暑热伤及心神所致的神昏谵语。身体高热像炭火烧烤一样，但一经出汗，热邪就随之消散。

【按语】

本节主要列举感受暑邪而立即发病的病证，也略带指出"体若燔炭，汗出而散"的治疗特性。但意欠连贯，似有错简。朱丹溪《格致余论・生气通天论病因章句辨》将"体若燔炭，汗出而散"移至"因于寒"之后，而删除"欲如运枢，起居如惊，神气乃浮"，可资参考。

小　结

《内经》暑的含义是指夏季发生的热证，故《素问・五运行大论》上说南方应夏而"在天为热，在地为火……其性为暑"。将暑分配到四时，则与风、寒、燥、湿并称，《素问・阴阳应象大论》所谓"天有四时五行，以生长收藏，以生寒暑燥湿风"。正因为暑有一定的季节性，所以以夏至节作为划分暑病与温病的标准。

暑热中人，多为在烈日下行走或高热环境中工作的一种急性病，现代医学属于日射病之类，能使患者人事不省，严重的可致人死亡。病因为暑热病邪，就《内经》所述发病急骤、气虚、喘喝等特征，以及初起即见壮热、烦渴、汗多等症状来看，不仅指中暑力竭，似还包括了后世中医所说的暑温。夏月气候炎热，人体汗出或劳倦，正气不足以抗邪，暑热之邪乘虚侵入而发病。暑为阳邪，最易耗气伤阴，故暑病初起即现阳明气热，且易出现津气两伤的见证。气分暑热又极易内陷营血，闭阻心包，表现神昏痉厥的严重证候。夏季乘凉饮冷，暑热之邪易为寒湿所遏，加上夏季湿气弥漫，故暑又多挟寒湿，甚至成为暑温寒湿错综复杂之证。

第四节　湿病类

概　论

湿气大来，土之胜也，寒水受邪，肾病生焉。(《素问·至真要大论》)

【译文】

湿气大来，是土气旺盛季节；若湿与寒水之邪结合，是因肾中阳气不足所致。

太阴所至，为积饮否隔……为蓄满……为中满霍乱吐下……为重跗肿。（《素问·六元正纪大论》）

【译文】

太阴湿土之气至而致病，可出现水饮积聚，上下阻塞不通……或脾失运化，蓄积胀满……或腹内胀满，霍乱吐泻……或身重浮肿。

伤于湿者，下先受之。（《素问·太阴阳明论》）

【译文】

伤于湿邪的，下部先受病。

一、表湿症

因于湿，首如裹。（《素问·生气通天论》）

【译文】

病因如是感受了湿邪，头部就象有物蒙裹一样沉重。

二、湿热症

湿热不攘，大筋软短，小筋弛长，软短为拘，弛长为痿。(《素问·生气通天论》)

【译文】

如果湿与热相结合，得不到及时排除，那么伤害了大小诸筋，就会出现软弱短缩或弛缓纵长，软短的发生拘挛，弛纵的造成痿弱。

三、寒湿症

寒湿之中人也，皮肤收(一)，肌肉坚紧(二)，营血泣，卫气去，故曰虚。(《素问·调经论》)

【校勘】

(一)收：前原有“不”字。《新校正》云：“按全元起云：‘不收，不仁也。’《甲乙经》及《太素》云：‘皮肤收，无不字。’”考今本《甲乙》卷六第三、《太素·虚实所生》卷二十四同《新校正》，据删。

(二)紧：《太素·虚实所生》卷二十四无。

【译文】

寒湿邪气伤及人体，使皮肤收缩，肌肉坚紧，营血滞涩，卫气离去，所以属虚证。

寒湿之气，持于气交，民病寒湿，发肌肉萎，足萎不收，濡泻，血溢。(《素问·六元正纪大论》)

【译文】

寒湿之气，如果长期持续于气交之中，人们就会易患寒湿病证，出现肌肉萎缩、两足软弱无力不能收伸、大便溏泻、血液外溢等症状。

感于寒湿，则民病身重跗肿，胸腹满。（《素问·六元正纪大论》）

【译文】

人体被寒湿所感触，就会发生身体沉重、局部或全身浮肿、胸腹胀满等证。

附：积饮症

岁太阴在泉，草乃早荣（一）[1]……湿淫所胜……民病饮积心痛。（《素问·至真要大论》）

【校勘】

（一）草乃早荣：《新校正》云："此四字疑衍。"

【注释】

[1] 草乃早荣：草类提早开花。刘衡如曰："《尔雅》释草云：禾谓之华，草谓之荣，不荣而实者谓之秀，荣而不实者谓之英。故知早荣为提早开花，早秀为提早结实。"

【译文】

太阴在泉之年，草类提早开花……湿气过盛……人们易患水饮积聚，抑遏心阳易致心痛。

岁土太过，雨湿流行，肾水受邪，民病腹痛，清厥意不乐，体重烦闷……甚则肌肉痿，足痿不收，行善瘛，肢下痛，饮发[1]中满食减，四肢不举。（《素问·气交变大论》）

【注释】

[1] 饮发：脾主运化，脾土岁运太过，运化水湿失常，则为水饮发病。

【译文】

土运太过的年份，雨湿流行严重，土胜克水则肾水受邪，寒水过盛，人们易患腹痛、四肢清冷厥逆、精神情志不快乐、身体沉重、心中烦闷等病证……严重的可出现肌肉痿缩，两足痿软弛缓难收，行走时喜抽搐，脚下莫名疼痛；脾土不能行水，水饮泛滥，腹中胀满，食欲减退，四肢乏力不能举动。

太阴之复，湿变乃举，体重中满，食饮不化，阴气上厥，胸中不便，饮发于中，咳喘有声……头项(一)痛重，而掉瘛尤甚，呕而密默[1]，唾吐清液，甚则入肾，窍泻[2]无度。（《素问·至真要大论》）

【校勘】

（一）项：原作“顶”。《新校正》云：“按上文太阴在泉头痛项似拔。又太阴司天云：‘头项痛。’此云头顶痛，‘顶’疑当作‘项’。”据改。

【注释】

[1] 密默：欲安静独居之义。王冰注：“呕而密默，欲静定也。”张志聪注：“密默者，欲闭户牖独居。”

[2] 窍泻：张景岳注：“窍泻无度，以肾开窍于二便，而门户不要也。”

【译文】

太阴湿土为复气时，湿化之气数起，可发生体重疲倦，腹内胀满，饮食不化，阴气上逆，胸中呼吸不畅或心悸憋闷，水饮发于内，出现咳嗽喘息有声等症状……还有头项疼痛沉重，并现旋晕抽搐尤甚，呕吐而喜安静独居，吐出清液，甚至湿邪入肾，大小便无度等。

小　结

湿为六淫之一，属于外邪；也有因饮啖瓜果生冷等湿自内生的，则称为内湿。外湿内湿均为阴邪，其性粘滞，易伤阳遏气。所以湿邪发病比较多，其侵犯的途径也比较广，正如叶天士《外感温热论》里所说“且吾吴湿邪害人最广”。

《内经》所说的“伤于湿者，下先受之”，不仅是指居住潮湿所生的足跗浮肿症，还包含了湿浊为患的病理特点；《内经》所说的“太阴所主”的一些列疾患，大多系脾受湿困的现象，病变主要在于中焦。

湿为阴邪，与寒邪的性质相近，故寒湿极易结合；但亦能和热邪结合而成湿热症，往往出现种种矛盾症状，治疗亦较困难，后世薛生白《湿热条辨》可资参阅。此外，湿邪也能和风、暑等结合为风湿、暑湿等，故在临床上可以经常遇到湿症。有很多机能障碍的病症是因于湿邪所致，通过辨证处理后，能使病情获得相应的缓解，这在我们过去未学中医时是不够理解的。由此我们体会钻研中医理论可以大大丰富现代医学的内容，也是要形成一个新的医药学派所必不可少的。

湿聚不化，能变为水症和饮症，水症即肿胀一类，饮症即痰浊一类。《内经》上没有痰字，因而有人认为饮即是痰，但在目前辨证上痰和饮是有区别的，大概浓而浊者为痰，稀而清者为饮。《金匮要略》特别指出痰饮病，但仍偏重在饮，成为一个病名，似不必强予分析。在痰饮病中又有留饮、伏饮、溢饮、悬饮、支饮等名目，很可能包括西医所说的慢性支气管炎、肺气肿、慢性肺源性心脏病、支气管哮喘、支气管扩张和胸膜炎等在内。

附带说明，本书不列燥病，因为《内经》关于燥邪发病，并未指出特殊症状；且《内经》所说的燥邪系指秋凉之气，不同于一般所说的干燥之燥。例如“清气大来，燥之胜也”（《素问·至真要大论》），又如“金郁之发……大凉乃举……燥气以行，雾数起”（《素问·六元正纪大论》）。后人因称这种时令之燥为秋燥，《温病条辨》内有专论，可以参考。

第五节　寒热病类

概　论

因于露风，乃生寒热。（《素问·生气通天论》）

【译文】

被雾露风寒或风热之邪侵体，就会发生或寒或热的证候。

风成为寒热。（《素问·脉要精微论》）

【译文】

感受了风邪，可成为寒热病。

（脉）沉细数散者，寒热也。（《素问·脉要精微论》）

【译文】

如脉象见到沉细数散的，多为阴血不足导致阳亢，发为虚劳寒热之病。

寸口脉沉而弱，曰寒热……寸口脉沉而喘(一)[1]，曰寒热。（《素问·平人气象论》）

【校勘】

（一）沉而喘：《甲乙》卷四第一中作“浮而喘”，原校云：“《素问》作沉而弱。”

【注释】

[1] 喘：名字活用作动词，在此与揣义同，含动甚之意。

【译文】

寸口脉沉而弱，主寒热病……寸口脉沉而动甚，主寒热病。

脾脉……小甚为寒热。（《灵枢·邪气脏腑病形篇》）

【译文】

右寸部候脾脉……如小甚为寒热病。

尺肤炬然（一）[1]，先热后寒者，寒热也；尺肤先寒，久大（二）之而热者，亦寒热也。（《灵枢·论疾诊尺篇》）

【校勘】

（一）炬然：《太素·尺诊》卷十五作同，《脉经》卷四第一作“烜然”，《甲乙》卷四第二上作“热炙人手”，校注云：“一作炬然”。

（二）大：《太素·尺诊》卷十五、《脉经》卷四第一、《甲乙》卷四第二上均作“持”。

【注释】

[1] 炬然：形容高热灼手的样子。

【译文】

尺之肌肤发烫灼手，先发热后发冷的，是得了寒热病；尺之肌肤先发冷，久按之觉发热的，也是寒热往来一类的寒热病。

一、太阳寒热症

三阳为病，发寒热。（《素问·阴阳别论》）

【译文】

太阳经有病，发生寒热症。

风气藏于皮肤之间，内不得通，外不得泄。风者，善行而数变，腠理开则洒然寒，闭则热而闷[1]，其寒也则衰食饮，其热也则消肌肉，故使人怢栗(一)[2]而(二)不能食，名曰寒热。（《素问·风论》）

【校勘】

（一）怢栗：《新校正》云："全元起本作'失味'。"

（二）而：《甲乙》卷十第二上前有"闷"字。

【注释】

[1] 腠理开则洒然寒，闭则热而闷：张景岳注："风本阳邪，阳主疏泄，故令腠理开，开则卫气不固，故洒然而寒；若寒胜则腠理闭，闭则阳气内壅，故烦热而闷。"

[2] 怢栗：王冰注："卒振寒貌。"姚止庵注："谓寒热相激而不自知也。"

【译文】

风邪乘人体腠理疏松虚开时侵入，藏于皮肤腠理之间，向内不能通，向外不得泄。风属阳邪，喜动而多变。若腠理开时，卫气不固，就觉得洒洒寒冷；若腠理闭时，阳气内郁，就觉得发热而烦闷。其寒胜时，阳气必衰，胃气不振，就饮食减少；其热胜时，阴气必亏，津液耗损，就肌肉消瘦。所以使人突然寒栗而不能饮食，这种病就叫寒热病。

皮寒热者，皮(一)不可附(二)席，毛发焦(三)，鼻槁腊[1]，不得汗。取三阳之络[2]，以(四)补手太阴[3]。肌寒热者，肌痛(五)，毛发焦而唇槁腊，不得汗(六)，取三阳于下[4]，以去其血者，补足太阴以出其汗。（《灵

枢·寒热病篇》）

【校勘】

（一）皮：原脱，据《难经·五十八难》、《甲乙》卷八第一上、《太素·寒热杂说》卷二十六补。

（二）附：《难经》五十八难作“近”。

（三）毛发：《太素·寒热杂说》卷二十六，杨注作“皮毛”。

（四）以：《太素·寒热杂说》卷二十六、《甲乙》卷八第一上均无。

（五）肌痛：《甲乙》卷八第一上前有“病”字，《难经·五十八难》作“皮肤痛”。

（六）不得：《难经·五十八难》作“无”。

【注释】

[1] 鼻槁腊：即鼻腔干燥。腊，犹干也。槁腊，同义复词。

[2] 三阳之络：三阳，指足太阳经。三阳之络穴，就是位于腓肠肌处的飞杨穴。

[3] 补手太阴：关于补手太阴的穴位，马莳认为“当取手太阴肺经之络穴列缺”，而张景岳主张是“手太阴之鱼际、太渊”二穴。根据针灸理论，列缺是肺经络穴，兼通肺与大肠，虚实证均可取用；鱼际是肺经的荥穴，太渊是腧穴，可补可泻，故三穴均可随证选用。

[4] 取三阳于下：此指取足太阳膀胱经下肢的络穴，即前说的飞杨穴。马莳注：“如不得汗，当取足太阳于下……不言穴者，必俱是络穴耳。”

【译文】

外邪入侵皮毛，皮肤或寒或热，甚至疼痛不可着席，肺主皮毛，开窍于鼻，皮毛被伤，肺津不布，毛发焦枯，鼻中干燥，汗不得出。治疗时取足太阳膀胱经的络穴飞杨穴，以散泄表热，再针刺手太阴肺经以补肺。肌肉发寒热是邪侵肌肉而致肌肉疼痛。脾主肌肉，其荥在唇，脾经受邪则毛发枯焦，口唇干燥，汗不得出。治疗时取足太阳膀胱经下部的络穴飞杨穴，使其排出瘀血后，再补足太阴脾经以出其汗。

二、肺寒热症

肺脉……微急为肺寒热，怠惰（一），咳唾血，引（二）腰背胸，若鼻瘜肉[1]不通（三）。（《灵枢·邪气脏腑病形篇》）

【校勘】

（一）惰：《千金》卷十七第一作“堕”。按：古“惰”与“堕”通用。

（二）引：《普济方》卷二十六前有“痛”字。

（三）若鼻息肉不通：《脉经》卷三第二“若”作“苦”，《太素》卷十五“息”作“宿”。

【注释】

[1] 鼻瘜（息）肉：即鼻中生有息肉。《诸病源候论·鼻息肉候》卷二十九：“肺气通于鼻，肺脏为风冷所乘，则鼻气不和，津液壅塞，而为鼻齆，冷搏于血气，停结鼻内，故变生息肉。”

【译文】

左寸候肺……如脉象微急，是肺有寒热病，并伴有倦怠乏力、咳唾脓血，甚至咳时牵引胸部和腰背部作痛，就像鼻孔生了鼻息肉一样阻塞不通而呼吸不畅。

邪在肺，则病（一）皮肤痛，寒热（二），上气（三）喘，汗出，咳动肩背。取之膺中外腧[1]，背（四）三节五脏（五）之傍，以手疾（六）按之快然，乃刺之，取之缺盆中[2]以越（七）之。（《灵枢·五邪篇》）

【校勘】

（一）病：《新校正》引《甲乙》文、《脉经》卷六第七、《千金要方》卷十七第一并无。

（二）寒热：《脉经》卷六第七、《甲乙》卷九第三、《千金要方》卷十七第一上均有“发”字。

（三）气：《脉经》卷六第七、《千金要方》卷十七第一、《普济方》卷二十六下重“气”字。

（四）背：《脉经》卷六第七、《千金要方》卷十七第一下并有“第”字。

（五）三节五脏：《甲乙》卷九第三、《脉经》卷六第七、《千金要方》卷十七第一、《普济方》卷二十六均作“三椎”。按：据上下文义而言，作“三椎”为胜。

（六）疾：《脉经》卷六第七、《千金要方》卷十七第一、《普济方》卷二十六并作“痛”。

（七）越：《太素·脏刺》卷二十五作“起”。

【注释】

[1] 膺中外腧：此指锁骨下窝外侧的中府、云门等穴。

[2] 缺盆中：据《灵枢·本输篇》有“缺盆之中任脉也，名曰天突”句看，此处“缺盆中”似指两缺盆之间的天突穴，非指足阳明胃经的缺盆穴。

【译文】

邪气在肺，就会发生皮肤疼痛，恶寒发热，气逆上作喘，出汗，咳嗽引动肩背上抬。治疗可取胸部外侧的中府、云门穴，以及背部第三椎旁开一寸半的肺腧穴，针刺时先用手快速地按压该处，如觉舒适，即在该处进行针刺，然后再取任脉的天突穴，以散越肺中邪气。

肾因传之心，心即复反传而行之肺，发寒热，法当三岁[1]死。（《素问·玉机真脏论》）

【注释】

[1] 三岁：《读素问钞》云：“三岁当作三日，夫以肺病而来，各传所胜，至肾传心，法当十日死，及肾传之心，心复传肺，正所谓一脏不复受再伤者，又可延之三岁乎？”语较中肯。

【译文】

肾病传其气于心，心气旺盛不受邪，复传病气于其所克胜之肺脏，此时如发生寒热病，按规律应该是三年后死亡。

三、虚寒热症

人身非常温也，非常热[1]也，为之热(一)而烦满者何也？岐伯对曰：阴气少而阳气胜[2]，故热而烦满也。帝曰：人身非衣寒[3]也，中非有寒气也，寒从中生[4]者何？岐伯曰：是人多痹气[5]也，阳气少，阴气多，故身寒如从水中出。（《素问·逆调论》）

【校勘】

（一）为之热：《新校正》云："按《甲乙经》无'为之热'三字。"今本《甲乙》卷七第一上同《新校正》。

【注释】

[1] 非常温、非常热：有两种解释，第一种认为本证的热，非指一般的温热之病在表，也不是在里。如王冰注："异于常候，故曰非常。"第二种认为，本证不是因衣温而温，或因衣热而热。如王玉川云："《香草续校书》云：'常本裳字。……常裳二字，书传多以常为恒常义，而下裙之义乃习用裳，鲜用常，故王注于此误谓异于常候，故曰非常，而不知下云人身非衣寒也，以彼衣寒例此常温常热，则其即裳温裳热明矣。……裳衣本可通称，裳温裳热，犹衣温衣热也。此言裳，下文言衣，变文耳。按《脏气法时论》云：病在心，禁温衣。病在肺，禁寒饮食寒衣。病在肾，禁犯焠埃热食温炙衣。彼之热衣，即此之常热也；彼之温炙衣，即此之谓常温也。于鬯之说，于义为胜，王注不可从也。"山东中医学院李今庸教授也认为："这里常字应读为裳，与下文衣字为对文。"

[2] 阴气少而阳气胜：马莳注："阴气者，诸阴经之气及营气也；阳气者，诸阳经之气及卫气也。"

[3] 衣寒：衣服寒酸，即穿衣单薄。

[4] 寒从中生：非后世所指因脾胃虚弱而寒气从中焦发生之义，而言病人自觉寒冷似从内生之意。

[5] 痹气：吴昆注："痹气者，气不流畅痹著也。"因阳虚气少，致气血痹着凝涩，血脉流行不畅，故称。

【译文】

有的病人既不是因衣服穿得温暖而温，也不是因衣服穿得暖热而热，却出现发热而烦闷，这是什么原因呢？岐伯回答说：这是因为阴气少而阳气胜的缘故，所以出现发热而烦闷。黄帝又问：有的人穿的衣服并不单薄，也没有为寒邪所中，却总觉得寒气从内而生，这又是什么原因呢？岐伯回答说：是由于这种人阳气平时衰弱，气血运行不畅，即得了所谓的痹气，痹气是阳气少而阴气多，所以经常感觉身体发冷，像从冷水中出来一样。

小骨弱肉者，善病寒热。（《灵枢·五变篇》）

【译文】

骨胳小、肌肉弱的人，容易得寒热病。

四、外热内寒、外寒内热症

经言阳虚则外寒，阴虚则内热，阳盛则外热，阴盛则内寒……不知其所由然也？岐伯曰：阳受气于上焦，以温皮肤分肉之间，今寒气在外，则上焦不通，上焦不通，则寒气独留于外，故寒栗[1]。帝曰：阴虚生内热奈何？岐伯曰：有所劳倦，形气衰少，谷气不盛，上焦不行，下脘不通（一），胃气热，热气熏胸中（二），故内热[2]。帝曰：阳盛生外热奈何？岐伯曰：上焦不通利，则皮肤致密，腠理闭塞，玄府不通（三），卫气不得泄越，故外热[3]。帝曰：阴盛生内寒奈何？岐伯曰：厥气上逆，寒气积于胸中而不泻，不泻则温气去，寒独留，则血凝泣，凝则脉不通（四），其脉盛大以涩，故中寒[4]。（《素问·调经论》）

【校勘】

（一）下脘不通：《新校正》云："按《甲乙经》作'下焦不通'。"查今本《甲乙》卷六第三同《新校正》。

（二）胃气热，热气熏胸中：《甲乙》卷六第三作"胃气热熏胸中"。《太素·虚实所生》卷二十四作"胃热熏中"。

（三）玄府：《新校正》云："按《甲乙经》及《太素》无'玄府'二字。"查今本《甲乙》卷六第三、《太素・虚实所生》卷二十四同《新校正》。

（四）脉不通：《新校正》云："按《甲乙经》作'腠理不通'。"查今本《甲乙》卷六第三同《新校正》。

【注释】

[1] 寒栗：栗，战抖貌。寒栗，因阳气不足，自觉发冷寒战。

[2] 内热：张志聪注："此言阴虚生内热者，因中土之受伤也。"饮食物入胃，脾为之转输，脾虚不能运行水谷精微，致使"上焦不能宣五谷之味，下焦不能受水谷之津"，胃为阳热之腑，燥热由此内生，上扰胸中，故称内热，此内热与后世所指广义上的内热证有别。金元时代李东垣著《脾胃论》发挥此经义最切，可资参考。

[3] 外热：张景岳注："上焦之气，主阳分也，故外伤寒邪，则上焦不通，肌表闭塞，卫气郁聚，无所流行而为外热，所谓人伤于寒则病为热，此外感证也。"

[4] 中寒：张景岳注："厥气，寒厥之气也。或寒气伤脏，或食饮寒凉，寒留中焦，阳气乃去，经脉凝滞，故盛大而涩，盖阳脉流利多滑，不滑则无阳可知，此内伤证也。"

【译文】

古医经上说的"阳虚生外寒，阴虚生内热，阳盛生外热，阴盛生内寒"的情况……不知是什么原因引起的？岐伯回答说：诸阳之气均承受于上焦，以温煦皮肤分肉之间，现寒气侵袭于外，使上焦不能宣通，阳气不能充分外达以温煦皮肤分肉，如此则寒气独留于肌表，因而发生恶寒战栗。黄帝问：阴虚生内热是怎样发生的呢？岐伯答：过度劳倦则伤脾，脾伤不能运化，必形气衰少，同时不能转输水谷之精微，这样上焦既不能宣发五谷气味，下脘又不能受水谷之津，胃气郁而生热，热气上熏于胸中，因而发生内热。黄帝又问：阳盛生外热是怎样发生的呢？岐伯答：如果上焦不通利，可使皮肤致密，腠理闭塞汗孔不通，如此则卫气不得发泄散越，郁而发热，所以发生外热。黄帝还问：阴盛生内寒是怎样发生的呢？岐伯再答：如果寒厥之气上逆，寒气积于胸中而不泻，寒气不泻，则阳气必受耗损，阳气耗损，则寒气独留，寒性凝敛，寒气独留，导致营血滞涩，脉行不畅，脉搏必见盛大而涩，所以产生内寒。

五、上热下寒、上寒下热症

上寒下热[1]，先刺其项太阳[2]，久留之，已刺则（一）熨项与肩胛，令热下合（二）乃止，此（三）所谓推而上之者也。上热下寒，视其虚脉而陷之（四）于经络者取之，气下乃止，此所谓引而下之者也。（《灵枢·刺节真邪篇》）

【校勘】

（一）则：《甲乙》卷七第三后有“火”字。

（二）合：《千金要方·风癫五》卷十四作“冷”。

（三）此：《甲乙》卷七第三、《太素·五邪刺》卷二十二、《千金要方·风癫五》卷十四均无。

（四）之：《甲乙》卷七第三、《太素·邪刺》卷二十二、《千金要方·风癫五》卷十四均作“下”。

【注释】

[1] 上寒下热：上与下，是以腰为界限来划分的，腰至头为上，腰至足为下。如杨上善注：“上寒，腰以上寒；下热，腰以下热。”

[2] 项太阳：此指循行于项间的足太阳膀胱经。先刺其项太阳，意即指治疗时应先针刺足太阳膀胱经的大杼、天柱等穴。

【译文】

腰以上感觉寒冷、腰以下感觉发热的，当先针刺项间足太阳膀胱经的穴位，并作较长时间的留针。如果已经针刺得气，就继续采取温熨项部及肩胛部的措施，使热气上下相合，才停止针刺补泻手法。这种针刺法，就是所谓“推而上之”的方法。腰以上发热、腰以下发冷，同时观察其周围经络陷下的虚脉，从而采取针刺补泻手法治疗，使其经气下行才停止针刺。这种针刺法，就是所谓“引而下之”的方法。

六、振寒症

人之振寒[1]者，何气使然？岐伯曰：寒气客于皮肤，阴气盛，阳气虚，故为振寒寒栗，补诸阳[2]。（《灵枢·口问篇》）

【注释】

[1] 振寒：发冷之意。

[2] 补诸阳：杨上善注："以阳虚阴盛，阳虚故皮肤虚，阴盛故寒客皮肤，故振寒寒栗，宜补三阳之脉。"

【译文】

人体感觉发冷，是哪种邪气导致发生的？岐伯回答说：（这种情况）是由于寒邪侵入肌肤，皮肤阴寒之气偏盛，体表阳气偏虚（不能温煦皮肤），所以出现发冷发抖的症状，治疗当采取温补各条阳经以振奋阳气的方法。

振寒洒洒（一）鼓颔，不得汗出，腹胀烦悗，取手太阴。（《灵枢·寒热病篇》）

【校勘】

（一）洒洒：《甲乙》卷七第一中作"凄凄"。

【译文】

恶寒战栗，两颔鼓动，出不了汗，腹胀烦闷，是阳气不足，当补手太阴经。

七、伏阳症

少阳未升天也，水运以至者[1]。……民病伏阳在内，烦热生中，心神惊骇，寒热间争。（《素问·本病论》）

【注释】

[1] 少阳未升天也，水运以至者：凡辛丑、辛未年，按运气学说法，天干辛为水运不及，丑未年太阴湿土司天，少阳相火之气，应从上年在泉的右间，升为本年司天的左间，若太阴湿土尚未迁正，水运已致而克火，则火气亦必升之不前。

【译文】

少阳相火不能升于司天的左间，这是由于水运已至的阻遏所致。……（太阴湿土过盛过早）人们易患阳气郁伏在内，烦热生于心中，心神不宁，惊悸恐惧，寒热交作等病。

八、逆　症

寒热夺形，脉坚搏，是谓五逆也。（《灵枢·五禁篇》）

【译文】

长久发热导致形体消瘦，脉搏却坚硬搏指，这是五逆症之一。

安卧脱肉者，寒热不治。（《灵枢·论疾诊尺篇》）

【译文】

喜好睡眠、肌肉瘦削的人，得了寒热病不易治愈。

诊寒热（一），赤脉上下至瞳子（二），见一脉一岁死；见一脉半，一岁半死；见二脉，二岁死；见二脉半，二岁半死；见三脉，三岁死。（《灵枢·论疾诊尺篇》）

【校勘】

（一）诊寒热：《脉经》卷五第四“热”下有“瘰疬”二字。按：本书《寒热篇》亦有“瘰疬”二字，《千金要方·九漏》卷二十三第一有“治寒热瘰疬”两方，故《脉经》似是。

（二）赤脉上下至瞳子：《脉经》卷五第四作“目中有赤脉，从上下至瞳子”，《太素·寒热瘰疬》卷二十六、《甲乙》卷八第一上、《外台秘要·寒热瘰疬方》卷二十三“赤脉”下并有“从”字，与《脉经》合。

【译文】

诊察有寒热发作的瘰疬病时，如果目中有赤脉从上向下贯穿瞳仁，可见一条赤脉的一年死，可见一条半赤脉的一年半死，可见二条赤脉的两年死，可见两条半赤脉的两年半死，可见三条赤脉的三年死。

小　结

寒热病，现代中医内科无此病名，但观其内容，大多可归属于“内伤发热”，也有少许属于外感。不过内伤发热是指脏腑气血亏损，或阴阳失调所引起的发热。多数因夙体正气不足，阴血耗损，也有因阳气虚衰，或情志郁久不畅，瘀血停滞等阻碍气血运行所致。病理性质有虚实不同，虚者多为气血阴阳不足，实者多为气郁、血瘀为患，但临床虚实挟杂者较多。

其实，《内经》所说的寒热是一个常见症状。《内经》作者观察到寒热症有同中有异的实际，遂把它分析为寒和热并作，或但有凛寒，或热郁于内，或外寒内热，外热内寒，或上寒下热，上热下寒，从而探求其病因，有属于外感实症，有属于内伤虚症，并在内伤中分别阴虚和阳虚。在《内经》思想指导下，后世医家对于寒热的治法，产生了汗法、温法、清法、升阳散火法、滋阴退蒸法、甘温除热法、引火归原法等，相当复杂和细致。秦伯未先生在《中医的种种退热治法》一文中指出：“中西医的退热方法各有所长，但中医的方法比较多；使用同样的方法时，中医方剂的作用比较全面。例如发汗退热，在西医临床应用范围较小，常用于一般的伤风感冒，对其它高烧疾病偶尔用作减轻症状的办法，于病程无大影响；而中医的应用范围甚广，不仅能改善症状，并且可以缩短疗程，不作为一般高烧的姑息疗法。其次，发热的后期病人多数体力衰弱，中西医均采取支持疗法，但中医扶元中兼有治本作用，能使维持体力的同时病理上也得到好转。”临床确实如此，中医通过辨证施治，坚持整体观念，其方法值得重视。

第六节　疟疾类

概　论

夫痎疟皆生于风，其蓄作有时者。（《素问·疟论》）

【译文】

疟疾一类的病症，都是因感受风邪而引起的，但病的发作与休止都有一定的时间。

夏伤于暑，秋为痎疟。（《素问·生气通天论》）

【译文】

夏季伤于暑邪，到秋天容易患疟疾之类的疾病。

夫风之与疟也，相似同类[1]，而风独常在，疟得有时而休者何也？……风气留其处，故常在；疟气随经络沉[2]以内薄，故卫气应乃作。（《素问·疟论》）

【注释】

[1] 夫风之与疟也，相似同类：此风指风证而言，痎疟亦生于风，二者都有寒热症状，所以说相似同类，但又有区别。

[2] 沉：含深入之义。《甲乙》卷七第五作“次以内传”，亦有深入之意。

【译文】

然而风证与疟病相比，是相似而同类，但为什么风证常持续存在，而疟疾却发作有时间呢？这是因为风邪致病是常留于所中之处，所以症状持续存在；疟邪则是循着经络逐渐深入，内迫五脏，横连募原，必须与卫气相遇才能发病，故发作有时。

先寒而后热者何也？……夏伤于大暑，其汗大出，腠理开发，因遇夏气凄怆之水寒（一），藏于腠理皮肤之中，秋伤于风，则病成（二）矣。（《素问·疟论》）

【校勘】

（一）水寒：《甲乙》卷七第五作“小寒迫之”，《太素·三疟》卷二十五作“小寒寒迫之”。《甲乙》义胜。

（二）成：《太素·三疟》卷二十五作“盛”。

【译文】

疟疾发作如果为先寒后热的，是什么道理？……这是因为夏天感受了严重的暑热，人体汗出过多使腠理开泄，此时若遇到微寒外迫，邪气藏于腠理皮肤之内，及至秋天又为风邪所伤，疟疾因而形成。

疟之始发也，先起于毫毛，伸欠乃作，寒栗鼓颔，腰脊俱痛；寒去则内外皆热，头痛如破，渴欲冷饮。……何气使然？……阴阳上下交争，虚实更作，阴阳相移也。阳并于阴，则阴实而阳虚，阳明虚则寒栗鼓颔也，巨阳虚则腰背头项痛（一），三阳俱虚则阴气胜，阴气胜则骨寒而痛，寒生于内，故中外皆寒。阳盛则外热，阴虚则内热，外内皆热则喘而渴，故欲冷饮也。（《素问·疟论》）

【校勘】

（一）痛：《读素问钞》云：“此下当有少阳虚一节。”《痎疟论疏》云：“不列少阳形证者，以太阳为开，阳明为合，少阳为枢，而开之能开，合之能合，枢转之也。”按：此处不列少阳形证，也许因脱简所致，但更可能是因临床实际。如就寒热而论，则太阳主寒，阳明主热，少阳为寒热，既有太阳、阳明寒热之述，自然可省了少阳之语。

【译文】

疟疾在开始发作的时候，先起于毫毛，使汗毛直竖，然后伸展到四肢，呵欠乃作，恶寒战栗，两颔鼓动，腰和脊背等处俱痛；及至寒冷过去，则全身内外均发热，头痛好像要破裂，口渴欲求饮冷水。……这是什么缘故呢？这是由于阴阳上下相争，虚实交替发作，阴阳互相更移所致。阳气并入于阴分，则阴气实而阳气虚，阳明经气虚则寒栗鼓颔；太阳经气虚则腰背头项疼痛；三阳经气都虚，则阴气过胜，阴胜则寒，因而骨节寒冷而疼痛；由于阳虚于外而外寒，阴胜于内而内寒，所以内外皆寒；如果阴气并于阳分，则阳气实而阴气虚，阳胜则外热，阴虚则内热，内外皆热，热壅于肺则喘息，热伤津液则口渴，所以想喝冷水自救。

夫疟之始发也，阳气并于阴，当是之时，阳虚而阴盛，外无气，故先寒栗也。阴气逆极，则复出之阳，阳与阴复并于外，则阴虚而阳实，故先热而渴。（《素问·疟论》）

【译文】

疟疾开始发作时，阳气并于阴分，在这个时候，阳气虚而阴气盛，阳气随疟邪入里而表虚，所以先发生寒栗。当阴气逆乱已极，物极必反，那么就复出于阳分，阳与阴相并于外，则阴分虚而阳分实，所以先热而口渴。

疟气者，必更盛更虚。当气之所在也。病在阳，则热而脉躁；在阴，则寒而脉静；极则阴阳俱衰，卫气相离，故病得休；卫气集，则复病也。（《素问·疟论》）

【译文】

疟疾的发作，必然是阴阳虚实交替出现，这种情况一般是适值卫气所在的部位。病在阳分时，则发热而脉搏躁急；病在阴分时，则发冷而脉搏沉静；病势发展到极点时，物极必反，则阴阳俱衰，邪气与卫气分离，所以疟疾也就停止发作；若卫气与邪气再度相合时，则疟疾又会发作了。

病之发也，如火之热，如风雨不可当也。故经言曰：方其盛时，勿敢毁伤，因其衰也，事必大昌，此之谓也。（《素问·疟论》）

【译文】

当疟疾发作的时候，好像火一样剧烈，又像暴风骤雨一样势不可当。故经书上说：当邪气正盛的时候，切不可攻邪；在邪气自衰的时候，治疗效果就良好，就是这个意思。

夫疟气者，并于阳则阳胜，并于阴则阴胜；阴胜则寒，阳胜则热。疟者，风寒之气不常也，病极则复至。（《素问·疟论》）

【译文】

关于疟疾一类的病症，邪气并于阴时则阴盛，阴盛则发冷；并于阳时则阳盛，阳盛则发热。疟疾感受的风寒之气并不常在，其发作是由于阴阳相并而盛极时，疟疾才又重复发作。

疟者，阴阳更胜也，或甚或不甚，故或渴或不渴。（《素问·疟论》）

【译文】

疟疾病，是由于阴阳更替相胜造成的，有的严重，有的不严重，如果阳胜于阴，则热盛而渴；如果阴胜于阳，则寒甚而不渴。所以疟疾发作时有的渴有的不渴。

其病异形者，反四时也。其以秋病者寒甚，以冬病者寒不甚，以春病者恶风，以夏病者多汗。（《素问·疟论》）

【译文】

有些疟疾发病与一般规律不同，往往与四时发病情况相反。如疟疾发于秋天，因秋气清凉，阳气下降，热藏肌肉，所以寒冷较重；发于冬天，因冬气严冽，阳气伏藏，不与寒争，所以寒冷较轻；发于春天，因春气温和，阳气外泄，肉腠开发，所以病多恶风；发于夏天，夏气暑热，津液充盈，外泄皮肤，所以出汗很多。

夫疟之未发也，阴未并阳，阳未并阴，因而调之，真气得安，邪气乃亡。故工不能治其已发，为其气逆也。（《素问·疟论》）

【译文】

因此治疗疟疾，应该在疟疾尚未发作的时候，此时阴气未并于阳分，阳气也未并于阴分，据此加以调治，就可使正气安定，邪气才能得于消亡。所以医生不能在疟疾发作的时候进行治疗，这是因为此时正是正邪交争而气机逆乱的缘故。

夫经言有余者泻之，不足者补之。今热为有余，寒为不足。夫疟者之寒，汤火不能温也，及其热，冰水不能寒也，此皆有余不足之类。当此之时，良工不能止，必须（一）其自衰，乃刺之，其故何也。……经言：无刺熇熇之热（二）[1]，无刺浑浑之脉[2]，无刺漉漉之汗[3]，故为其病逆（三），未可治也。（《素问·疟论》）

【校勘】

（一）须：《甲乙》卷七第五作“待”。

（二）热：《新校正》云：“按全元起本及《太素》热作气。”今本《太素·三疟》卷二十五同《新校正》。

（三）故为其病逆：《甲乙》卷七第五无“故”字，《太素·三疟》“为其”作“其为”。

【注释】

[1] 熇熇之热：形容热势炽盛的样子。

[2] 浑浑之脉：形容脉来充盈如水波之相随。

[3] 漉漉之汗：形容出汗如渗漏的不止。漉，有渗滤已极之义。王冰注：“言汗大出也。”

【译文】

上古的经书上说：有余的应当泻，不足的应当补。现在发热为有余，发冷为不足。然而疟疾的寒冷，虽用热水和炭火也不能使之温暖，及至发热时，虽用冰水也不能使之凉爽。这些都是属于有余不足之类的病症。当其寒热正在发作的时候，虽是高明的医生也无法制止，必须等到病势自行衰退之后，方可施用针刺治疗。这是什么原因呢？……上古医经上说：高热的时候不能刺，脉搏充盈波动急切的时候不能刺，大汗不止的时候不能刺，因为这正是邪盛气逆的时候，所以不可立即运用针刺治疗。

一、单日疟症

此皆得之夏伤于暑，热气盛，藏于皮肤之内，肠胃之外，此营气之所舍也。此令人汗空疏（一），腠理开，因得秋气，汗出遇风，及得之以浴（二），水气舍于皮肤之内，与卫气并居。卫气者，昼日行于阳，夜行于阴，此气得阳而外出，得阴而内薄，内外相薄（三），是以日作。（《素问·疟论》）

【校勘】

（一）汗空疏：《新校正》云："按全元起本作法出空疏，《甲乙经》、《太素》并同。"今本《甲乙》卷七第五、《太素·疟解》卷二十五同《新校正》。

（二）及得之以浴：《甲乙》卷七第五作"得欲"，《太素·疟解》卷二十五作"乃得之以欲"。

（三）内外相薄：《太素·疟解》卷二十五、《诸病源候论·痎疟候》卷十一无此四字。

【译文】

这都是因夏季伤于暑邪，热气过盛，邪气留藏于皮肤之内，肠胃之外，此为经脉所过之处，亦即营气所居之处。因这暑热内伏，使人汗孔疏松，腠理开泄，到了秋天，又感受了秋令清肃之气，或汗出遇到风邪，或洗澡时感受水气，风邪水气停留于皮肤之内，与卫气相合。卫气是白天行于阳分，夜间行于阴分，邪气随卫气循行于阳分时则外出，循行于阴分时则内入，阴阳内外相迫，所以会每日发作。

其作日晏与其日早者，何气使然？……邪气客于风府，循膂[1]而下；卫气一日一夜大（一）会于风府，其明日日下一节，故其作也晏[2]，此先客于脊背也。每至于风府则腠理开，腠理开则邪气入，邪气入则病作，以此日作稍益晏也。其出于风府（二），日下一节，二十五日下至骶骨；二十六日入于脊内（三），注于伏膂（四）之脉；其气上行，九日出于缺盆之中，其气日高，故作日益早也。（《素问·疟论》）

【校勘】

（一）大：《灵枢·岁露论》、《诸病源候论·疟病候》卷十一前均有“常”字。

（二）其出于：《灵枢·岁露论》、《诸病源候论·疟病候》卷十一均作“卫气之行”。

（三）二十五日下至骶骨；二十六日入于脊内：《新校正》云：“按全元起本二十五日作二十一日，二十六日作二十二日，《甲乙》、《太素》并同。”今本《甲乙》卷七第五、《太素·疟解》卷二十五、《灵枢·岁露论》、《诸病源候论·疟病候》卷十一均同《新校正》。

（四）伏膂：《灵枢·岁露论》、《诸病源候论·疟病候》卷十一均作“伏冲”，《甲乙》卷七第五作“太冲”。《素问识》云：“太冲、伏冲、伏膂，皆一脉耳。”

【注释】

[1] 膂：有二说：一指脊椎骨，一指脊椎骨两侧的肌肉群。据上下文义，似指前者。

[2] 晏：《玉篇》：“晚也。”

【译文】

疟疾发作的时间，有的逐日推迟，有的逐日提前，这是什么原因呢？这是因为邪气从风府穴处侵入人体，循着脊骨逐日向下，人身的卫气一日一夜大会于风府穴处，当卫气会聚于风府穴处时，与邪气相遇，正邪分争，病就发作。由于邪气每日向下移行一节，所以发作的时间一天比一天晚，这种情况多是邪气先客于脊背。卫气每至风府穴处时，则腠理开启，腠理开则邪气入内，邪气内入则病即发作，因邪气日下一节，所以发作的时间就逐日向后推移了。邪气从风府穴处开始，循脊椎骨每日向下移行一节，至二十五日下至骶骨，二十六日再入脊内，转注于伏膂之脉，邪气循伏膂之脉上行，至第九日上出于两缺盆的中间，由于邪气逐日升高，所以发作的时间一天比一天早。

疟……渴而日作，取手阳明。（《灵枢·杂病篇》）

【译文】

疟疾……有口渴症状而每日一发的，治疗应针刺手阳明大肠经。

二、间日疟症

其间日发者，由邪气内薄于五脏，横连募原也。其道远，其气深，其行迟，不能与卫气俱行，不得皆出，故间日乃作也。（《素问·疟论》）

【译文】

疟疾隔日发作一次的，是因为邪气向内迫近于五脏，横连于募原，它行走的道路较远，藏匿的地方较深，循行的速度较迟缓，不能与卫气合而并行，因而不能与卫气同时外出，所以隔一天才能发作一次。

疟不渴，间日而作，刺足太阳[一]；渴而间日作，刺足少阳[二]。（《素问·刺疟篇》）

【校勘】

（一）足太阳：《新校正》云：“按《九卷》云：足阳明。《太素》同。”今本《灵枢·杂病篇》同《新校正》，《太素·十二疟》卷二十五同底本。

（二）足少阳：《新校正》云：“按《九卷》云：手阳明。《太素》同。”今本《灵枢·杂病篇》同《新校正》，《太素·十二疟》卷二十五同底本。

【译文】

疟疾口不渴，且隔一天发作一次的，是邪在太阳之表，可刺足太阳经；若口渴而每天发作一次的，是邪逐渐入里，应刺足少阳经。

疟，不渴，间日而作，取足阳明。（《灵枢·杂病篇》）

【译文】

疟疾，没有口渴症状而隔日一发的，治疗应针刺足阳明胃经。

其间日而作者何也？……其气之舍深，内薄于阴，阳气独发，阴邪内著，阴与阳争不得出，是以间日而作也。（《素问·疟论》）

【译文】

疟疾有隔一天发作一次的，这是什么道理呢？……这是因为邪气居留之处较深，向内迫及阴分，阳气独发于外，阴邪留着于内，阴与阳争不能即出，所以隔一日发作一次。

三、三日疟症

时有间二日或至数日发，或渴或不渴，其故何也？……其间日者，邪气与卫气客于六腑，而有时相失，不能相得，故休数日乃作也。（《素问·疟论》）

【译文】

有的疟疾隔二日或数日发作一次，发作时有的渴，有的不渴，这是什么原因呢？……疟疾之所以隔日而发，是因为邪气与卫气有时相会时同时客于六腑的募原，但有时因卫气不能外出，与邪气失约，卫气与邪气不能每日相会，所以疟疾隔二日或停数日才能发作一次。

四、风疟症

秋善病风疟。（《素问·金匮真言论》）

【译文】

秋天气候肃杀，多发生风疟病。

夏暑汗不出者，秋成风疟。（《素问·金匮真言论》）

【译文】

夏天暑热阳盛，如果不能排汗散热，到秋天凉爽收敛就会酿成风疟疾病。

魄汗[1]未尽，形弱而气烁[2]，穴俞以闭，发为风疟[3]。（《素问·生气通天论》）

【注释】

[1] 魄汗：有二说：一释为身汗，一释为白汗。《素问识》："魄、白古通。《礼记·内则》白膜作魄膜。《淮南·修务训》云：'奉一爵酒，不知于色，挈一石之尊，则白汗交流。'《战国策》鲍彪注：'白汗，不缘暑而汗也。'《楚策》阴阳别论：'魄汗未藏。'王注：'流汗未止。'"按：魄，补赫切，陌韵；白，步额切，陌韵。二字同音假借，以声训推原，又通迫，迫即逼也。再看《金匮要略·腹满寒疝宿食病脉证治第十》的大乌头煎证有"发则白汗出"句，也可释为魄汗或迫汗[1]。纵观诸释，魄汗是不因暑热而出的汗，并有被迫之义，故于临床验之，魄汗似指病情剧烈而引起的人体被迫自觉冒出的一种冷汗。

[2] 形弱而气烁：形弱，指形体瘦弱，腠理疏松，卫气不固，汗出而易受外邪。烁，消烁。气烁，正气被热邪消烁而伤。张志聪注："形弱，肌腠虚也。腠理空虚，则表阳邪气同陷于其间，寒邪在表，则随阳而化热，故气烁也。"

[3] 风疟：感受风邪所发生的一种疟症。张景岳注："汗出未止，卫气未固，其时形气正在消弱，而风寒薄之，俞穴随闭，邪气留止，郁而为疟，以所病在风，

1　详论见拙作《〈金匮〉"白津"考释》，浙江中医学院学报，1981(5)：48—49。

故名风疟，《金匮真言论》曰：‘夏暑汗不出者，秋成风疟。’亦言俞穴之闭也，其义即此。”

【译文】

虚汗未止的时候，形体与阳气都受到一定的消弱。若风寒内侵，俞穴闭阻，就会发生风疟。

风疟，疟发则汗出恶风，刺三阳经背俞之血者。（《素问·刺疟篇》）

【译文】

风疟发作时，表现汗出恶风的，治疗应取刺足太阳经在背部的俞穴，使之出血。

五、寒疟症

夫寒者，阴气也；风者，阳气也。先伤于寒后伤于风，故先寒而后热也，病以时作，名曰寒疟。（《素问·疟论》）

【译文】

寒邪是属阴邪，风邪是属阳邪，因先伤于寒邪，后伤于风邪，所以先寒后热，这种疟疾发作有一定的时间，病名叫寒疟。

六、温疟症

先热而后寒者何也？……此先伤于风，而后伤于寒，故先热后寒也，亦以时作，名曰温疟。（《素问·疟论》）

【译文】

先寒后热的症状是怎么发生的呢？……这是因为先伤于风邪，后伤于寒邪，所以先热后寒，这种疟疾也是按一定的时间发作，病名叫温疟。

火郁之发……注下温疟。（《素问・六元正纪大论》）

【译文】

火气郁而发病……可能出现泄泻如注及以发热为主的温疟。

温疟者，得之冬中于风寒，气藏于骨髓之中，至春则阳气大发，邪气不能自出，因遇大暑，脑髓烁，肌肉消，腠理发泄，或有所用力，邪气与汗皆出。此病藏于肾，其气先从内出之于外也。如是者，阴虚而阳盛，阳盛则热矣；衰则气复反入，入则阳虚，阳虚则寒矣。故先热而后寒，名曰温疟。（《素问・疟论》）

【译文】

温疟是由于冬天感受了风寒之邪，邪气藏于骨髓之中，到了春天阳气生发的时候，由于邪气潜藏较深而不能随阳气自行外出，到了夏天又因感受暑热之气，热气上熏，使人脑髓消烁而精神疲倦，热气外迫而肌肉消瘦，腠理开泄，有时因劳力之故，邪气与汗同时外出。这个病邪原是藏之于肾，留止于骨髓，所以这个邪气是先从内而后向外逸出的。如此说来，这样的病，多是阴虚而阳盛，阳盛所以就发热，热极而衰，于是邪气复入阴分，复入阴分则阴盛而阳虚，阳虚就要发冷了。因这种疟疾是先热后寒，所以病名叫温疟。

温疟汗不出，为五十九刺[1]。（《素问・刺疟论》）

【注释】

[1] 五十九刺：指治疗热病的五十九个俞穴。详见《素问・刺热篇》及《素问・水热穴论》。

【译文】

温疟而汗不出的，可用“五十九刺”的刺法。

七、瘅疟症

其但热而不寒者，阴气先绝，阳气独发，则少气烦冤，手足热而欲呕，名曰瘅疟。（《素问・疟论》）

【译文】

如果病人只发热而不恶寒的，这是因为阴气在内已经先虚弱殆尽，阳气独发于外，热盛伤气，内扰神明，所以出现少气烦闷，手足俱热，甚至想呕吐，这种疟疾没有一定的发作时间，病名叫瘅疟。

瘅疟者，肺素有热，气盛于身，厥逆上冲，中气实而不外泄，因有所用力，腠理开，风寒舍于皮肤之内、分肉之间而发，发则阳气盛，阳气盛而不衰则病矣；其气不及于阴，故但热而不寒，气内藏于心，而外舍于分肉之间，令人消烁肌肉，故命曰瘅疟。（《素问・疟论》）

【译文】

瘅疟是由于肺中素有郁热，因气主一身之气，所以热气可通过肺而充斥全身，此热不能外出皮毛，所以厥逆冲上，导致邪气实于内而不能外泄，适值用力过甚，腠理开泄，风寒之邪乘机侵入于皮肤之内、肌肉之间而发病，发则阳气偏盛，阳气盛又不予以衰减，就会发生疟疾。由于邪气不能入于阴分，所以只发热而不寒冷，如果这种病邪内藏于心脏，外留于肌肉之间，使人肌肉消瘦，所以叫瘅疟。

八、肺疟症

肺疟者，令人心寒，寒甚热，热间善惊，如有所见者，刺手太阴、阳明。（《素问・刺疟篇》）

【译文】

肺疟，使人心中感到发冷，冷到极点又发热，在发热的时候容易发惊，好像看到了可怕的东西一样，治疗时可刺手太阴肺经的列缺穴和手阳明大肠经的合谷穴。

岁火太过，炎暑流行，肺金受邪，民病疟。（《素问·气交变大论》）

【译文】

火运太过之年，炎暑流行，火胜克金则肺金受邪，人们易患疟病等。

九、心疟症

心疟者，令人烦心甚，欲得清水，反寒多，不甚热，刺手少阴。（《素问·刺疟篇》）

【译文】

心疟，使人心烦较甚，想喝冷水，但身上反觉寒多而热不重，治疗时可刺手少阴心经的神门穴。

一〇、肝疟症（足厥阴疟）

肝疟者，令人色苍苍然，太息，其状若死者，刺足厥阴见血。（《素问·刺疟篇》）

【译文】

肝疟，使人面色青惨，喜打呵欠，状如死人，治疗时，应取足厥阴肝经的中封穴针刺，并刺其出血。

足厥阴之疟，令人腰痛，少腹满，小便不利如癃状，非癃也，数便(一)，意[1]恐惧，气不足，腹中悒悒[2]，刺足厥阴。（《素问·刺疟篇》）

【校勘】

（一）便：《甲乙》卷七第五作“数噫恐惧”。《太素·十二疟》卷二十五、《诸病源候论·疟病候》卷十一、《外台秘要·五脏及胃疟方》卷五前有“小”字，义胜。

【注释】

[1] 意：此指心中之意念而言。《灵枢·本神篇》：“心有所忆谓之意。”忆有追忆和意念萌动二义。

[2] 悒悒：指动而不安之状。

【译文】

足厥阴肝经的疟疾，使人腰痛，少腹胀满，小便不利好像得了癃病，却又不是癃病，只是小便次数增多而解出不爽，心中感到恐惧，气力不足，腹中动荡不安，治疗时可针刺足厥阴肝经的俞穴太冲。

一一、脾疟症（足太阴疟）

脾疟者，令人寒，腹中痛，热则肠中鸣，鸣已汗出，刺足太阴。（《素问·刺疟篇》）

【译文】

脾疟，使人发冷，腹中痛，等到转为热时则脾气运行而肠鸣，鸣后阳气外达即汗出，治疗时应刺足太阴脾经的俞穴商丘。

足太阴之疟，令人不乐，好太息，不嗜食，多寒热（一）汗出，病至则善呕，呕已乃衰，即取之（二）。（《素问·刺疟篇》）

【校勘】

（一）热：《甲乙》卷七第五前有“少”字。

（二）之：疑脱文，《甲乙》卷七第五后有“足太阴”三字。

【译文】

足太阴脾经的疟疾，使人心中闷闷不乐，喜打呵欠，不思饮食，多发寒热而汗出，疟疾发作时又多呕吐，呕吐之后病即减轻，治疗应在其衰时，立即针刺足太阴脾经的络穴公孙和井穴隐白。

一二、肾疟症（足少阴疟）

肾疟者，令人洒洒然[1]，腰脊痛宛转，大便难，目眴眴然[2]，手足寒，刺足太阳、少阴。（《素问·刺疟篇》）

【注释】

[1] 洒洒然：此指恶寒战栗的样子。

[2] 眴眴然：此指目眩不明的样子。

【译文】

肾疟，使人恶寒战栗，腰脊部疼痛而转侧不利，大便困难，目眩动不明，手足寒冷，治疗时应刺足太阳膀胱经的委中穴和足少阴肾经的大钟穴。

足少阴之疟，令人呕吐甚，多寒热，热多寒少（一），欲闭户牖而处（二），其病难已（三）。（《素问·刺疟篇》）

【校勘】

（一）热，热多寒少：《甲乙》卷七第五作“少热”。

（二）“令人”至“而处”：《素问释义》云：“此阳明疟脱文也。胃逆则呕吐，阳盛故热多，阳明病恶人与火，故欲闭户牖而处。”

（三）已：《甲乙》卷七第五后有“取太溪”三字。

【译文】

足少阴肾经（应为足阳明胃经）的疟疾，使人发生严重的呕吐，多发寒热，且热多寒少，喜欢关闭门窗独居，这种疟疾因病发严重，所以很难治愈。

一三、胃疟症（足阳明疟）

胃疟者，令人且病也（一），善饥而不能食，食而支满腹大，刺足阳明、太阴横脉出血。（《素问·刺疟篇》）

【校勘】

（一）且病也：《甲乙》卷七第五“也”作“寒”，《太素·十二疟》卷二十五“且”作“疸”。

【译文】

胃疟，当其发病的时候，使人感到饥饿但又不能吃东西，因为一吃东西腹部就感到胀满而腹大，治疗时，可针刺足阳明经的厉兑、解溪、三里穴，取足太阴经横脉，刺令其出血。

足阳明之疟，令人先寒，洒淅洒淅，寒甚（一）久乃热，热去汗出，喜见日月光火气乃快然（二），刺足阳明跗上。（《素问·刺疟篇》）

【校勘】

（一）洒淅洒淅，寒甚：《外台秘要·五脏及胃疟方》作“洒洒淅淅”，《圣济总录·足阳明胃疟》作“洒淅，寒甚”。李今庸教授认为：“洒淅，寒甚为上。一洒淅注语，误入正文。”

（二）“令人”至“快然”：《素问释义》云：“此与少阴节错简，当在足少阴其病难已之上。阴病多寒，喜见日月光火气者，阳虚故也。”

【译文】

足阳明胃经（应为足少阴肾经）的疟疾，使人先感到发冷，恶寒战栗，怕冷逐渐加重，寒极生热，寒久转化为发热，热退时汗出，阳气转衰而喜见日月光及火热之气，温暖了就觉得痛快，治疗时，可针刺足阳明胃经经过的跗上的那个冲阳穴。

一四、足太阳疟症

足太阳之疟，令人腰痛头痛，寒从背起，先寒后热，熇熇暍暍然[1]，热止汗出（一），难已，刺郄中（二）[2]出血。（《素问·刺疟篇》）

【校勘】

（一）“先寒”至“汗出”：《新校正》云：“按全元起本并《甲乙经》、《太素》、《巢元方》并作‘先寒后热渴，渴止汗出’，与此文异。”今本《太素·十二疟》卷二十五同《新校正》。

（二）郄：《甲乙》卷七第五作“腘”。

【注释】

[1] 熇熇暍暍然：形容发热较重之状。熇，《说文》：“火热也。”暍，《说文》：“伤暑也。”

[2] 郄中：即委中穴，在膝弯中央横纹处。

【译文】

足太阳膀胱经的疟疾，使人腰痛头痛，寒气从脊背发起，先寒后热，热势炽盛较严重，热止而汗出，此为邪气盛而正气虚，所以治愈很难，治疗时可刺委中穴出血。

一五、足少阳疟症

足少阳之疟，令人身体解㑊[1]，寒不甚，热不甚，恶见人，见人心惕惕然[2]，热多汗出甚，刺足少阳。（《素问·刺疟篇》）

【注释】

[1] 解㑊：此指四肢懈怠，懒于行动。

[2] 惕惕然：形容恐惧的样子。惕，惧也。

【译文】

足少阳胆经的疟疾，使人身体困乏懈怠，恶寒发热均不甚厉害，厌恶见人，见到人就心中感到恐惧，发热的时候较多，汗出也很严重，治疗时，应刺足少阳胆经的荥穴侠溪。

胆足少阳之脉……是主所生病者……汗出振寒，疟。（《灵枢·经脉篇》）

【译文】

胆的经脉叫足少阳经……本经所主的胆发生病证……可出现汗出发冷，恶寒战栗，疟疾发作。

小　结

古代中医所说的疟症是非常复杂的，它实际包括了许多发热性疾病在内。凡以寒热往来、休作有时为特征的征象，都可称为疟证。而现代中医所指的疟疾，虽与古代描述的症状类似，但必是感受疟邪或疟原虫而引起的一种疾病。病因主要为感受疟邪，风寒暑湿及饮食劳倦常为本病的诱发因素，其中以风邪与暑邪的关系最为密切。病机主要为邪留半表半里及出入于营卫之间；若邪正交争则疟发，疟邪伏藏则寒热休止。休止时间的长短，与疟邪伏藏的浅深有关。一般一日发、间日发者，邪留尚浅，三日发者，邪留较深。

余瀛鳌先生认为，中西医认识疟疾的历史都比较久远，在意大利民间早有传说，叫做“恶气”，但全面而有系统地论述疟疾病因、发病机制，以及症候分型，当以我国《内经》占先。前人以疟疾属于外感范围，故有“疟疾皆生于风”和“夏伤于暑，秋为痎疟”等说法。然在辨证方面明确地指出了风病和疟疾的异同，如说：“风之与疟，相似同类，而风独常在，疟得有时而休者，风气留其处，故常在，疟气随经络沉以内薄，故卫气应乃作”。同时将症状描述为“疟之始发也，先起于毫毛，伸欠乃作，寒栗鼓颔，腰背俱痛；寒去则内外皆热，头痛如破，渴欲冷饮”，可以说非常细致。从这一点来看，《内经》的疟疾分型，是经过长期观察的结果，抓住了共同点，也抓住了各个特征，尤其是通过临床实践而决定的。

但是，我们可以这样说，在许多不同型的疟疾里，有些是真性疟疾，有些是假性疟疾。主要是前人仅认识到疟疾的特点为应时而作，不可能发现疟原虫，也就不可避免将类似疟疾的寒热往来症归入疟疾一类。由于未看到疟原虫的繁殖，认为疟疾多由外邪引起，阴阳交争，是极其自然的事。然而在见到疟原虫的今天，依据《内经》理论和针灸疗法，仍能收到相当疗效，这确有值得研究的地方。关于这一观点，秦伯未先生在《金匮要略简释》内也曾提到，他说：“《金匮》所说的疟疾不完全是真性疟疾，包括类似的假性疟疾在内。近人引疟原虫来解释古书，而不把真性疟和假性疟分清，不但有时用一般成方治真性疟无效，并且也会使用真性疟的方剂来治疗假性疟疾，与辨证论治显然有距离。”又说：“《金匮》治真性疟的方剂可能是蜀漆散和牡蛎汤，而疟母一症实为真性疟的后果。但蜀漆虽为抗疟专药，并非直接杀灭原虫，主要是帮助机体本能来进行围剿，从而得到消灭病原。中医治疟疾、痢疾以及血吸虫等大都如此，最显著的针灸不用药物来截疟，同样收到效果，实为值得研究的问题。”但蜀漆即青蒿，屠呦呦教授因研究中药青蒿，提取青蒿素来杀灭疟原虫的成果而获得了2015年诺贝尔医学奖。

毫无疑问，医学在不断进步，前人诊治疟疾有其一定经验，后来逐渐认识、逐渐提高，又有更多足以吸收的地方，例如疟母即脾脏肿大，能用药物消除；疟后经常复发，面黄肌瘦，羸弱气怯，俗称疟劳，投一般止疟药不起作用，用补气补血佐以祛邪，有立竿见影之效；屠呦呦教授在《肘后备急方》中找到青蒿绞汁，受其启发，才获得成功，等等，都值得研究者借鉴。

第七节　霍乱病类

概　论

清气在阴，浊气在阳。营气顺脉（一），卫气逆行，清浊相干……乱于肠胃，则为霍乱。（《灵枢·五乱篇》）

【校勘】

（一）脉：《太素·营卫气行》卷十二作“行”。

【译文】

清阳之气应上升，居于上部外部；浊阴之气应沉降，居于下部内部。如果清气不能升散而反居于下部内部，浊气不能沉降而反居于上部外部，那么这是清浊之经气逆乱，造成营气顺着经脉运行，卫气不按常规循行，清浊互相混淆，阴阳升降紊乱。……（这样的）混乱若在肠胃，可成为霍乱症。

一、湿霍乱症

太阴所至，为中满，霍乱吐下。（《素问·六元正纪大论》）

【译文】

太阴之气至而发病，可出现腹内胀满，霍乱吐泻症状。

土郁之发……故民病心腹胀，肠鸣而为数后，甚则心痛胁䐜，呕吐霍乱，饮发注下，跗肿身重。（《素问·六元正纪大论》）

【译文】

土气抑郁而出现的情况是：（湿气过胜，脾胃运化水湿失常）……所以人们易患心腹部胀满，肠中雷鸣，大便频繁，严重的可发生心痛，胁肋部胀满，上吐下泻，挥霍撩乱，水饮泛滥，大便泄泻如注，全身浮肿，身体沉重等。

二、热霍乱症

不远热则热至……热至则身热，吐下霍乱。(《素问·六元正纪大论》)

【译文】

不远离热、回避热时就会导致热生……热生则发生身热，（扰乱营卫之气运行），出现呕吐下利，霍乱等症状。

小　结

《内经》关于霍乱说得不够详尽，但从经文中可以看到，祖国医学在很早以前就把它认作传染病，而且注意到预防。特别是认为霍乱的病理在于“清浊相干”“乱于肠胃”。但中医所说的霍乱主要是指因消化道机能紊乱而产生的严重吐泻症状，亦即“挥霍撩乱”之意，和西医所说的霍乱涵义不尽相同。但从临床实际出发，我们在辨证施治时，可以概括或参照西医所指的霍乱、中毒性菌痢、食物中毒和较严重的急性胃肠炎等来治疗。从古代名医所记录的一些医案中，我们还可以看到因霍乱吐泻所致的大量脱水、酸碱平衡失调、尿闭以及酸中毒等危重症候的记载，基本是依据“有时症即用是药”的经验，同样取得了很好的疗效。当然，前人限于条件，不可能将病理生理说得很精确，我们也不必引证现代医学过分地提高前人认识。这里借此说明中医在临床上所以取得一定的疗效，和辨证方面的正确性是分不开的，因而进一步中西医结合也是极其自然的事。

第八节 温疫病类

概 论

五疫之至，皆相染易，无问大小，病状相似。……不相染者，正气存内，邪不可干，避其毒气。（《素问·刺法论》）

【译文】

五疫发病，都可互相传染，不论大人与小孩，症状差不多。……五疫发病时不被感染的人，是因为他们正气充实于内，邪气无法触犯，又能及时避开毒气的侵袭。

木欲升天（一），金乃抑之，升而不前[1]，即清生风少，肃杀于春，露霜复降，草木乃萎，民病温疫早发，咽嗌乃干，四肢满（二），肢节皆痛。（《素问·本病论》）

【校勘】

（一）欲：原作“运”。下文言木气“升而不前”，与木运无关，且并无“木运升天”之说，故改。

（二）四肢：金刻本作“两胁”。按：据下文君火“升之不前”有“心神惊悸”语，太阳“升之不前”有“胀满”语等证之，金刻本是。

【注释】

[1] 升而不前：辰戌年为太阳寒水司天，厥阴风木之气应从上年在泉的右间，升为本年司天的左间，若遇到天柱金气胜盛，金胜克木，则称为木气升之不前。

【译文】

木气要想升天，金气就会抑制它，升而不前，则发生清凉之气，风气反而减少，肃杀之气行于春季，露霜再次下降，草木因而枯萎，人们易患温疫早发，咽喉干燥，两胁胀满，四肢皆痛等病。

小　结

关于温疫的含义，简单地说，就是指温热性质的一类疫病。具体地说，温是指疾病的性质，疫是指疾病的强烈传染性和流行性。《说文》：“疫，民皆病也。”说明疫作为一个疾病名称，是指具有强烈传染性并能引起流行的一类疾病，这类疾病在性质上亦有寒、热、燥、湿的不同，包括范围也较广。但要弄清的是，古代文献中还有瘟疫名称的记载，它与温疫的含义有所不同。古代文献所说的瘟，其含义实与疫相同，亦是指疾病的强烈传染和流行，而不是指疾病的温热性质。所以，《内经》所说的“五疫”实为一切疫病的总称，它包括温疫，也包括寒疫、湿疫、燥疫等。秦伯未先生《内经类证》原把“疫证”附于“霍乱病类”下，余瀛鳌先生指出“《内经》关于霍乱、时疫说得不够详尽”，从这二者特征上看，大多具有强烈传染性，因此都有一定的道理，现把它独立列出，是为了便于探讨。

第二章　肺系疾病

第一节　咳嗽病类

概　论

岁金太过，燥气流行，肝木受邪。……甚则喘咳逆气。（《素问·气交变大论》）

【译文】

金运太过之年，燥气流行，金胜克木而致肝木受邪。……（木火刑金，）严重的就会出现喘息、咳嗽等肺气逆上的症状。

金郁之发……民病咳逆，心胁满引少腹。（《素问·六元正纪大论》）

【译文】

金气郁而发作时……人们易得咳嗽气逆，心胸与胁肋部胀满，并牵引至少腹部。

秋伤于湿，上[一]逆而咳。（《素问·生气通天论》）

【校勘】

（一）上：《类经》卷三十七引作“冬”。按：依上下文例及《素问·阴阳应象大论》“秋伤于湿，冬生咳嗽”语，作“冬”义长。

【译文】

秋季伤于湿邪，邪气上逆犯肺，肺失宣肃，则可发生咳嗽。

【按语】

关于“秋伤于湿”的问题：若以五季而论，早秋湿气未尽，尚在长夏湿土当令的季节。若以四季而论，则立秋之后的一段时间已属秋季。此处所言，当为前者。如张志聪解释说：“长夏湿土主气，是以四之气大暑、立秋、处暑、白露，乃太阴所主。”

秋伤于湿，冬生咳嗽。（《素问·阴阳应象大论》）

【译文】

秋季伤于湿邪，到了冬天就容易发生咳嗽。

岁火太过，炎暑流行，肺金受邪，民病疟[1]，少气咳喘。（《素问·气交变大论》）

【注释】

[1] 疟：此指寒热往来的症状，非指病名疟疾。

【译文】

火运太过之年，炎暑流行，人们易患寒热往来，呼吸少气，咳嗽喘息之证。

少阴司天，热淫所胜……民病……寒热咳喘。（《素问·至真要大论》）

【译文】

少阴君火司天之年，热邪过多……人们易患恶寒发热、咳嗽气喘等病。

一阳[1]发病，少气善咳。（《素问·阴阳别论》）

【注释】

[1] 一阳：指少阳，包括足少阳胆与手少阳三焦二经。

【译文】

少阳发病，可出现气息不足，并易患咳嗽病。

咳嗽上气，厥（一）在胸中，过在手阳明、太阴（二）。（《素问·五脏生成篇》）

【校勘】

（一）厥：《甲乙》卷六第九作“病”。

（二）阴：据上文之例，此后似应有“甚则入肺”四字。

【译文】

咳嗽气喘，气机逆乱于胸中，病变关键在手阳明和手太阴经。

五脏六腑皆令人咳，非独肺也。……皮毛者，肺之合也；皮毛先受邪气，邪气以从其合也。其寒饮食入胃，从肺脉上至于肺则肺寒，肺寒则外内合邪，因而客之，则为肺咳[1]。五脏各以其时受病，非其时（一），各传以与之[2]。……此皆聚于胃，关于肺，使人多涕唾而面浮肿气逆也[3]。（《素问·咳论》）

【校勘】

（一）非其时：《素问释义》云：“非其时三字衍。”《素问绍识》云：“此说当考。”

【注释】

[1] 肺咳：肺脉起于中焦，下络大肠，还循胃口，上膈属肺。故寒饮食入胃，则寒气循肺脉上入肺中，而与外寒相合。肺恶寒，所以发为肺咳，所谓形寒寒饮则伤肺，就是指此而言。

[2] 五脏各以其时受病，非其时，各传以与之：五脏各以所主之时发病，并各按照生克关系传感。如春季肝先受邪，然后传于肺脏而发生咳嗽。张志聪注："乘春则肝先受邪，乘夏则心先受邪，乘秋则肺先受邪，是五脏各以所主之时而受病，如非其秋时，则五脏之邪，各传于肺而为之咳也。"

[3] 此皆聚于胃，关于肺，使人多涕唾而面浮肿气逆也：张景岳注："此下总结诸咳之证，而并及其治也。诸咳皆聚于胃，关于肺者，以胃为五脏六腑之本。肺为皮毛之合，如上文所云皮毛先受邪气，及寒饮食入胃者，皆肺胃之候也。阳明之脉起于鼻，会于面，出于口，故使人多涕唾而面浮肿。肺为脏腑之盖而主气，故令人咳而气逆。"

【译文】

五脏六腑都能使人发生咳嗽，不单独是一个肺脏。肺与皮毛相合，风寒之邪伤人，皮毛先受之，皮毛受邪则传给其所合的肺脏，寒凉的饮食入胃，冷饮的寒气，也可以循肺脉而上入于肺脏，则使肺寒。这样外感风寒与内伤冷饮，外内合邪侵袭于肺，以致肺寒气逆而成肺咳。至于五脏之咳，是由于五脏各在其所主的时令受病而发生的。如果不在其所主的时令而咳，说明病邪是由其他脏腑传给肺的。……总的来说，上述这些五脏六腑之咳，均与胃、肺有密切关系。咳则气逆而水饮上溢，故使人多痰涕涎唾且面部浮肿。

五脏之久咳，乃移于六腑。（《素问·咳论》）

【译文】

五脏咳嗽，日久不愈，就会传给六腑。

【按语】

关于"五脏之久咳，乃移于六腑"问题。移，传化、蔓延之意。病久则传化，脏与腑相合，脏咳病久则传于相合之腑。杨上善注："六腑之咳，皆咳日久，移入于腑，以为腑咳。腑不为咳移入脏者，以皮肤受寒，内至于肺，肺中外寒，两邪为咳，移于五脏，然后外至于腑，故不从腑移入于脏。"

一、肺咳症

肺咳之状，咳而喘息有音，甚则唾血。（《素问·咳论》）

【译文】

肺咳的症状，咳而气喘，呼吸有声，严重时则咳血。

二、心咳症

心咳之状，咳则心痛，喉中介介（一）[1]如梗状，甚则咽肿喉痹[2]。（《素问·咳论》）

【校勘】

（一）介介：《甲乙》卷九第三、《诸病源候论·咳嗽候》卷十四均作"喝喝"。

【注释】

[1] 介介：吴昆注："坚梗而有妨碍之意。"

[2] 喉痹：病名，指咽喉阻塞肿痛一类的病。吴昆注："喉痹，喉肿而痛也。"

【译文】

心咳的症状，咳则心痛，喉中好像有东西梗塞一样，严重时则咽喉肿痛而闭塞。

三、肝咳症

肝咳之状，咳则两胁下（一）痛，甚则不可以转，转则两胠（二）下满。

（《素问·咳论》）

【校勘】

（一）两胁下：《甲乙》卷九第三作“胠”，《太素·咳论》卷二十九“胁”作“胠”。

（二）胠：《甲乙》卷九第三作“胁”。

【译文】

肝咳的症状，咳则两胁下疼痛，严重时则不能转侧，转侧则两胁下胀满。

四、脾咳症

脾咳之状，咳则右胁（一）下痛，阴阴[1]引肩背，甚则不可以动，动则咳嗽剧。（《素问·咳论》）

【校勘】

（一）胁：《甲乙》卷九第三作“胠”。

【注释】

[1] 阴阴：即隐隐。王冰注：“脾气主右，故右胠下阴阴然深慢痛也。”

【译文】

脾咳的症状，咳则右胁下疼痛，还牵引肩背隐隐作痛，严重时肢体不能活动，一活动就会使咳嗽加剧。

五、肾咳症

肾咳之状，咳则腰背相引而痛，甚则咳涎[1]。（《素问·咳论》）

【注释】

[1] 咳涎：即咳唾痰涎。

【译文】

肾咳的症状，咳则腰背相互牵引作痛，严重时则咳出涎液。

六、胃咳症

脾咳不已则胃受之。胃咳之状，咳而呕，呕甚则长虫[1]出。（《素问·咳论》）

【注释】

[1] 长虫：张景岳注："蛔虫也，居肠胃之中，呕甚则随气而上出。"

【译文】

脾咳久不愈，则胃受病。胃咳的症状，咳嗽而呕吐。呕吐严重时可呕出蛔虫。

七、胆咳症

肝咳不已则胆受之。胆咳之状，咳呕胆汁。（《素问·咳论》）

【译文】

肝咳久不愈，则胆受病。胆咳的症状，咳而呕出胆汁。

八、大肠咳症

肺咳不已则大肠受之。大肠咳状，咳而遗矢（一）[1]。（《素问·咳论》）

【校勘】

（一）矢：原作“失”，据《甲乙》卷九第三、《太素·咳论》卷二十九改。《诸病源候论·咳嗽候》作“遗屎”，义同。矢、失形近而误。

【注释】

[1] 遗矢：大便失禁的意思。矢，同屎。

【译文】

肺咳久不愈，则大肠受病。大肠咳的症状，咳而大便失禁。

九、小肠咳症

心咳不已则小肠受之。小肠咳状，咳而失气，气与咳俱失。（《素问·咳论》）

【译文】

心咳久不愈，则小肠受病。小肠咳的症状，咳嗽而矢气多，而且往往是咳嗽与矢气同时出现。

一〇、膀胱咳症

肾咳不已则膀胱受之。膀胱咳状，咳而遗溺。（《素问·咳论》）

【译文】

肾咳久不愈，则膀胱受病。膀胱咳的症状，咳嗽而遗尿。

一一、三焦咳症

久咳不已则三焦受之。三焦咳状，咳而腹满，不欲食饮。（《素问·

咳论》）

【译文】

以上各种咳嗽，如经久不愈，则三焦受病。三焦咳的症状，咳而腹部胀满，不思饮食。

小　结

咳嗽为肺系疾患的主要症状之一，现在的教科书基本把病因分为外感和内伤二大类。外感咳嗽由于感受风寒燥热之邪，或从口鼻而入，或从皮毛而受，内应于肺，使肺气不得宣通，上逆而为咳；内伤咳嗽多因肺脏虚弱，或它脏病变（最多是脾肾，少有心肝）累及于肺，使肺气不利而发生。

《内经》把咳嗽分五脏六腑之咳，是从兼症上加以区别，所以特别指出“此皆关于肺”作为提纲，说明病变重点也注重在肺。但是，临床上不少咳嗽决不能仅注意肺脏局部而忽视了“五脏六腑皆令人咳”的这些兼症，并且有些咳嗽往往是内脏受到伤害失去平衡而引起，除如心火偏旺、肝气冲逆、胃寒停饮等外，《内经》还指出了咳嗽与季节气候有相当大的关系。近年我们经常会碰到一些患者，由喉部及胃病反酸引起，所以对待咳嗽，必须寻求主因，求其所属，标本兼顾，才能收到满意疗效。

第二节　喘息病类

概　论

诸痿喘呕，皆属于上。（《素问·至真要大论》）

【译文】

各种痿证、喘逆、呕吐的病证，大都病变在上焦。

夜行则喘出于肾，淫气[1]病肺；有所堕恐(一)，喘出于肝，淫气害脾；有所惊恐，喘出于肺，淫气伤心；度水[2]跌仆，喘出于肾与骨。当是之时，勇者气行则已，怯者则着而为病也。（《素问·经脉别论》）

【校勘】

（一）恐：《素问绍识》云："'堕恐'二字义似不属，且下有心'惊恐'，此'恐'字疑讹。"

【注释】

[1] 淫气：有余而足以使人致病的气，称淫气。淫，过度，不正常。如姚节庵注："谓病之余气也。"

[2] 度水：即涉水。度通渡。

【译文】

夜间远行太累以致扰动肾气而呼吸喘促，这是肾气不固而外泄的缘故；如果肾气逆乱太过，还会伤害肺脏。若因堕坠恐惧以致扰动肝气而呼吸喘促，这是伤筋损血，肝气逆乱所致；如果肝气逆乱太过，还会伤害脾脏。若因惊恐等情志刺激扰动肺气而呼吸喘促，这是肺气逆乱的缘故；如果肺气逆乱太过，还会伤害心脏。若因涉水或跌仆以致扰动肾气或骨气而呼吸喘促，这是伤及肾气与骨气的缘故。但是，当上述各种致病原因伤人时，如果人体强健，气血通畅，虽经惊恐、恚劳等变动，事过则已，也不致于发病；假如身体怯弱，使气血逆乱而壅滞不行，则留着不去而发病。

一、实喘症

清气在阴，浊气在阳。营气顺脉[(一)]，卫气逆行，清浊相干……气乱于肺，则俯仰喘喝，接[(二)]手以呼。（《灵枢·五乱篇》）

【校勘】

（一）脉：《太素·营卫气行》卷十二作“行”。

（二）接：《甲乙》卷六第四作“按”。

【译文】

清阳之气应上升，居于上部外部；浊阴之气应沉降，居于下部内部。若清气不能升散，而反居于下部和内部，浊气不能沉降而反居于上部和外部，这就是经气逆乱的表现。营气顺脉而行，而卫气的循行却不按常规，这和上面说的情况一样，都属于清浊混淆、阴阳紊乱的状况。……如果这种逆气乱于肺，使肺气不利，就会呼吸不畅，气喘喝喝，俯仰不安，甚至得两手交叉于胸部以呼气。

肺藏气，气舍魄……肺气实则喘喝，胸盈[(一)]仰息。（《灵枢·本神篇》）

【校勘】

（一）盈：《素问·调经论》王注引《针经》文、《甲乙》卷一第一、《脉经》卷六第七、《太素》卷六首篇、《千金要方》卷十七第一及《普济方》卷二十六引并作“凭”。按：盈、凭义同，可通用。

【译文】

肺主一身之气，魄居于肺气之中……肺气壅实，就会出现胸满喘喝、仰面呼吸的症状。

肺病者，喘息鼻张。（《灵枢·五阅五使篇》）

【译文】

肺病的人，呼吸喘急，鼻翼煽张。

肺之壅，喘而两胠满。（《素问·大奇论》）

【译文】

肺气壅滞，喘息而两胁胀满。

邪在肺……寒热[一]，上气[二]喘，汗出，咳动肩背。（《灵枢·五邪篇》）

【校勘】

（一）寒：《脉经》卷六第七、《甲乙》卷九第三、《千金要方》卷十七第一上均有“发”字。

（二）气：《脉经》卷六第七、《千金要方》卷十七第一、《普济方》卷二十六下均重“气”字。

【译文】

邪气侵袭于肺……就会恶寒发热，气上逆而喘，出汗，咳嗽引动肩背作痛。

气有余，则喘咳上气。（《素问·调经论》）

【译文】

气有余就会发生喘息咳嗽气逆的病证。

气满胸中喘息，取足太阴大指之端去爪甲如韭叶(一)，寒则留之，热则疾之，气下乃止。(《灵枢·热病篇》)

【校勘】

(一)韭：原作“薤”，据日刻本及《太素·气逆满》卷三十改，以与下文保持一致。

【译文】

胸中邪气壅满而发生喘息的，治疗时可取用足太阴经的隐白穴，穴位在足大趾内侧端，距爪甲角如韭叶宽，属寒的，刺治时当用留针法，属热的，刺治时当用疾刺法，待到上逆之气下降而不喘为止。

阴争于内，阳扰于外，魄汗未藏，四逆而起[1]，起则熏(一)肺，使人喘鸣[2]。(《素问·阴阳别论》)

【校勘】

(一)熏：《太素·阴阳杂说》卷三作“动”。

【注释】

[1] 魄汗未藏，四逆而起：此应上文“阳扰于外”，出汗过多，失于闭藏，阳气外泄，以致四肢逆冷。魄汗，即身体冷汗出。四逆，即四肢逆冷。

[2] 起则熏肺，使人喘鸣：此应上文“阴争于内”，阴气内争，则气血不从，扰动肺气，故令人喘鸣。熏，动之假借字。

【译文】

阴阳失去平衡，就会出现阴气内争，阳气外扰的病理变化。阳气外扰，则汗出而体表不固，阳气外泄，以致四肢逆冷；阴气内争而气血不从，扰动肺气而发生喘鸣。

故犯贼风虚邪者，阳受之。……阳受之，则入六腑。……入六腑，则身热不时卧（一）[1]，上为喘呼。（《素问·太阴阳明论》）

【校勘】

（一）时卧：《甲乙》卷七第一上作“得眠”。

【注释】

[1] 不时卧：即不安时卧，也就是不得眠之意。

【译文】

所以当人体受到虚邪贼风的侵犯时，阳气首先受到扰动。……阳气受邪则传入六府。……阳邪传入六腑，则出现全身发热，不得安卧，气上逆而发生喘息。

邪客于手阳明之络，令人气满胸中，喘息而支肤，胸中热。刺手大指次指爪甲上，去端如韭叶各一痏。左取右，右取左，如食顷已。（《素问·缪刺论》）

【译文】

邪气侵入手阳明大肠经的络脉，使人胸中气满，喘息而两胁肋支满，胸中发热，治疗应刺食指内侧距爪甲角如韭叶处的商阳穴，各刺一次。采取左病取右、右病取左的缪刺法，吃顿饭的时间，病就可以痊愈。

不得卧，卧则喘者，是水气之客也。（《素问·逆调论》）

【译文】

不能安卧，卧则气喘的，是由于水气侵犯凌上所致。

喘咳者，是水[一]气并阳明也。（《素问·示从容论》）

【校勘】

（一）水：《素问释义》云："水字有误。"

【译文】

气喘咳嗽之类疾病，是水气泛溢于胃所致。

【按语】

"喘咳者，是水气并阳明也。"此言由于脾胃虚弱，运化无力，水湿泛溢于脾胃，致使气不利而喘咳。如张景岳注："脾病不能制水，则水邪泛溢并于胃腑，气道不利，故为喘为咳，盖五脏六腑，皆能令人咳也。"

肝脉搏[一]坚而长，色不青[二]，当病坠若搏，因血在胁下，令人喘逆。（《素问·脉要精微论》）

【校勘】

（一）搏：《甲乙》卷四第一中、《太素·五脏脉诊》卷十五均作"揣"。

（二）色不：《读素问钞》作"其色"。

【译文】

肝脉坚而长，搏击指下，其面色当青，今反不青，知其病非由内生，当为跌坠或搏击所伤，因瘀血积于胁下，阻碍肺气升降，所以使人喘逆。

乳子中风病[一]热，喘鸣肩息者……脉实大也，缓则生，急则死。（《素问·通评虚实论》）

【校勘】

（一）病：原脱，据《甲乙》卷十二第十、《太素·虚实脉诊》卷十六补。

【译文】

产后哺乳期感受风邪患热病，出现喘息摇肩症状的……其脉象应实大，若脉实大之中具有缓和之象的，是有胃气，病邪渐退则可生；若脉实大之中而兼见急象的，为胃气已绝，则主死。

二、虚喘症

秋脉者肺也，西方金也，万物之所以收成也，故其气来，轻虚以浮，来急去散，故曰浮，反此者病。……其气来，毛而微，此谓不及，病在中。……其不及则令人喘，呼吸少气而咳（一），上气见血[1]，下闻病音[2]。（《素问·玉机真脏论》）

【校勘】

（一）吸少气：《太素·四时脉形》卷十四无，二句连属。

【注释】

[1] 上气见血：谓肺气上逆，肺络受伤，甚则咳血。

[2] 下闻病音：谓喘息喉间有声音。杨上善注："下闻胸中喘呼气声也。"

【译文】

秋季的脉象主应肺脏，肺在五方属西方，在五行属金，又是万物收成的季节，所以脉气来时轻虚而浮，来急去散，因此叫做浮脉，如果在秋季出现与此相反的脉象，就是病脉。秋季的脉气来时浮而微，叫做不及，主病在里。肺脉不及会使人呼吸短气，喘咳或气上逆而咳血，甚至喉间有喘鸣的声音。

劳则喘息（一）汗出，外内皆越[1]，故气耗矣。（《素问·举痛论》）

【校勘】

（一）息：《太素·气》卷二九作“喝”。

【注释】

[1] 外内皆越：越，散越之意。喘则内气越，汗则外气越，所以说内外皆越。如马莳注：“人有劳役，则气动而喘息，其汗必出于外。夫喘则内气越，汗出则外气越，故气以之而耗散也。”也有理解为过劳伤肝肾，肾气损于内，阳气耗于外，故导致内外皆越。亦通。

【译文】

劳役过度，能使人卫气不固而汗出，肺气不降而喘息，喘息则内气越，汗出则外气越，内外之气皆泄越，所以导致正气耗损了。

肾病者，腹大胫肿（一），喘咳身重，寝汗出[1]，憎风[2]。（《素问·脏气法时论》）

【校勘】

（一）肿：《脉经》卷六第九、《甲乙》卷六第九、《千金要方》卷十九第一后有“痛”。

【注释】

[1] 寝汗出：睡眠时出汗。如王冰注：“肾邪攻肺，心气内微，心液为汗，故寝汗出也。”又，李金庸教授以为寝汗当是浸汗。寝，古浸字。可参。

[2] 憎风：即恶风。憎，恶也。如张景岳注：“凡汗多者表必虚，表虚者，阳必衰，故恶风也。”

【译文】

患肾病的人，腹部胀大，胫部浮肿，气喘咳嗽，身体沉重，睡后出汗，恶风。这是肾邪气实的症状。

三、逆症

大骨枯槁，大肉陷下[1]，胸中气满，喘息不便，其气动形[2]，期六月死；真脏脉见，乃予之期日。大骨枯槁，大肉陷下，胸中气满，喘息不便，内痛引肩项[3]，期一月死；真脏见，乃予之期日。大骨枯槁，大肉陷下，胸中气满，喘息不便，内痛引肩项，身热脱肉破䐃{4}，真脏见，十月(一)之内死。（《素问·玉机真脏论》）

【校勘】

（一）月：《读素问钞》、《素问注证发微》、《吴注素问》皆改作“日”。按：经旨有“真脏脉见”之义，却云十月死，语义牵强，作“日”是。

【注释】

[1] 大骨枯槁，大肉陷下：大骨，指肩、脊、腰、膝之骨。大骨枯槁，意指因重病骨软弱无力，不能支持身体。大肉，指尺肤、臀部以及腿部等处肌肉。大肉陷下，意指重病全身肌肉消瘦枯削。

[2] 其气动形：形容喘息气急，张口抬肩的样子。杨上善注：“喘息气急，肩膺皆动，故曰动形也。”

[3] 内痛引肩项：指胸内疼痛，牵引肩项亦不适或疼痛。内，又指心内疼痛。杨上善注：“内痛，谓是心内痛也。心府手太阳脉从肩络心，故内痛引肩项也。”

[4] 脱肉破䐃：形容全身肌肉消瘦，大肉已脱，而肘、膝、胯等处高起之肌肉，因卧床日久而溃烂。䐃，王冰注：“䐃，谓肘膝后肉如块者。”

【译文】

大骨枯槁不能支持身体，大肉枯削，胸中气满而胀闷，气喘而呼吸困难，甚则张口抬肩，呼吸时连身体也振动起来，预期六个月就要死亡；如又出现真脏脉，就可以预期它将死于其所不胜之日。大骨枯槁不能支持身体，大肉枯削，胸中气满而胀闷，气喘而呼吸困难，胸内疼痛而牵引肩项亦疼痛不适，预期一个月就要死亡，如又出现真脏脉，就可以预期它将死于其所不胜之日。大骨枯槁不能支持身体，大肉枯削，胸中气满而胀闷，气喘而呼吸困难，胸内疼痛而牵引肩项亦疼痛不适，身发热，全身大肉已脱，如又出现真脏脉，就可以预期十日之内就要死亡。

小　结

喘证，以呼吸急促，甚至张口抬肩，鼻翼煽动等为特征。若喘息严重，持续不解，可发生虚脱。《内经》以"喘息"、"鼻张"、"肩息"等记载来描述。论其病因病机，以肺为主，兼及心、肝、脾、肾等脏。临床上治疗喘证，首辨虚实。实喘以气长有余，息粗声高，胸闷，唯以呼出为快为特点，常见身热、咳嗽等症；虚喘以气怯声低，息短似乎不能接续，动作则加剧为特点，常兼有头汗、足冷等症。《内经》对前者的论述，归纳于"肺壅"、"气乱于肺"、"气满胸中"，认为多属上焦之病；对后者的见解，虽也有属于上焦的，但以下元为主，因此除了肺气虚衰外，又指出了肾虚的缘故。实际上，《内经》把喘证概括为上焦实或下元虚作为辨治纲要。后世医家在此基础上，发展为肺气不降和肾气不纳两大内容。

总之，喘证不过是一个症状，常在其他疾病中出现，如痰饮、肺痨、咳嗽等证，相似于西医的急慢性支气管炎、支气管肺炎、支气管哮喘、支气管扩张、肺结核之类。

第三章　心脑血管神经系疾病

第一节　中风病类

概　论

故风者，百病之长也[1]。至其变化，乃为他病也，无常方[2]，然致(一)有风气也。（《素问·风论》）

【校勘】

（一）致：《新校正》云："按全元起本及《甲乙经》'致'字作'故攻'。"按：今本《甲乙》卷十第二上、《太素·诸风数类》卷二十八作"故"，义长。

【注释】

[1] 风者，百病之长也：长，先也。百病之生，多先有风邪，故风为百病之长。《骨空论》说："风者，百病之始也。"与此义同。

[2] 无常方，然致有风气也：方，法也。无常方，即无常法。风邪侵入人体，自浅入深，变化多端，虽无常法，但均由风邪所致。

【译文】

所以说风邪，是引起许多疾病的主要致病因素；至于它侵入人体后，由表及里，变化多端，引起其它疾病也没有常法可循，但它在内外导致的疾病，追究起原因来都是风邪所致的。

贼风邪气之中人也，不得以时[1]，然必因其开也，其入深，其内极[2]病，其病人也，卒暴；因其闭也，其入浅以留，其病也，徐以迟。（《灵

枢·岁露论》）

【注释】

[1] 贼风邪气之中人也，不得以时：张景岳注："凡四时乖戾不正之气，是为贼风邪气；非如太一所居，八正虚邪之有常候，此则发无定期，亦无定位，故曰不得以时也。"

[2] 极：严重。

【译文】

贼风邪气的侵害人体，一般发无定期，并不按照四时八风的规律侵犯，但必须在人体皮肤腠理开泄时，它才会乘虚深入。邪气越深入，疾病就越严重，发病也越急暴；邪气如果在人体皮肤腠理闭合时侵入，即使伤害，也只逗留于浅表部位，发病就比较迟缓。

肉（一）不坚，腠理疏，则善病风（二）。（《灵枢·五变篇》）

【校勘】

（一）肉：《景岳全书·汗证类》卷十二作"内"。

（二）风：《景岳全书·汗证类》卷十二此下有"厥漉汗"三字。

【译文】

肌肉不坚固，腠理疏松，就容易患上风病。

伤于风者，上先受之。（《素问·太阴阳明论》）

【译文】

伤于风邪的，（因风性轻扬，所以）上部先受病。

风中五脏六腑之俞，亦为脏腑之风；各入其门户[1]所中（一），则为

偏风。（《素问·风论》）

【校勘】

（一）所：《甲乙》卷十第二上前有“风之”二字，《太素·诸风数类》卷二十八作“之”。按：前有动词“风中”的“中”字，后句“各入其门户”接上句，动词“中”已有着落，故作“之中”为妥。

【注释】

[1] 门户：此指俞穴。马莳注：“风中五脏六腑之俞穴，各入其门户，则或左或右，或上或下，偏于一所，是之谓偏风也。”俞穴为气血出入之门户，故名。风邪随左侧或右侧的俞穴偏中于人体，则为偏风。

【译文】

风邪侵入五脏六腑的俞穴，内传于脏腑，也就成为五脏六腑的风证；如果它们各脏腑的风邪各从其相应的俞穴偏中于某一处的，就可成为半身不遂的偏枯病。

尺不热，脉滑，曰病风。（《素问·平人气象论》）

【译文】

如果病人的尺肤不热，诊脉见滑象的，这是感受风邪而发生的风证。

故邪风[1]之至，疾如风雨，故善治者治皮毛，其次治肌肤，其次治筋脉，其次治六腑，其次治五脏。治五脏者，半死半生[2]也。（《素问·阴阳应象大论》）

【注释】

[1] 邪风：马莳注：“即‘上古天真论’之虚邪贼风。”这里泛指一切致病因素。

[2] 半死半生：指病势沉重、生命垂危的严重阶段。

【译文】

所以邪风的到来，急剧如暴风骤雨；所以善于治病的医生，能够抓住时机，在邪气刚侵入皮毛的时候，就给予治疗；技术稍差的，在邪气到达肌肤的时候，才给予治疗；技术再差些的，等到邪气进一步侵入筋脉的时候，才给予治疗；更差些的，邪气深入到六腑的时候，才给予治疗；最差的，延误到邪气深入至五脏，才给予治疗。直到邪气深入五脏后才治疗，病情往往比较严重危险，治愈的希望一般只有一半而已。

一、肝风症

肝风之状，多汗恶风，善悲[1]，色微苍，嗌干，善怒，时憎女子[2]，诊在目下，其色青。（《素问·风论》）

【注释】

[1] 善悲：与下文“善怒”含义相仿，皆言肝病疏泄调达失常所致的情志变化。王冰注：“肝病则心脏无养，心气虚，故善悲。”亦可从。

[2] 时憎女子：憎，嫌恶之意。因肝为阴中之阳，其脉环阴器，强则好色，病则时憎女子。吴昆注：“肝脉环阴器，肝气治则悦色而欲女子，肝气衰则恶色而憎女子。”

【译文】

肝风的症状，是多汗怕风，好悲叹，面色微青，咽喉干燥，好发怒，时而厌恶女子，诊察的重点在两目下，可见青色。

二、心风症

心风之状，多汗恶风，焦绝，善怒嚇[1]，赤色（一），病甚则言不可快（二）[2]。诊在口[3]，其色赤。（《素问·风论》）

【校勘】

（一）嚇：《甲乙》卷十第二上无，《太素·诸风状论》卷二十八作“赫者”。按：赫，《说文》：“火赤貌。”按文义，作“赫”为是。

（二）病甚则言不可快：《甲乙》卷十第二上无“可”字，《太素·诸风状论》卷二十八“病”作“痛”，无“言”字。

【注释】

[1] 焦绝，善怒嚇：对这句的理解历来不一，一说焦通憔，指面色憔悴至极；一说焦为焦躁烦乱。张志聪依王冰注：“心为火脏，风淫则火盛，故唇舌焦而津液绝也。风化木，木火交炽，故善为怒嚇。”按：焦绝，言焦燥至极，津液干绝；善怒，言热盛心烦好发怒。

[2] 病甚则言不可快：心开窍于舌，其脉系舌本，风邪侵入心经，病得严重则舌本强而言语不流畅。

[3] 诊在口：口，指唇舌。张志聪注：“心和则舌能知五味，故诊验在口；口者，兼唇舌而言也。”

【译文】

心风的症状，是多汗怕风，唇舌焦燥，津液枯竭，好发烦怒，面色嚇赤，病重时言语不流利，诊察的重点在口舌，可见赤色。

三、脾风症

脾风之状，多汗恶风，身体怠惰，四肢不欲动，色薄微黄，不嗜食。诊在鼻上[1]，其色黄。（《素问·风论》）

【注释】

[1] 诊在鼻上：诊察脾病的外候，鼻上可反映其变化。王冰注：“脾气合土，主中央，鼻于面部亦居中，故诊在焉。”

【译文】

脾风的症状，是多汗怕风，身体倦怠懒惰，四肢不愿活动，面色淡薄微黄，不思饮食，诊察的外候在鼻上，颜色变黄。

四、肺风症

肺风之状，多汗恶风[1]，色皏[2]然白，时咳短气，昼日则差，暮则甚[3]。诊在眉上[4]，其色白。（《素问·风论》）

【注释】

[1] 多汗恶风：风邪入内，郁而化热，热开腠理，故多汗；因伤于风，故怕风。

[2] 皏（pěng）：浅白色。

[3] 昼日则差，暮则甚：白天减轻，夜晚加重。王冰注："昼则阳气在表，故差。暮则阳气入里，风内应之，故甚也。"差，同瘥，病情减轻之义。

[4] 眉上：此指两眉间的阙庭部位，为肺所主。

【译文】

肺风的症状，是多汗怕风，面色浅白，时时咳嗽气短，白天减轻，夜晚加重，诊察的外候在两眉之间的阙庭部位，颜色变白。

五、肾风症

肾风之状，多汗恶风，面痝然[1]浮肿，腰（一）脊痛不能正立，其色炲[2]，隐曲不利[3]。诊在肌（二）上[4]，其色黑。（《素问·风论》）

【校勘】

（一）腰：原无，据《甲乙》卷十第二上、《太素·诸风状论》卷二十八补。

（二）肌：《甲乙》卷十第二上、《太素·诸风状论》卷二十八均作"颐"，义长。

【注释】

[1] 痝然：痝（máng），通“庞”。形容浮肿壅滞较甚时肤色不荣润的样子。王冰注：“言肿起也。”杨上善亦注：“痝然者，肿起貌。”

[2] 炲（tái）：烟气凝积而成的黑灰。

[3] 隐曲不利：此指生殖器官。王冰注：“隐曲者，谓隐蔽委曲之处也。肾藏精，外应交接，今脏被风薄，精气内微，故隐蔽委曲之事，不通利所为也。”隐曲不利，即生殖机能衰退。一说指大小便不利，可参。

[4] 肌上：应作“颐上”，即颊部。高士宗注：“肌上，颧也。颧，肾所主也。”

【译文】

肾风的症状，是多汗怕风，面目虚浮肿胀，腰脊疼痛不能直立，面色黑如煤炭，生殖机能衰退，诊察的重点在颧部，可见黑色。

有病痝然如有水（一）状，切其脉大紧[1]，身无痛者，形不瘦，不能食，食少[2]，名为何病？岐伯曰：病生在肾，名为肾风。（《素问·奇病论》）

【校勘】

（一）水：《甲乙》卷八第五、《太素·风水论》卷二十九后有“气”字。

【注释】

[1] 其脉大紧：张志聪注：“大则为风，紧则为寒，故其脉大紧也。”

[2] 身无痛者，形不瘦，不能食，食少：张志聪注：“此病在肾，非外受之风邪，故身无痛也。水气上乘，故形不瘦。风木水邪，乘侮土气，故不能食，即食而亦不能多也。”

【译文】

有的病人，有面色不荣而虚浮肿胀的病状，好像有水气一样，但切按其脉搏大而且紧，问身体又没有痛处，望形体也不消瘦，却不能吃饭，或吃得很少。这种病叫什么呢？岐伯回答说：因这种病发生在肾脏，所以称为肾风。

有病肾风者，面胕痝然（一）壅[1]，害于言[2]，可刺不[3]？岐伯曰：虚不当刺，不当刺而刺，后五日其气必至[4]。（《素问·评热病论》）

【校勘】

（一）然：《甲乙》下有“肿”字，“壅”字连下句读。

【注释】

[1] 面胕痝然壅：此句言面部浮肿色泽不荣，风挟水邪壅滞于上的症状。胕，通“胕”，浮肿。

[2] 害于言：张志聪注：“少阴之脉，贯肾系舌本，水邪上逆，故壅害于言。”

[3] 不：通“否”。

[4] 虚不当刺，不当刺而刺，后五日其气必至：张景岳注：“虚者本不当刺，若谓肿为实，以针泻之，则真气愈虚，邪必乘虚而至，后五日者，脏气一周而复至其所伤之脏，病气因而甚矣。”气，此指病气。

【译文】

有患肾风的病人，面肤浮肿，目下壅起，妨碍言语，这样的情况下可以用针刺治疗吗？岐伯回答说：虚证不应当用刺法。如果不应当刺而误刺，必伤其真气，使得脏气更虚，五天以后，因病气复至而加重病情。

肾风而不能食，善惊，惊已，（一）心气痿者死[1]。（《素问·奇病论》）

【校勘】

（一）善惊，惊已：《甲乙》卷八第五第二“惊”作“不”，四字连属。按：据上下文，《甲乙》义长。

【注释】

[1] 肾风句：张景岳注：“风生于肾，则反克脾土，故不能食；肾邪犯心，则神气失守，故善惊；惊后而心气痿弱不能复者，心肾俱败，水火俱困也，故死。”

吴昆注："若惊已而心气犹壮，是谓神出鬼没旺，生之徒也；惊已而心气痿，是谓神亡，死之属也。"

【译文】

病机病位发生在肾脏，这种病就称为肾风。患肾风的病人，如果不能饮食，又常常惊恐不能自止，那么由于心气痿弱很难恢复，导致心肾俱败、神气消亡，脾肾俱伤、生化乏源，所以属难治之症。

帝曰：肾何以能聚水而生病？岐伯曰：肾者胃之关也（一）[1]，关闭不利，故聚水而从其类也。上下溢于皮肤，故为胕肿。胕肿者，聚水而生病也（二）。帝曰：诸水皆生于肾乎（三）？岐伯曰：肾者牝脏[2]也，地气上者属于肾，而生水液也，故曰至阴。勇而劳甚则肾汗出，肾汗出逢于风，内不得入于脏腑（四），外不得越于皮肤，客于玄府，行于皮里（五），传为胕肿，本之于肾，名曰风水。所谓玄府[3]者，汗空也（六）。（《素问·水热穴论》）

【校勘】

（一）也：《太素·气穴》卷十一作"闭"。

（二）胕肿者，聚水而生病也：《太素·气穴》卷十一无此九字。

（三）生：《甲乙》卷八第五作"主"。

（四）腑：《太素·气穴》卷十一无。

（五）里：《太素·气穴》卷十一作"肤"。

（六）所谓玄府者，汗空也：此句《甲乙》见于卷七第一上，《太素·温暑病》见于卷三十。据此，此句似为"客于玄府"注语，混入正文。

【注释】

[1] 肾者胃之关也：张景岳注："关者，门户要会之处，所以司启闭出入也。肾主下焦，开窍于二阴，水谷入胃，清者由前阴而出，浊者由后阴而出，肾气化则二阴通，肾气不化则二阴闭，肾气壮则二阴调，肾气虚则二阴不禁，故曰肾者胃之关也。"

[2] 牝脏：指阴性的脏器。王冰注："牝，阴也，亦主阴位，故云牝脏。"

[3] 玄府：即汗孔。王冰注："汗液色玄，从空而出，以汗聚于里，故谓之玄府。府，聚也。"马莳注："汗空虽细微，最为玄远，故曰玄。"按：王注训玄为黑，义似牵强，马注训玄为深远，义胜。玄，深奥之义，如鼻孔称之为玄牝。汗孔细微而深隐，故称玄府。

【译文】

黄帝问：肾为什么能聚水而生病呢？岐伯回答说：肾居下焦，开窍于二阴，是胃的关闭；关闭不利，则水气停留，同类相从，就可产生水气病。水气上下泛滥，留于皮肤，就成为浮肿病。浮肿病的形成，是因为肾功能失常，水气积聚而发生。黄帝又问：一切水气病都主要发生在肾吗？岐伯回答说：肾是阴脏，阴气向上蒸腾气化属于肾的生理功能，肾的气化，从而化生水液，所以，也有人把肾称为至阴之脏。如果有人逞能称勇，劳力过度而加快肾的气化功能，导致汗出，此汗出实际上源于肾，肾汗出又适逢外感风邪，汗孔闭塞，其汗既不能向内回归于脏腑，也不能向外透越于皮肤，却停留于玄府，流行于皮肤之中，以致成为浮肿病。因浮肿病的根本在于肾水，又加上感受了风邪，所以称之为风水。所说的玄府，就是汗孔。

【按语】

本节主要论述了肾风病的病因病机、主症、脉象及其治则、预后。根据上述描写，可以得知，肾风病多系风邪侵袭肾脏所致，其症状以面部浮肿为主，若再外感风邪，就可称之为风水。汉代张仲景《金匮要略·水气病脉证并治篇》中有较详细的论述，可以互参。

六、胃风症

胃风[1]之状，颈多汗，恶风，食饮不下，鬲塞不通，腹善满，失衣则瞋胀，食寒则泄，诊形瘦而腹大(一)。（《素问·风论》）

【校勘】

（一）食寒则泄，诊形瘦而腹大：《圣济总录》卷第一十七"泄"下有"注"，无“诊”字。

【注释】

[1]“胃风”句：张景岳注：“胃脉从大迎前下人迎，循喉咙入缺盆，故胃风之状，颈必多汗恶风；胃主受纳水谷，而风邪居之，故食饮不下，隔塞不通；胃脉循腹里，故善满；失衣则阳明受寒于外，故为腹胀；食寒则胃气受伤于内，故为泄泻；胃者肉其应，胃病故形瘦；腹者胃所居，邪实故腹大。”失衣，衣服减少。

【译文】

胃风的症状，是颈部多汗怕风，饮食不下，胸膈堵塞不通，腹部时常胀满，衣服减少则腹部作胀，吃寒冷的饮食则大便泄泻，诊察的要点，是形体消瘦而腹部胀大。

【按语】

本节简要论述了胃风病的临床表现和诊断要点。胃为腐蚀水谷、消化饮食的重要器官，所以它一旦有病，最明显的症状，是消化系统功能的改变。

七、肠风症

久风[1]入中，则为肠风、飧泄。（《素问·风论》）

【注释】

[1]“久风”句：张景岳注：“久风不散，传变而入于肠胃之中，热则为肠风下血，寒则水谷不化，而为飧泄泻痢。”肠风，当指今之痔疮一类疾病，或便血症。飧泄，是指完谷不化的腹泻症。久风不解，自表入里，留连于肠胃之间，从热而化，就成为下血的肠风病；从寒而化，则为完谷不化的飧泄症。

【译文】

风邪侵入人体，如果久留不去，内传于肠胃，就可成为大便下血的肠风病，也可成为大便完谷不化的飧泄症。

【按语】

本节指出肠风、飧泄的病因，主要是风邪久留不去，内传于肠胃。

八、脑风症

风气循风府而上，则为脑风[1]。（《素问·风论》）

【注释】

[1] 脑风：张景岳注："风府，督脉穴。自风府而上，则入脑户，故为脑风。"

【译文】

风邪侵入督脉的风府穴，循经脉而上，如果入于脑，就成为脑风病。

九、首风症

新沐[1]中风，则为首风。（《素问·风论》）

【注释】

[1] 新沐：沐，洗头。张志聪注："以水濯首曰沐，新沐则首之毛腠开，中风则风入于首之皮肤，而为首风。"

【译文】

刚洗过头，毛孔尚开，如果风邪乘机入侵，就成为首风症。

首风之状，头面多汗恶风，当先风一日则病甚，[1]头痛不可以出内；至其风日，则病少愈。（《素问·风论》）

【注释】

[1]“首风”句：当先风一日，是谓天气变化，要刮风下雨的前一天。证之临床，确如此，某些慢性病患者，虽发病时作时止，但在风雨来临的前一天，往往可见其不适或疼痛等的症状加重。少，通稍；少愈，即稍愈。张景岳注：“首为诸阳之会，因沐中风，则头面之皮腠疏，故多汗恶风。凡患首风者，止作无时，故凡于风气将发，必先风一日而病甚头痛，以阳邪居于阳分，阳性先而速也。先至必先衰，是以至其风日则病少愈。内，谓房室之内；不可出者，畏风寒也。”

【译文】

首风病的症状，是头面部多汗，并且怕风。往往当在天气变化要刮风下雨的前一天，就会出现病情加重，头痛得不能走出室内。等到风雨发生后，反而病情或者头痛减轻。

一〇、目风症

风入系头（一），则为目风[1]、眼（二）寒。（《素问·风论》）

【校勘】

（一）系头：《素问识》云：“《甲乙》注：一本作头系。……简按：若不作‘头系’，则‘头’字无着落，今据《甲乙》注改头系。头系，乃头中之目系。”查今本《甲乙》卷十第二上无此注，疑指正统本《甲乙经》。

（二）眼：《太素·诸风数类》卷二十八作“眠”。

【注释】

[1]目风：按中医基础理论，足太阳之脉起于目内眦，上额交巅入络脑，还出别下项，故风邪循经入头系，累及目系，则为目风。临床所见目风的症状，往往是目痛而有冷感，畏风而羞明干涩。

【译文】

风邪侵入头部累及目系，可成目风病，出现两眼怕风疼痛或迎风流泪之症。

一一、泄风症

外在腠理，则为泄风。（《素问・风论》）

【译文】

风邪外客于腠理，卫气不固，毛孔开张，不时汗出的，就称为泄风。

泄风（一）[1]之状，多汗，汗出泄衣上，口中干，上渍[2]，其风不能劳事[3]，身体尽痛则寒（二）。（《素问・风论》）

【校勘】

（一）泄风：《新校正》云："疑此'泄'字，'内'之误也。"

（二）"汗出"至"则寒"：《内经评文》云："'汗出泄衣上'句，无义理。'上渍其风'与'则寒'，均疑有误字。"《素问释义》云："其风二字衍。"《素问识》亦以为"上渍其风"四字义不详，疑为衍文。

【注释】

[1] 泄风：王冰注："风居腠理，则玄府开通，风薄汗泄，故云泄风。"

[2] 上渍：指腰以上多汗。吴昆注："上渍，半身之上汗多如浸渍也。"

[3] 不能劳事：容易疲劳。能，与耐通。

【译文】

泄风的症状，是多汗，以致浸湿衣服，口中干燥，上半身汗出如水浸渍，患这种风病的人，由于津亏血少，所以容易疲劳，甚至周身疼痛而发冷。

一二、内风症（寒邪直中少阴，后世或称夹阴伤寒）

入房汗出中风，则为内风[1]。（《素问・风论》）

【注释】

[1] 内风：指房事后耗精汗出，风邪由毛孔直中于内。王冰注："内耗其精，外开腠理，因内风袭之，故曰内风。"张志聪注："入房则阴精内竭，汗出则阳气外弛，是以中风则风气直入于内，而为内风矣。"

【译文】

房事耗精出汗，被风邪入侵，就称为内风。

一三、漏风症

饮酒中风，则为漏风[1]。（《素问·风论》）

【注释】

[1] 饮酒中风，则为漏风：饮酒受邪，酒性温散，善开玄府，使人多汗如漏，故称酒风。王冰注："热郁腠理，中风汗出，多如液漏，故曰漏风。"张志聪注："入房慢阴精内竭，汗出则阳气外弛，是以中风则风气直入于内，而为内风矣。"

【译文】

饮酒之后感受风邪，汗出如漏，就称为漏风。

漏风之状，或多汗，常不可单衣[1]，食则汗出，甚则身汗（一），喘息恶风，衣常濡，口干善渴，不能劳事[2]。（《素问·风论》）

【校勘】

（一）漏风：《圣济总录》卷第一十三作"身寒"。身汗：《素问直解》作"自汗"。《素问释义》云："身汗二字衍。"

【注释】

[1] 常不可单衣：因为汗多，腠理疏松，所以怕风而平时不能穿单薄的衣服。杨上

善注："衣单则寒。"高士宗注："多汗表虚，欲着复衣，故常不可单衣也。"

[2] 食则汗出……不能劳事：酒入于胃，气聚于脾，脾胃内热，散发于外，故食则汗出；热甚则上迫于肺，肺合皮毛，故身汗、喘息、恶风；汗出过多，故衣服常湿；汗多津液内竭，故口干渴；气随津泄，气虚，故不能烦劳于事。常，与"裳"通。濡，即湿。上渍：腰以上汗多如水浸渍。吴昆注："上渍，半身之上汗多如浸渍也。"

【译文】

漏风的症状，是有时汗出过多，有时不甚出汗，平常不能穿单薄的衣服，吃饭时容易出汗，严重的会上迫于肺，出现全身出汗、呼吸喘急、恶风、衣服常常被汗液浸湿、口干易渴，不耐操劳事务。

有病身热解墯[1]，汗出如浴，恶风少气，此为何病？岐伯曰：病名曰酒风[2]。帝曰：治之奈何？岐伯曰：以泽泻[3]、术[4]各十分，麋衔[5]五分，合，以三指撮[6]为后饭。（《素问·病能论》）

【注释】

[1] 解墯：解，与"懈"通；墯，与"怠"通。

[2] 酒风：即漏风。张景岳注："酒性本热，过饮而病，故令身热；湿热伤于筋，故懈墯；湿热蒸于肤腠，故汗出如浴；汗多则卫虚，故恶风；卫虚则气泄，故少气。因酒得风而病，故曰酒风。"

[3] 泽泻：《神农本草经》载："味甘寒，治风寒湿痹，消水，养五脏，益气力。"

[4] 术：《神农本草经》载："味苦温，治风寒湿痹死肌，痉，疸，止汗除热消食。"

[5] 麋衔：一名薇衔。《神农本草经》载："味苦平，治风湿痹，历节痛，惊痫吐舌，悸气贼风，鼠瘘痈肿。"

[6] 三指撮：用三个指头撮药末，以计算药量。张景岳注："用三指撮合，以约其数。"

【译文】

有的病人全身发热，肢体懈怠无力，汗出多得象洗澡一样，怕风，呼吸乏力，这是什么病呢？岐伯回答说：病名叫做酒风。黄帝问：怎样治疗它呢？岐伯说：

用泽泻和白术各十分，麋衔五分，合在一起研为细末，用三根指头撮药末为每次服药量，先服药，后吃饭。

一四、痱风症

痱[1]之为病也(一)，身无痛者(二)，四肢不收，智乱不甚(三)，其言微，知(四)可治；甚则不能言，不可治也。病先起于阳后入于阴者，先取其阳后取其阴，浮而取之(五)。（《灵枢·热病篇》）

【校勘】

（一）痱之为病也：《千金要方》卷八第一作“风痱者”，《诸病源候论·风痱候》卷一作“风痱之状”。

（二）身无痛者：《诸病源候论·风痱候》卷一作“身体无痛”。

（三）智乱不甚：《本草纲目》卷十、《证治准绳·中风类》一册引“智”并作“志”，《诸病源候论·风痱候》卷一作“神志不乱”。

（四）其言微知：《千金要方》卷八第一作“言微可知则”。

（五）浮：《甲乙》卷十第二下作“必审其气之浮沉”，义胜。

【注释】

[1]痱：废之意。本病又称风痱，它与偏枯一样，也是出现肢体不能随意运动等症状，但二者还是有区别的，偏枯是半身不遂而痛，神志清楚；痱病是四肢不能收引，身体无疼痛，并有意识障碍。《医学纲目》：“痱，废也。痱即偏枯之邪气深者，痱与偏枯是二疾，以其半身无气荣运，名曰偏枯；以其手足废而不收，故名痱，或偏废，或全废，皆曰痱也。”近代名医秦伯未先生则认为：“《内经》痱风症极似西医所说脊髓神经病变，刘河间称之为‘风痱’，定出地黄饮子方剂。”“尝用此方加减治疗晚期梅毒脊髓痨和不同原因的脊髓炎，收到良好效果。”可资参考。

【译文】

得了痱病的症状，是身体无疼痛的感觉，四肢弛缓不收，如果患者神识不甚乱，其语言虽微弱模糊，但仍能使人辨清，是病情不重，尚可治疗；如果病情严重，以至不能言语，那就不可治了。风病如先起于阳分，而后深入阴分的，应先取刺属表的阳经，后取刺属里的阴经，但必须审察清楚风气的在表在里，然后确定针刺的深浅。

一五、劳风症

劳风[1]法在肺下[2]，其为病也，使人强上冥视（一）[3]，唾出若涕[4]，恶风而振寒，此为劳风之病。帝曰：治之奈何？岐伯曰：以救俛仰[5]，巨阳引精者（二）三日，中年者五日，不精者七日（三）[6]，咳出（四）清黄涕，其状如脓，大如弹丸，从口中若鼻中出，不出则伤肺，伤肺则死也[7]。（《素问·评热病论》）

【校勘】

（一）冥视：《新校正》云：“《千金方》冥视作目眩。”今本《千金要方》卷八第一作“目脱”。

（二）巨阳引精者：《千金要方》卷八第一、《诸病源候论·风热候》卷二均无此五字。

（三）三日，中年者五日，不精者七日：《新校正》云：“按《甲乙经》作‘三日中若五日’。《千金方》作‘候之三日’及‘五日中不精明者’，是也。与此不同。”今本《甲乙经》卷十一第七同本经，《千金要方》卷八第一同《新校正》。《诸病源候论·风热候》卷二作“候之三日内及五日内，不精明者是也”。

（四）咳出：《千金要方》卷八第一、《诸病源候论·风热候》卷二均作“七八日微有”，《太素·热病说》卷二十五作“微出”。

【注释】

[1] 劳风：肾精不足的人，劳累后又外感风邪为病，故称劳风。《太素·热病说》卷二十五注：“劳中得风为病，名曰劳中，亦曰劳风。”

[2] 法在肺下：指劳风病受邪的部位常在肺部。法，常也。

[3] 强上冥视：强，僵硬不柔和。冥，即瞑，瞑视，言目视物不明。风邪外袭，经脉失和，使人头项强直而俯仰不能自如，称为强上；风热之邪上袭，目涩羞明

而视物不清，称为瞑视。《素问·脉解篇》云：“所谓强上引背者，阳气大上而争，故强上也。”王冰注：“强上，谓颈项噤强也。”又《素问识》云：“盖冥视，即目眩之谓。”

[4] 唾出若涕：《内经》无“痰”字，此唾出若涕，即包括唾出浊稠之痰和浊涕两个方面，也可解为唾出的痰液象鼻涕一样粘稠，即下文“青黄涕，其状如脓”。此系肺中津液被风热煎灼所致。

[5] 以救俯仰：俯仰，即呼吸困难，腰背屈伸以助呼吸。劳风病在上则头项强直，中则肺下有风热煎熬，使肺气壅滞，故俯仰不利。以救俯仰，此指采用宣利肺气、疏散风热的方法救治。

[6]“巨阳”至“七日”：此段文字诸本不一，解释各异，但多数认为是言劳风之病，可因年龄、体质强弱、精气盛衰等不同，疾病痊愈也有早晚之别。如吴昆注：“巨阳与少阴肾为表里，肾者精之府。精，阴体也，不能自行，必巨阳之气引之，乃能施泄，故曰巨阳引精。是为少壮之人也，水足以济火，故三日可愈。中年者，精虽未竭，比之少壮则弱矣，故五日可愈。老年之人，天癸竭矣，故云不精。不精者，真阴衰败，水不足以济火，故治之七日始愈。”又张景岳注：“风邪之病肺者，必由足太阳膀胱经风门、肺俞等穴内入于脏。太阳者水之府，三阳之表也，故当引精上行，则风从咳散。若巨阳气盛，引精速者，应在三日；中年精衰者，应在五日；衰年不精者，应在七日，当咳出青黄痰涕而愈。”但《太素·热病说》卷二十五认为即针引，指针刺而言。证之临床，杨氏之说简明扼要，为是。

[7] 不出则伤肺，伤肺则死也：风热蕴于肺中炼津为痰，热甚则痰浊如脓，经治疗，如果浊痰能排出，邪气渐退，故病愈；如果浊痰不能排出，则肺中邪胜，治节失行，故病危。

【译文】

劳风病的受邪部位常在肺下，原因是过分劳累风邪入侵所致。它的症状是使人头项强直，头目昏眩而视物不清，咳出粘痰似涕，恶风而寒战。这就是劳风病的发病情况。黄帝问：怎样治疗呢？岐伯说：首先应调和其经脉，通利其肺气，使呼吸畅顺，俯仰自如。若治疗得当，肾精充盛的青年人，太阳之经气能引肾精外布，则水能济火，三天就可以痊愈；中年人精气稍衰，须五天才能痊愈；老年人精气已衰，水不济火，需要七天才开始好转。本病痊愈时会咳出青黄色粘痰，其状似脓液，大小如弹丸，从口中或鼻中排出。如果浓痰不能排出，便会损伤肺脏，肺脏受伤就会导致难治，甚至死亡。

【按语】

1. 对于劳风病的认识。马莳认为系劳证，叶文玲认为系痓之属，王好古认为系肺痿，《诸病源候论》列为风热候，《素问经注节解》指出“始终则是肺病”。还有不少学者认为本节经文原文有错讹。如姚节庵说：“自以救起至七日，凡二十一字，殊无意义，此中必有错误，阙疑可也。”在句读方面，凌耀星认为“巨阳引精”以下应为“巨阳引，精者三日，中年者五日，不精者七日”，并认为“巨阳引”，是指针刺足太阳经穴位。观其经文，描述劳风病的症候主要有四，即强上冥视、唾出若涕、恶风而振寒、咳出青黄涕其状如脓。这四个症候，颇与《金匮》所说的肺痈相似。

关于此病，《内经评注》[1]论述如下：

“病机：劳，烦劳。肺下，即在肺中。‘邪之所凑，其气必虚’，‘两虚相得，乃客其形’，烦劳内虚生风病。劳风是由于素有体虚，又感受外邪，侵淫入里，肺之蕴热不解。此劳风相当于‘肺痈’一病的前期表现，即受风寒所袭，邪伤卫分出现表证，多见恶风而振寒，强上冥视；进而卫分不解，内舍于肺，化热内壅，致肺气不利，气不布津，痰涎内生，见唾出若涕，咳喘胸满等症。如果进一步发展到肺蕴热，内腐生脓，出现咳出青黄涕，其状如脓，大如弹丸，从口中或鼻中出，不出则伤肺，伤肺则死也。”

“另外，《金匮要略》中关于肺痈的论述对我们加深理解劳风病是有很大帮助的。如《金匮要略》中说：‘肺痈，喘不得卧，葶苈大枣泻肺汤主之。咳而胸满，振寒脉数，咽干不渴，时出唾浊，腥臭，久久吐脓如米粥者，为肺痈，桔梗汤主之’。又说：‘肺痈胸满胀，一身面目浮肿，鼻塞清涕出，不闻香臭酸辛，咳逆上气，喘鸣迫塞，葶苈大枣泻肺汤主之。’‘风舍于肺，其人则咳，口干喘满，咽燥不渴，多唾浊沫，时时振寒，热之所过，血为之凝滞，蓄注痈脓，吐出米粥，始萌可救，脓成则死。’从《金匮要略》中对肺痈一病的描述，不难看出，《内经》在本篇中对劳风一病的论述，与肺痈病的前驱期或初期的表现是极相似的。”

“治法：经云：‘帝曰：治之奈何？岐伯曰：以救俯仰。’本篇中并未出方，根据证候分析，治疗是否可给银翘散加鱼腥草或千金苇茎汤加减。另外，当效法《金匮要略》中桔梗汤、葶苈大枣泻肺汤治其危重。”

1　中医研究院研究生班编著：《〈黄帝内经·素问〉注评》（典藏版），中国中医药出版社 2018 年版，226—227。

综上所述，《内经》对劳风的描述已相当祥尽。即定义：因劳受风。病位：表证未除，肺又郁热。病机：太阳受风，肺失清肃，痰热壅积。症状分析：太阳感受风邪，卫阳失于温煦，故见恶风而振寒；太阳膀胱经气不畅，则强上冥视；风热阳邪犯肺，煎熬津液，则咳吐黄粘稠痰。治疗：以救俯仰、巨阳，即利肺散邪，排除痰液以通气道；同时祛除太阳表邪。预后：与精气的盛衰有关，即引精者三日可愈，中年者五日可愈，不精者七日可愈。护理：应及时排除呼吸道的痰液，保持呼吸道通畅；否则贻误病情，伤肺危及生命。

2. 对“唾出若涕，恶风而振寒”的理解。因古时无“痰”字，所以此唾出若涕，即包括唾出浊稠之痰和浊涕两个方面，即下文“青黄涕，其状如脓。”肺主皮毛，肺气受伤，不足以充皮毛，故恶风而振寒。如吴昆说：“肺中津液为风热蒸灼稠粘，故吐出若鼻中之涕。肺主皮毛，肺既受伤，则脏真之气不足以充皮毛，故恶风而振寒。”张琦说：“热铄肺津，故稠粘若涕。肺主皮毛，肺虚不能卫外，故恶风振寒也。”张隐庵认为病本在肾，注云：“肾之水液，入肺为涕，自入为唾。风动肾水，注在肺下，故唾出若涕。肺主皮毛，肺受风寒，故恶风而振寒。此为勇而劳甚，则肾汗出，肾汗出而逢于风也。”王冰亦认为恶风振寒是因肾气不足，他说：“肺被风薄，劳气上熏，故会唾出若鼻涕状。肾气不足，阳气内攻，劳热相合，故恶风而振寒。”从上可以看出，张、王认为病本于肾，于义虽通，但从“唾出若涕，恶风振寒”八字分析，非常近似现代医学呼吸系统的严重感染。联系下文有三日、五日、七日病程，又有‘法在肺下’语，则此处病在肺为主明了。故姚止庵说：“云唾出若涕，恶风振寒，久咳出青黄涕，其状如脓，未云伤肺则死等语，详求其义，始终则是肺病。王注谓是肾劳，且将俯仰引精等语，强为之解，甚属支离。”

3. 对“以救俯仰”的解释。这是本文对治疗劳风提出的原则，历代注家不一。如高士宗说：“治之之法，当调和经脉，以救俯仰。经脉调和，则俯仰自如，强上可愈。”尤在泾则从祛除肺中邪气来认识，他在《医学读书记》中说：“肺主气而司呼吸，风热在肺，其液必结，其气必壅，是以俯仰皆不顺利，故曰当救俯仰也。救俯仰者，即利肺气释邪气之谓乎。”张隐庵则认为是急去水邪，则俯仰自如，他说：“《金匮·水气篇》曰：气强则为水，难以俯仰，此水寒之气，厥逆于上，则有形之水，将欲随之。故当急救其水邪，勿使其上溢，以致不能俯仰也。”归纳上述分歧，有调经脉，有调肺气，有说祛水邪，其目的则一致，就是利肺气而使肺中的邪气消散，喘息得到控制。但马莳却提出，“以救俯仰一句，当为针法及引导之法，但其法不传，不敢强为之附。”还有张景岳更为新路，把俯仰解释为转瞬之间，他说：“风之微甚，证在俯仰之间也，故当先救之。然救此者必先温肺，温肺则风散，风散则俯仰安矣。若温散不愈，郁久成热，然后可以清解。温清失宜，病必延甚。”

一六、疠风症（附大风）

久风为飧泄，脉(一)风成为疠[1]。（《素问·脉要精微论》）

【校勘】

（一）脉：《太素·杂诊》卷十六作“贼”，义较长。

【注释】

[1]疠：又称大风，即麻风病。风毒邪气侵入血脉，久留化热，肤肉败坏成为疠风病。杨上善注：“贼风入腠理不泄成极变为疠，亦谓之大疾，眉落鼻柱等坏之也。”

【译文】

风邪入侵脾胃久留不愈，木邪侮土，可成为完谷不化的飧泄病；风邪客于血脉，经久不愈，肤肉腐败，可变成鼻坏眉落的疠风病。

疠者，有(一)荣气热胕[1]，其气不清，故使鼻柱坏而色败，皮肤疡溃。风寒客于脉而不去，名曰疠风，或名曰寒热(二)。（《素问·风论》）

【校勘】

（一）有：《太素·诸风数类》卷二十八无，疑衍。

（二）或名曰寒热：《素问钞》删此五字。《素问识》亦云：“此衍文，诸注属强解。”

【注释】

[1]荣气热胕：荣，通营；胕，通腐。风寒邪气客于经脉之中，郁而化热，营气随之郁热，热灼肌肤溃烂成为疠风病。王冰注：“荣行脉中，故风入脉中；内攻

于血，与荣气合，合热而血脯坏也；其气不清，言溃乱也。然血脉溃乱，荣复挟风，阳脉尽上于头，鼻为呼吸之所，故鼻柱坏而色恶，皮肤破而溃烂也。《脉要精微论》曰：脉风盛（今本《脉要精微论》作‘成’）为疠。”《灵枢·痈疽》亦指出：“热胜则腐肉。”

【译文】

疠风病，是因风寒邪气侵犯经脉，与营气郁而为热，热灼血脉腐败，营气秽浊不清洁，所以使鼻柱损坏而颜色败坏，皮肤发生溃烂。这是因风寒之邪久留于血脉之中不去所造成，所以名叫疠风；又因有先发寒热的症状，所以也称寒热病。

风气与太阳俱入，行诸脉俞[1]，散于分肉之间(一)[2]，与卫气相干，其道不利，故使肌肉愤䐜而有疡[3]；卫气有所凝而不行，故其肉有不仁也。（《素问·风论》）

【校勘】

（一）分肉之间：《甲乙》卷十第二上后有“卫气悍邪时”五字，《太素·诸风数类》卷二十八后有“冲气淫邪”四字。

【注释】

[1] 脉俞：指足太阳经脉之俞穴。张景岳注：“风由太阳经入者，自背而下，凡五脏六腑之俞皆附焉，故邪必行诸脉俞，而散于分肉也。”

[2] 分肉之间：指肌肉与肌肉之间的分界处。张景岳注：“分肉者，卫气之所行也，卫气昼行于阳，自足太阳始。”

[3] 肌肉愤䐜而有疡：愤䐜，高起肿胀。张景岳注：“风与卫气相薄，俱行于分肉之间，故气道涩而不利，不利则风邪抟聚，故肌肉肿如愤䐜而为疮疡。”

【译文】

风邪从太阳经脉侵入体内，自背而下，循着五脏六腑诸经脉的俞穴，散布到分肉之间，与卫气相互干扰搏结，使卫气循行的道路不畅通，所以使邪气壅滞不散，肌肉胀满肿起，最后发生疡疮。因卫气凝滞而不能正常运行，肌肤失去温煦，所以肌肉麻木不仁。

疠风者，素（一）[1]刺其肿上，已刺，以锐针针其处（二），按出其恶气（三），肿尽乃止。常食方食，无食他食。（《灵枢·四时气篇》）

【校勘】

（一）素：《太素·杂刺》卷二十三及《甲乙》卷十一第九下作“索”，《卫生宝鉴》卷九引作“当”，《证治准绳·疠风类》五册引作“数”。观文意，作“数”义长。

（二）锐针针：《太素·杂刺》卷二十三作“兑针兑”，《甲乙》卷十一第九下作“吮”。《甲乙》似胜。

（三）气：《甲乙》卷十一第九下作“血”。

【注释】

[1] 素：一般。

【译文】

患疠风病的人，一般当刺其肿起的部位。刺过之后，再用锐利的针刺其患处，然后用手按压出风毒恶血，直至肿胀完全消退为止。刺后应注意饮食调养，吃一些普通常吃的食物，不要吃其它动风发毒的食物。

疾大风（一），骨节重，须眉堕，名曰大风。刺肌肉为故[1]，汗出百日；刺骨髓，汗出百日。凡二百日，须眉生而止针。（《素问·长刺节论》）

【校勘】

（一）疾：《太素·杂刺》卷二十三作“病”。

【注释】

[1] 故：法制，引申为法则、原则。

【译文】

受了厉害严重的风邪，周身骨节沉重，胡须眉毛脱落，病名称作大风病。这种病应以刺肌肉为原则，刺后令病人出汗，连续治疗一百天，再以刺其骨髓为辅助，刺后也令病人出汗，仍治疗一百天，加起来是二百天，胡须眉毛新生出来后，方可停止针刺。

【按语】

疠风症，又称大风、癞病、麻风，俗称大麻风，是一种慢性传染病，由麻风杆菌引起，初起患处麻木不仁，次见红斑，继则肿溃，久而久之蔓延全身肌肤，出现眉落目损、鼻柱塌陷、唇裂、指趾变形等症。从上述这些文字中可以看出。祖国医学对此病的病因、病理和症状已有相当的认识。但《内经》所说的“疠风”，不仅指此而言，还包括了某些风邪所致的病变，也可参照治疗。

附：偏枯症

汗出偏沮(一)[1]，使人偏枯[2]。（《素问·生气通天论》）

【校勘】

（一）沮：《新校正》云：“《千金》作祖，全元起本作恒。”《太素·调阴阳》卷三作“阻”。

【注释】

[1] 汗出偏沮：即半身汗不得出。沮，止、阻之意。

[2] 偏枯：即半身不遂。

【译文】

出汗偏于半身的人，是半身气血运行受阻，长久了会使人发生半身不遂。

其有三虚[1]，而偏中于邪风，则为击仆[2]偏枯矣。（《灵枢·九宫八风篇》）

【注释】

[1] 其有三虚：其，与“若”义同；三虚，年虚、月虚、时虚。杨上善注：“三虚，谓年虚、月虚、时虚。”按：《灵枢·岁露论》云：“乘年之衰，逢月之空，失时之误，因为贼风所伤，是谓三虚。”乘年之衰，是指当年的岁气不及；逢月之空，是指月缺无光的时候；失时之误，是指四时气候反常，如春不温、夏不热之类。这三种情况，《内经》把它合称三虚。但邪气的伤人，必须在人体虚弱的情况下才能致病。所以张景岳说：“三虚在天，又必因人之虚。气有失守，乃易犯之，故为贼风所伤，而致暴死暴病，使知调摄避忌，则邪不能害。故曰乘、曰逢、曰失者，盖兼人事为言也。”

[2] 击仆：亦作仆击，指骤然昏倒的病状。

【译文】

如果逢三虚的时候，恰巧又偏中邪风，就容易发生突然昏仆倒地的半身不遂症。

凡治消瘅[1]、仆击偏枯、痿厥气满发逆(一)，肥贵人则膏粱之疾也。（《素问·通评虚实论》）

【校勘】

（一）痿厥气满发逆：《太素·病解》卷三十萧延平按：“《甲乙》作厥气逆满。”

【注释】

[1] 消瘅：即消渴。张景岳注：“消瘅者，三消之总称，谓内热消中而肌肤消瘦也。”

【译文】

凡诊治消渴、突然昏仆的半身不遂、痿弱脚软、四肢厥冷、气急而粗的喘逆等病症，如是形体肥胖、出身富贵的那些人得这种病，那是因为他们贪食厚味肉醇过多所致呀。

虚邪偏客（一）于身半，其入深，内居营卫；营卫稍衰，则真气去，邪气独留，发为偏枯。（《灵枢・刺节真邪篇》）

【校勘】

（一）客：原本作“容”，今据《甲乙》卷十第二下改。

【译文】

虚邪贼风侵犯人体，如果偏中于半边身体，部位又较深，或停留在营与卫之间，营气与卫气的功能减弱，那就会使真气离去，邪气独自停留而不去，久之会发生半身不遂的偏枯病。

偏枯，身偏（一）不用而痛，言不变，志（二）不乱，病在分腠之间，宜温卧取汗（三），巨针取之（四），益其不足，损其有余，乃可复也。（《灵枢・热病篇》）

【校勘】

（一）身偏：《千金要方》卷八第一作“半身不随肌肉偏”七字。

（二）志：《太素・热病说》卷二十五作“知”，《甲乙》卷十第二下、《千金要方》卷八第一均作“智”。

（三）宜温卧取汗：原脱，今据《诸病源候论・风偏枯候》卷一、《千金要方》卷八第一中校语引《甲乙》文补。

（四）巨针取之：《诸病源候论・风偏枯候》卷一无此四字。

【译文】

偏枯的症状，是半身不遂而痛，如果患者言语正常，神志清楚，这时病邪尚未深入脏腑，仅在分肉腠理之间，治疗应该让病人热卧取汗，加上采用九针之一的大针进行刺治，属虚的用补法，以补益心气的不足；属实的用泻法，以损泄有余的邪气，这样才可使病人恢复正常。

胃脉沉鼓涩，胃外鼓大；心脉小坚急，皆鬲（一）偏枯。男子发左，女子发右。不瘖舌转，可治，三十日起；其从者瘖，三岁起；年不满二十者，三岁死[1]。（《素问·大奇论》）

【校勘】

（一）皆鬲：《素问直解》改“背鬲”。《内经评文》云：“鬲当作为。”

【注释】

[1] 胃脉沉鼓涩……三岁死：张景岳注：“胃为水谷之海，心为血脉之主，胃气既伤，血脉又病，故致上下否隔，半身偏枯也。男子左为逆，右为从；女子右为逆，左为从。今以偏枯而男子发左，女子发右，是逆证也。若声不瘖，舌可转，则虽逆于经，未甚于脏，乃为可治，而一月当起。若偏枯而瘖者，肾气内绝而然，其病必甚，如脉解篇曰：内夺而厥，则为瘖俳，此肾虚也。正以肾脉循喉咙，挟舌本故耳。若男发于右而不发于左，女子发于左而不发于右，皆为之从。从，顺也。然证虽从而声则瘖，是外轻而内重也，故必三岁而后起。以气血方刚之年，辄见偏枯废疾，此禀赋不足，早凋之兆也，不出三年死矣。”

【译文】

胃脉沉而应指涩滞，或者浮而应指甚大，以及心脉细小坚硬急疾的，都属气血隔塞不通的半身不遂病。半身不遂的症状，如果男子发病在左侧，女子发病在右侧，说话正常，舌体转动灵活的，可以治疗，大约经过三十天可以痊愈。如果男子发病在右侧，女子发病在左侧，说话发不出声音的，大约需要三年才能痊愈。如果患者年龄不满二十岁，因其禀赋不足，大约三年后死亡。

【按语】

偏枯症，顾名思义，主要是指偏瘫半身活动受碍。从上述内容可以看出，本病相当于现代医学的脑血管意外及其后遗症；该病的发生与遗传因素、环境因素（如钠盐摄入、过量饮酒、吸烟、精神应激等）、三高因素（高血压、高血脂、高血糖）等有关。文中指出该病“肥贵人则膏梁之疾也”，肥胖人易发生本病，这完全符合实际情况。“三虚”似可理解为现在的“三高症”，值得深入探究。

小　结

本篇中风病的论述，大多相当于现代中医所说的外感一类病症，主要是指感受风邪所致的局部病变，不同于突然仆倒的真中风，亦即不同于西医所说的脑血管意外（包括出血性和缺血性）。临床以鼻塞、流涕、喷嚏、头痛、发热、恶寒为特征。四季都可发生，但以冬春为多。在体虚或起居不慎、寒温失调、劳累过度时，风邪乘虚侵袭人体而发病。病位重点在肺卫，一般分风寒与风热两个类型。因四时气候变化不同，风邪每多挟时气为病，故又有挟暑、挟湿等兼证。故本篇文中或说“伤于风”，或说“中于邪”，病位也或在内脏，或在形体。现在一般所说的中风，多属《内经》厥症范围（详见第五章第三节厥逆病类），但为了便于对照，编者仍将中风后遗症偏枯附在本篇之后，并把它纳入“心脑血管神经系疾病”章。

同一风邪，由于感受的时间、部位以及其他因素的不同，临床表现也并不相同。例如肾风症为水肿之一，肝风症为肝经受风，内风症指房事后受凉，不可误为肝肾阴虚之肝风和内风。《内经》中有很多病名与后世病名不符，阅读时宜予以分辨，才不致误入岐途。

秦伯未先生曾说：“《内经》痱风症极似西医所说的脊髓神经病变，刘河间称为风痱，定出地黄饮子方剂。”秦氏曾多次用此方加减治疗晚期梅毒脊髓痨和不同原因的脊髓炎，收到良好效果。笔者以此方加减试用于致密性骨炎，也收到一定效果。

第二节　痉挛病类

概　论

诸痉项强，皆属于湿。（《素问·至真要大论》）

【译文】

大凡各种痉挛、颈项强直不舒等症，多可归属于湿邪所致。

诸暴强直，皆属于风。（《素问·至真要大论》）

【译文】

大凡各种突然身体强直拘泥等症，多可归属于风邪所致。

所谓强上引背（一）者，阳气大上而争，故强上[1]也。（《素问·脉解篇》）

【校勘】

（一）引背：《太素·经脉病解》卷八无此二字。

【注释】

[1]强上：强上引背，言颈项强硬不舒而牵引至背部。足太阳膀胱经脉，从脑还出别下项，挟脊下引，如果阳气剧烈上升而争引，则发生是症。王冰注："强上，谓颈项痉强也，甚则引背矣。所以尔者，以其脉从脑出，别下项背故也。"

【译文】

所谓颈项强急而牵引到背部的，是因为阳气大量地循足太阳膀胱经上升争引所致。

厥阴在泉，客胜则大关节不利，内为痉强拘瘈[1]，外为不便；主胜则筋骨繇并[2]，腰腹时痛。（《素问·至真要大论》）

【注释】

[1] 拘瘈：拘禁抽搐。
[2] 筋骨繇并：筋骨动摇挛缩。繇，同摇。并，挛缩不能伸。

【译文】

厥阴在泉，客气胜，则发生大关节运动不利，在内为痉挛强直、拘急抽搐，在外出现运动不利等症；主气胜，则发生筋骨摇动挛缩、腰腹部经常疼痛等症。

一、太阳痉症

太阳所至，为寝汗，痉。（《素问·六元正纪大论》）

【译文】

太阳之气至而为病，出现睡觉后汗出，或发生痉挛病。

足太阳之筋……其病小指支，跟肿(一)痛，腘挛(二)，脊反折，项筋急，肩不举，腋肢缺盆中纽(三)痛，不可左右摇。治在燔针劫刺，以知为数，以痛为腧。（《灵枢·经筋篇》）

【校勘】

（一）肿：《甲乙》卷二第六及《太素·经筋》卷十三均作“踵”。按：踵，足后跟着地的部分，亦通。

（二）挛：《甲乙》卷二第六后有“急”字。

（三）纽：《太素·经筋》卷十三作“纫”。杨上善注：“纫，谓转展痛也。”

【译文】

足太阳经之筋发病……可见足小趾和足跟部掣引疼痛，腘窝部挛急，脊背角弓反张，颈项筋脉拘急，两肩不能抬举，腋部牵扯缺盆部好像扭折一样疼痛，不能左右摇动。治疗此病当用火针，以速刺疾出法，针刺的次数以病愈为度，并把痛处作为针刺的主要穴位。

风痉身反折，先取足太阳及腘中及血络出血（一），中（二）有寒，取足三里。（《灵枢·热病篇》）

【校勘】

（一）出血：《太素·风》卷三十无此二字。

（二）中：《甲乙》卷七第四前有“痓”字。

【译文】

风痉出现颈项强直、角弓反张等证，是因邪中背部太阳经，治疗时先取足太阳经在腘窝中央的委中穴，并在表浅的血络上针刺，令其出血，以泻其邪，内有寒的，应取足阳明经的足三里穴，温中以祛寒。

二、少阴痉症

足少阴之筋……其病足下转筋，及所过而结者皆痛及转筋。病在此者主痫瘈及痉，在外者不能俯，在内者不能仰，故阳病者，腰反折不能俯；阴病者，不能仰。治在燔针劫刺，以知为数，以痛为腧；在内者，熨引饮药。（《灵枢·经筋篇》）

【译文】

足少阴之筋发病……可见足下抽筋，所经过和所结聚的部位，都有疼痛和抽搐的证候。病在足少阴经筋，主要有痫证、抽搐和项背反张等证。病在背侧的不能前俯，在胸腹部的不能后仰。背为阳，腹为阴，所以阳病项背部筋急，而腰向后反折，身体不能前俯；阴病的腹部筋急而身体不能后仰。治疗此病应用火针速刺疾出法，针刺的次数以病愈为度，以痛处为针刺的穴位；病在胸腹内不宜针刺的，可熨贴患处，按摩导引以舒筋，并饮用汤药以养血。

肺移热于肾，传为柔痉[1]。（《素问·气厥论》）

【注释】

[1] 柔痉：属痉病的一种，主要症状是头项强急，角弓反张，四肢抽搐，发热汗出等。姚止庵注："痉者，筋脉抽掣，木之病也，木养于水，今肾受肺热，水枯不能养筋，故令抽搦不已，但比刚痉稍缓，故曰柔也。"

【译文】

肺的热邪移传到肾水，则肾水枯竭而不能养筋，发展为柔痉。

三、督脉痉症

督脉为病，脊强反折。（《素问·骨空论》）

【译文】

督脉发生病变，脊背出现强直而角弓反张。

四、拘挛症

虚邪之中人也，洒淅（一）动形，起豪毛而发腠理。……搏于筋，则为筋挛。（《灵枢·刺节真邪论》）

【校勘】

（一）洒淅：《甲乙》卷十第一下作“凄索”，《灵枢略·六纪论》作“洒淅”。

【译文】

虚邪贼风中伤人体，会出现寒栗怕冷、毫毛竖起、腠理开泄的现象。若邪气逐渐传聚于筋的，就会出现筋挛。

邪客于足太阳之络，令人拘挛背急，引胁而痛[1]，内引心而痛（一）。刺之从项始，数脊椎挟脊，疾按之应手如痛[2]，刺之旁三痏[3]，立已。（《素问·缪刺论》）

【校勘】

（一）内引心而痛：原无此五字。《新校正》云：“按全元起本及《甲乙经》‘引胁而痛’下，更云：‘内引心而痛’。”查今本《甲乙》卷五第三、《太素·量缪刺》卷二十三均同《新校正》，据补。

【注释】

[1] 令人拘挛背急，引胁而痛：王冰注：“以其经从髆内左右别下贯胂合腘中，故病令人拘挛背急引胁而痛。”

[2] 疾按之应手如痛：用手迅速按压患处，病人感到压处有疼痛，此处就是应刺的部位。吴昆注：“此不拘穴俞而刺，谓之应痛穴。”

[3] 痏：原指瘢痕，此言用针留下三个疤痕，即针刺三次。

【译文】

邪气侵入足太阳膀胱经的络脉，使人背部拘急，牵引到胁部疼痛，也有向内窜及心部引起心痛的，刺时从项部开始沿脊椎两傍，迅速按压，病人感到有压痛的部位，针刺三次，疼痛可立即停止。

五、伛偻症

阳气者，精则养神，柔则养筋[1]。开阖[2]不得，寒气从之，乃生大偻[3]。（《素问·生气通天论》）

【注释】

[1] 精则养神，柔则养筋：倒装句，其意为阳气的生理特点是：养神则精，养筋则柔。即养神而使其爽慧，养筋而使其柔韧。精，此处作神爽解。王冰注："此又明阳气之运养也。然阳气者，内化精微，养于神气，外为柔软，以固于筋，动静失宜，则生诸疾。"

[2] 开阖：是言汗孔的开张与闭合。王冰注："开谓皮腠发泄，阖谓玄府闭封。"玄府，一般释为汗孔。王永炎教授阐述得比较清楚："玄府，是指结构上幽远深奥难见、至微至小，其内聚集、流通气液，渗灌血气，运转神机；功能上主于开阖通达畅利，作用至为玄妙的一种遍布机体各处的微观孙隙结构。"[1]

[3] 大偻：腰背和下肢弯曲而不能直起之病。

【译文】

人的阳气，既能养神而使精神爽慧，又能养筋而使诸筋柔韧。汗孔的开闭调节失常，寒气就会随之侵入，损伤阳气，以致筋失所养，造成身体俯曲不伸之病。

附：瘈疭症

诸热瞀瘈，皆属于火。（《素问·至真要大论》）

【译文】

大凡热盛、昏闷、搐搦等症，多可归属于火邪辩证。

心脉急甚者为瘈疭。（《灵枢·邪气脏腑病形篇》）

1 王永炎、郭蕾、张俊龙、赵宜军、李鲲：《论诠释学与中医学创新》，中医杂志，2010，51(07)：587—589。

【译文】

心脉急甚的为水盛胜火而心寒，心寒不能温运血脉，可发生经脉痉挛牵引、纵缓不收。

脾脉急甚为瘈疭。（《灵枢·邪气脏腑病形篇》）

【译文】

脾脉急甚的为土不制水而脾寒，脾寒不能温养四肢，可发生经脉痉挛牵引、纵缓不收。

肝脉……微涩，为瘈挛筋痺。（《灵枢·邪气脏腑病形篇》）

【译文】

肝脉微涩的，为肝之气血运行不畅，可出现筋脉抽搐挛乱的筋痹病。

脾病者……足不收，行善瘈[1]，脚下痛。（《素问·脏气法时论》）

【注释】

[1] 足不收，行善瘈：原断作“足不收行，善瘈”，王冰注亦同，其义难通。参《素问·气交变大论》、《脉经》卷六第五、《甲乙》卷六第九、《千金要方》卷十五第一改。

【译文】

脾脏有病的，可见两足弛缓不收，行走时容易抽搐，脚下疼痛。

肾传之心，病筋脉相引而急，病名曰瘈。当此之时，可灸可药；弗治，满十日，法当死。（《素问·玉机真脏论》）

【译文】

（如果外感之邪，不及时治疗），肾病传之于其所胜的心脏，可发生筋脉拘急掣引抽搐，病名称为瘈。在这个时候，可用灸法或药物治疗。如果再不及时治疗，到十日之后，因五脏已经传遍，生机已经贻尽，就会导致死亡。

小 结

痉病，又称痉证，是一种以项背强急、四肢抽搐，甚则角弓反张为特征的综合症候群病证。张仲景分刚痉和柔痉辨治，朱丹溪重气血亏虚，张景岳谓阴虚精亏，叶天士提出痉证与肝脏有密切相关。华岫云也说："肝为风木之脏，因有相火内寄，体阴用阳，其性刚，主动主升……倘精液有亏，肝阴不足，血燥生热，热则风阳上升，窍络阻塞，头目不清，眩晕跌仆，甚则瘈疭厥矣。"总之，痉证病因有外感和内伤之分。外感多为风寒湿邪，壅阻经络，或热甚伤津，肝风内动；内伤多为阴血亏虚，津液枯燥，或瘀血内阻，使经脉失养所致。但不管外感内伤，都与筋脉有密切关系。西医学中的颈椎病、腰椎病、颅内感染性疾病、热性惊厥等，都可参照本病施治。

关于筋脉疾患还有瘈疭和拘挛等，这些病的产生亦分内因和外因，其内在因素，基本与痉病相似，所以将这些内容附于后，便以互参辨治。

第三节　失眠病类

概　论

阳气尽，阴气盛，则目瞑；阴气尽而阳气盛，则寤矣。（《灵枢·口问篇》）

【译文】

黄昏时候人体阳气渐尽入于阴分，阴气相对较盛，则能闭目安眠；天亮时候阴气渐退，阳气相对外盛，则能睁眼清醒。

足太阳有通项入于脑者，正属目本，名曰眼系……在项中两筋间，入脑乃别阴跷阳跷，阴阳相交，阳入阴，阴出阳(一)，交于目锐眦(二)，阳气盛则瞋目，阴气盛则瞑目。（《灵枢·寒热病变》）

【校勘】

（一）阳入阴，阴出阳：《甲乙》卷十二第四、《太素·阴阳跷脉》卷十、《太素·寒热杂说》卷二十六并作“阳入阴出，阴阳”。

（二）目锐眦：《医学纲目·多卧类》卷十五夹注：“以跷脉考之，当作目内眦。”甚是。

【译文】

足太阳膀胱经有通过项部的玉枕穴入络于脑的，直属目本，名眼系。……它在项中两筋间，由此入脑，分别联属于阴跷、阳跷二脉。这两条脉阴阳相交，阳气内入，阴气外出，阴阳之气出入交于目外眦。当阳气偏盛阳跷脉盛满阴出于阳时，使两目张开，人处于清醒状态；当阴气偏盛阴跷脉盛满阴出于阳时，使两目闭合，人处于安眠状态。

壮（一）者之气血盛，其肌肉滑，气道通（二），营卫之行不失其常，故昼精[1]而夜瞑[2]；老者之气血衰（三），其肌肉枯，气（四）道涩，五脏之气相搏[3]，其营气衰少而卫气内伐，故昼不精，夜不瞑。（《灵枢·营卫生会篇》）

【校勘】

（一）壮：《医说》卷五前有“少”字。

（二）通：《甲乙》卷一第十一作“利”。

（三）衰：《甲乙》卷一第十一作“减”。

（四）气：《医说》卷五作“营卫之”。

【注释】

[1] 昼精：指白天精力充沛，精神饱满。

[2] 夜瞑：指夜间入睡安眠。

[3] 五脏之气相搏：五脏机能不协调。气，指机能。相搏，形容不协调。

【译文】

少壮之人气血旺盛，肌肉滑利，气道通畅，营气、卫气的运行都很正常，所以在白天精神充沛，在夜间安眠难醒。老年人的气血已经衰少，肌肉枯萎，气道涩滞，五脏的机能不够协调，营气衰少，卫气内扰，营卫失去正常的协调运行，所以在白天精力不充沛，精神不饱满，在晚上不能入睡安眠。

人有卧而有所不安者何也？……脏有所伤，及精有所之寄，则安（一）[1]，故人不能悬（二）[2]其病也。（《素问·病能论》）

【校勘】

（一）之寄，则安：《甲乙》卷十二第三、《吴注素问》均作“倚，则卧不安”；

《太素·卧息喘逆》卷三十作“乏，倚则不安”。

（二）悬：《太素·卧息喘逆》卷三十前有“注”字。

【注释】

[1] 脏有所伤，及精有所之寄，则安：张景岳注：“凡五脏受伤，皆能使卧不安，脏有所伤则精有所失，精有所失则神有不安，故心使精复神安，则卧亦安矣。”

[2] 悬：含绝、停之义，如悬崖绝壁，处危险境地，此引申为搁置不论。

【译文】

有人睡卧不能安宁的，是什么原因呢？……五脏有所伤及，精气复得其所而不损失，则睡卧安宁，反之，则睡卧不能安宁，这是因为患者不能悬置其病所致，所以人不能为某事某病总是搁置不下呀。

人之不得偃卧[1]者何也？……肺者脏之盖也，肺气盛则脉大，脉大则不得偃卧[2]。（《素问·病能论》）

【注释】

[1] 偃卧：即仰卧。

[2] 肺气盛则脉大，脉大则不得偃卧：张景岳注：“盛言邪气实也，故令脉大，邪盛于肺者，偃卧则气促而急，故不能也。”

【译文】

有人不能仰卧睡，是什么原因呢？……肺居上焦胸腔，为五脏六腑的华盖，如果肺脏受到了邪气的侵犯，邪气盛于内鼓动抗争则脉大，仰卧时肺气不利，气逆而呼吸急促，所以不能仰卧。

一、阴虚失眠症

卫气不得入于阴，常留于阳，留于阳则阳气满，阳气满则阳跷盛，

不得入于阴则阴气虚，故目不得（一）瞑矣。（《灵枢·大惑论》）

【校勘】

（一）得：原脱，据《太素·七邪》卷二十七及杨注补。

【译文】

如果卫气不得入于阴分的，常常留在阳分，就会导致在外的阳气充满，相应的阳跷脉也就偏盛；卫气既不得入于阴分，就形成阴气虚，阴虚不能敛阳，阳扰心神，所以不能闭目安睡

卫气者，出其悍气之慓疾，而先行于四末、分肉、皮肤之间，而不休者也，昼日行于阳，夜行于阴，常从足少阴之分间行于五脏六腑。今厥气客于五脏六腑，则卫气独卫其外，行于阳，不得入于阴。行于阳则阳气盛，阳气盛则阳跷陷（一），不得入于阴，阴虚，故目不瞑。……补其不足，泻其有余，调其虚实，以通其道[1]，而去其邪，饮以半夏汤一剂，阴阳已通，其卧立至。……故其病新发者，复杯则卧[2]，汗出则已矣；久者三饮而已也。（《灵枢·邪客篇》）

【校勘】

（一）陷：《甲乙》卷十二第三、《太素·营卫气行》卷十二、《灵枢·大惑论》均作“满”。

【注释】

[1] 以通其道：以便沟通阴阳经交会的道路。

[2] 复杯则卧：将空杯子口朝下放置，称为复杯。此处用以形容刚刚服药后，立即见效，安卧入睡。

【译文】

卫气，是水谷所化的悍气，流动迅速滑利；首先行于四肢、分肉、皮肤之间，

循环不休；白天出表，从足太阳膀胱经开始，行于阳分；夜间入里，常以足少阴肾经为起点，行于阴分，就这样日夜不停地行于周身。今就病理来说，若有厥逆之气留于五脏六腑，就会迫使卫气只能行于阳分，而不得入于阴分。由于卫气仅行于阳分，便使在表的阳气偏盛，阳气偏盛则使阳跷脉气充满，卫气不得入通于阴分外盛内衰而形成阴虚，所以不能合目睡眠，导致失眠。……治疗原则是补其阴分的不足，泻其阳分的有余，以调理虚实，沟通阴阳经交会的道路，从而消除厥逆的邪气；再给服半夏汤一剂，务使阴阳经气通调，便可立即安卧入睡。……如果病是新发的，服药后很快能够安眠，出了汗病就好了；如果病程较久的，须服至三剂才能痊愈。

二、胃不和失眠症

不得卧而息有音者，是阳明之逆也。足三阳者下行，今逆而上行，故息有音也。阳明者，胃脉也，胃者六腑之海，其气亦下行，阳明逆不得从其道，故不得卧也。下经曰：胃不和则卧不安。此之谓也。（《素问·逆调论》）

【译文】

不能安卧而呼吸有声的，是阳明经脉之气上逆。足三阳的经脉，从头到足，都是下行的，现在足阳明经脉之气上逆而行，所以呼吸气粗有声音了。阳明，是胃脉。胃脉是六腑的海洋，胃气亦以下行为顺。如果阳明经脉之气上逆，胃气也就不能按照常道顺从下行，这样就会产生不能安卧的失眠症。《下经》上曾经说过：胃不和则卧不安。说的就是这个意思。

附：阳虚多寐症

六十岁心气始衰，苦（一）忧悲，血气懈惰，故好（二）卧。（《灵枢·天年篇》）

【校勘】

（一）苦：周本、张注本、《卫生宝鉴·灸之不发条》卷二、《普济方》卷四百十一、《医部汇考》六十二引并作“善”，《甲乙》卷六第十二作“乃善”，《太素·寿限》卷二作“喜”。

（二）好：《太平圣惠方·形气盛衰法》卷一作“多”。

【译文】

六十岁的人，心气开始衰退，心之气血不足，容易产生忧愁悲伤的情绪，加上气血运行不利，更觉形体活动惰懈，所以喜好安卧懒动。

卫气留于阴，不得行于阳，留于阴则阴气盛，阴气盛则阴跷满，不得入于阳则阳气虚，故目闭也。（《灵枢·大惑论》）

【译文】

由于卫气留滞在阴分，不得外行于阳分，留滞在阴分会使阴气偏盛，阴跷脉因此而盛满，卫气既然不得行于阳分，使在外阳气相对偏虚，以致形成阴盛于内、阳虚于外的状态，所以喜闭目养神而不欲开目视物。

附：湿重多寐症

肠胃大则卫气留久，皮肤涩（一）则分肉不解，其行迟（二）[1]。夫卫气者，昼日常行于阳，夜行于阴[2]，故阳气尽则卧，阴气尽则寤。故肠胃大则卫气行（三）留久，皮肤涩，分肉不解，则行迟，留于阴也久，其气不精（四），则欲瞑，故多卧矣。（《灵枢·大惑论》）

【校勘】

（一）涩：原作“湿”，据《甲乙》卷十二第三及《太素·七邪》卷二十七改，与下“皮肤滑”对文。

（二）“肠胃”至“行迟”：此十九字，疑涉下文衍。

（三）行：据前文“肠胃大则卫气留久”句例，疑衍。

（四）精：原作“清”，据明本、道藏本、日抄本、《太素·七邪》卷二十七、《甲乙》卷十二第三改。

【注释】

[1] 肠胃……行迟：卫气的运行，留在内脏的时间较多，而在体表的时间较少。如张景岳注："卫乞留于阴分者久，行于阳分者少。阳气不精，所以多瞑卧也。今人有饱食之后，即欲瞑者，正以水谷之悍气，暴实于中，则卫气盛于阴分，而精阳之气，有不能胜之耳。"

[2] 夫卫气……夜行于阴：沈又彭《医经读》注："昼行阳，夜行阴，此阴阳，非指经络言，乃指外内言也。盖肪在分肉之间，营行脉中，卫即行乎脉外。无论阴经阳经，卫气浮上而行者，即行于阳也；沉伏而行者，即行于阴也。行于阳则表实，故昼日体耐风寒；行于阴则表虚，故夜卧不耐风寒，此其验也。"

【译文】

嗜睡的人肠胃较大，而皮肤涩滞，分肉之间不滑利。由于肠胃较大，卫气稽留的时间就比较长久；皮肤涩滞，分肉不滑利，卫气运行于外也就迟缓。卫气循行的常规，是昼行于阳，夜行于阴。当卫气行于阳分已尽，由表入里时，人便入睡；卫气行于阴分已尽，由里出表，人便觉醒。既然人的肠胃较大，卫气在内稽留的时间也就比较长久；再兼皮肤滞涩分肉不滑利，因此卫气运行于体表也就迟缓。由于卫气久留阴分，阳气内敛，使精神振作不起来，就会老想闭目嗜眠，所以困倦多卧。

邪气留于上焦，上焦闭而不通，已食若饮汤，卫气留久（一）于阴而不行，故卒然多卧焉。（《灵枢·大惑论》）

【校勘】

（一）留久：《甲乙》卷十二第三作"久留"。

【译文】

有邪气留滞于上焦，使上焦闭塞不通，又因饱食之后，暴饮汤水，迫使卫气留滞于肠胃之内，卫气久留于阴分，而不能外行于阳分，所以会突然发生多睡嗜卧。

小　结

失眠，又称不寐，是指经常不能获得正常睡眠，甚至彻夜不眠的一种病证。多因五志过极，劳逸失调；或久病体虚，阴血不足；或饮食不节，痰热内扰所致。其病变以心、肾为主，但与肝胆脾胃有密切关系。

《内经》关于睡眠的解释，是以阴跷、阳跷，阴阳二气相交，作为理论根据的。阳气盛则寤，阴气盛则寐，故中医治疗失眠症，一般常用滋阴、养血、安神法，对神倦嗜卧多用扶阳化湿法。但影响睡眠因素很多，其中有虚有实最具普遍，所以《内经》又指出另一原则，便当“补其不足，泻其有余，调其虚实，以通其道而去其邪”；还必须观察其它脏气有无不平，加以调整。这样，“胃不和则卧不安”就理所当然成为历代医家治疗失眠症的名言，半夏秫米汤也毫无疑问成了著名的古方剂。值得重视的是，《内经》已认识到老年人的睡眠差，不仅是“气血衰”之故，而且有“气道涩，五脏之气相搏”的因素。这确实符合临床实际。

第四节　癫狂痫病类

概　论

癫疾厥狂，久逆之所生也。（《素问·通评虚实论》）

【译文】

癫病、厥狂等证，都是经气上逆日久所致。

五邪所乱，邪入于阳则狂[1]……搏阳则为癫疾[2]。（《素问·宣明五气篇》）

【注释】

[1] 邪入于阳则狂：指邪气侵入阳分，则为阳邪，邪热炽盛，扰乱神志，故为狂。吴昆注："邪，阳邪也。阳邪入于阳，是重阳也，故令狂。"

[2] 搏阳则为癫疾：言邪气与阳气搏击于上，可发生头痛巅顶的疾患。此句历代注解不一。杨上善注："阳邪入于阳脉，聚为癫疾。"又《新校正》云："按《脉经》云：重阳者狂，重阴者癫。巢元方云：邪入于阴则为癫。《脉经》云：阴附阳则狂，阳附阴则癫。孙思邈云：邪入于阳则为狂……邪入阴则，传则为癫痉。……全元起云：邪已入阴，复传于阳，邪气盛，脏腑受邪，使其气不朝，荣气不复周身，邪与正气相击，发动为癫疾。……诸家之论不同，今具载之。"又王冰注："邪内搏于阳，则脉流搏疾，故为上巅之疾。"

【译文】

五脏之气被邪气扰乱，邪气入于阳分，则阳偏胜，可发为狂证……邪气与阳气搏击于上，阳气受伤，可发生癫证。

二阴二阳[1]皆交至，病在肾，骂詈妄行，癫疾为狂[2]。（《素问·阴阳类论》）

【注释】

[1] 二阴二阳：二阴，指足少阴肾；二阳，指足阳明胃。

[2] 癫疾为狂：二阴肾属水，二阳胃属土，水土之邪交至，水不胜土，故病在肾；土胜则阳明胃火盛，火扰心神，故病骂詈妄行，为癫为狂。

【译文】

二阴二阳互相交至，导致土邪乘水，水不胜土，发病在肾，土胜则胃盛，胃火旺盛，上扰心志，出现骂詈妄行，发癫发狂等病。

太阳……所谓甚则狂癫疾者，阳尽在上，而阴气从下，下虚上实，故狂癫疾也。（《素问·脉解篇》）

【译文】

太阳经有所谓阳邪亢盛而发生狂病和癫痫病的，是因为阳气尽在上部，阴气却在下面，下虚而上实，所以发生狂病和癫痫病。

衣被不敛，言语善恶不避亲疏者，此神明之乱也。（《素问·脉要精微论》）

【译文】

如果病人衣被不知敝体敛盖，言语不知善恶，行为不避亲疏远近的，这是神明错乱的现象。

一、阴癫症

癫疾始生，先不乐，头重痛（一），视（二）举目赤，甚（三）作极，已

而烦心。候之于颜[1]，取手太阳、阳明、太阴[2]，血变而止[3]。（《灵枢·癫狂篇》）

【校勘】

（一）痛：《千金要方》卷十四第五、《圣济总录·风癫灸刺法》卷一百九十二无，《要旨》卷二下第十前有“头”字。

（二）视：《难经·五十九难》、《甲乙》卷十一第二、《千金要方》卷十四第五、《圣济总录·风癫灸刺法》卷一百九十二上均有“直”字。

（三）甚：《太素·癫疾》卷三十、《千金要方》卷十四第五、《圣济总录·风癫灸刺法》卷一百九十二并作“其”。

【注释】

[1] 颜：此指额部，又称天庭。张景岳注：“颜，天庭也。候之于面，邪色必先于此也。”

[2] 手太阳、阳明、太阴：杨上善注：“手太阳上头在目络心，手阳明络肺，手太阴与手阳明通，故不乐头重目赤心烦取之也。”马莳注指出具体穴位：“小肠经支正、小海，大肠经偏历、温溜，肺经太渊、列缺。”

[3] 血变而止：是指针刺出血，待其异常之血色变为正常之血色，然后止针。张景岳注：“泻去邪血，必待其血色变而后止针也。”

【译文】

癫病将要发作时，病人先出现精神抑郁、闷闷不乐，头重而痛，两目上视，眼睛发红等症，当其严重发作后，感到烦乱不宁。诊断时，可通过观察天庭部的色泽变化来推测其是否将要发作。治疗时，可取手太阳经的支正、小海，手阳明经的偏历、温溜，手太阴经的太渊、列缺等穴，针刺泻去邪气出血，待血色变至正常而后止针。

癫疾始作（一）而引口啼呼喘悸者，候之手阳明、太阳，左强者攻其右，右强者攻其左，血变而止。（《灵枢·癫狂篇》）

【校勘】

（一）癫疾始作：周本作“血甚作极已而烦心”八字。

【译文】

癫病开始发作，口角常被牵引以致歪斜，啼哭呼叫，或见喘促、心悸等症，治疗时，应取手阳明、太阳二经的穴位，观察其病之所在，采用缪刺法，向左侧牵引的，刺其右侧；向右侧牵引的，刺其左侧，待其血色变至正常，而后止针。

癫疾始作，先反僵，因而脊痛。候之足太阳、阳明、太阴，手太阳，血变而止。（《灵枢·癫狂篇》）

【译文】

癫病开始发作，先出现背强反张，身体僵直，因而脊背疼痛。治疗时，取足太阳经、足阳明经、足太阴经和手太阳经的穴位，观察其病候所在，进行针刺，待其血色变至正常，而后止针。

阳明之厥，则癫疾欲走呼，腹满不得卧，面赤而热，妄见而妄言。（《素问·厥论》）

【译文】

足阳明经所发生的厥证，由于阳热亢盛，可发为癫病而欲狂走呼叫，腹部胀满，不得安卧，面赤而热，神明被阳热所扰，则出现妄见怪异或妄言谵语的症状。

肺脉急甚为癫疾。（《灵枢·邪气脏腑病形篇》）

【译文】

肺脉急甚的人，可发生癫病。

治癫疾者，常与之居[1]，察其所当取之处。病至，视之有过者（一）泻

之，置其血于瓠壶[2]之中，至其发时，血独动矣。不动，灸穷骨二十壮。穷骨者，骶骨（二）[3]也。（《灵枢·癫狂篇》）

【校勘】

（一）者：《太素·癫疾》卷三十、《甲乙》卷十一第二、《千金要方》卷十四第五此下均有“即”字。

（二）骶骨：《甲乙》卷十一第二、《千金要方》卷十四第五、《圣济总录·风癫刺灸法》卷一百九十二均作“尾骶”。

【注释】

[1] 常与之居：张景岳注：“凡治癫疾者，须常与之居，庶得察其病在何经，及当取之处，不致谬误也。”

[2] 瓠壶：张志聪注：“瓠壶，葫芦也。”

[3] 骶骨：马莳注：“骶骨，穴名长强。”

【译文】

治疗患癫病的人，经常与病人居住在一起，借此可以观察到发病时的情况和变化，以便确定应当针刺的经脉穴位。即将发病时，看到有超出正常得了病的经脉，施行针刺泻血，并把血盛于葫芦里，到其发病时，其血独动。若不动，可在穷骨施灸二十壮。所谓穷骨，就是尾骶骨（即长强穴）。

骨癫疾[1]者，顑（一）[2]齿诸腧分肉皆满，而骨居（二），汗出烦悗，呕多沃（三）沫，气下泄不治。筋癫疾者，身卷挛急脉（四）大，刺项大经之大杼，呕多沃沫，气下泄，不治。脉癫疾者，暴仆，四肢之脉皆胀而纵。脉满，尽刺之出血；不满，灸之挟项太阳，灸（五）带脉[3]于腰相去三寸，诸分肉本腧，呕多沃沫，气下泄，不治。（《灵枢·癫狂篇》）

【校勘】

（一）顑：《甲乙》卷十一第二、《太素·癫疾》卷三十、《千金要方》卷十四第五并作“颔”。

（二）居：《甲乙》卷十一第二、《千金要方》卷十四第五作“倨”，下有“强直”二字。《灵枢识》简按：“骨倨，即强直之义。”

（三）沃：《甲乙》卷十一第二、《太素·癫疾》卷三十、《千金要方》卷十四第五均作“涎”，下“沃”同。

（四）脉：原在下句“大杼”后，据《甲乙》卷十一第二、《千金要方》卷十四第五移此。

（五）灸：《甲乙》卷十一第二、《千金要方》卷十四第五前有“又”字。

【注释】

[1] 骨癫疾：张景岳注：“病深在骨也。”

[2] 顑（kǎn）：口外、颊前、颐上部位，相当于腮部。

[3] 带脉：此指足少阳胆经带脉穴。

【译文】

病深入骨的骨癫病，在腮、齿各腧穴的分肉之间，被邪气壅滞而胀满，骨骼强直，出汗，心中烦闷。若有呕吐很多涎沫及气陷于下的，为脾肾俱败，这是很难治好的重症。病入筋的筋癫病，身体倦屈，痉挛拘急，脉大，可针刺足太阳经在项后第一椎旁的大杼穴。若呕吐很多涎沫，气陷于下的，为脾肾俱败，这是很难治好的重症。病入脉的脉癫病，卒然仆倒，四肢的络脉皆胀而弛纵。如果脉胀满的，都要刺其出血；脉不胀满的，可灸挟项两旁的足太阳经的天柱、大杼等穴，再灸足少阳胆经的带脉穴，此穴在距腰间三寸许的部位。各经分肉之间和四肢的腧穴，皆可酌情取用。若呕吐很多涎沫，气陷于下的，为脾肾俱败，这是很难治好的重症。

癫疾之脉……虚则可治，实则死。（《素问·通评虚实论》）

【译文】

癫疾的虚实脉象……脉虚而柔缓的，是邪气微，可治愈；脉实而弦急的，是邪气盛，就难治。

人生而有病颠疾者……病名为胎病，此得之在母腹中时，其母有所(一)大惊，气上而不下，精气并居，致令子发为颠疾也。(《素问·奇病论》)

【校勘】

(一)有所：《甲乙》卷十一第二作“数有”。

【译文】

人出生后就患上癫痫病的……病名叫作胎病。这是胎儿在母腹中时就得了的病。因其母怀胎后多次受到惊吓，气逆于上而不能下，同时精气也随之逆上，并波及胎儿，故使其子生下来就患有癫痫病。

二、阳狂症

狂始生，先自悲也，喜忘、苦怒、善恐者，得之忧饥。治之取(一)手太阴(二)、阳明，血变而止，及取足太阴、阳明。(《灵枢·癫狂篇》)

【校勘】

(一)取：《甲乙》卷十一第二前有“先”字。

(二)阴：统本、金陵本、《太素·癫疾》卷三十作“阳”。

【译文】

狂病开始发生时，患者往往先有悲哀的心情，好忘记事情，苦于容易发怒，时常焦虑恐惧，大多由于过度忧虑和饥饿所致。治疗时可取手太阴肺经，及手阳明大肠经的穴位，针刺泻去邪血，待其血色变至正常，而后止针。又可取足太阴经、足阳明经的穴位，以配合治疗。

狂始发[1]，少卧不饥，自高贤也，自辩智也，自尊贵也，善骂詈，日夜不休。治之取手阳明、太阳、太阴，舌下、少阴[2]，视之(一)盛者

皆取之；不盛，释之也。（《灵枢·癫狂篇》）

【校勘】

（一）视之：《甲乙》卷十一第二、《太素·癫疾》卷三十后有“脉”字。

【注释】

[1] 狂始发：张景岳注：“上节言始生，病生之初也；此节言始发，病成而发也。”
[2] 舌下、少阴：张景岳注：“舌下者，任脉之廉泉也；少阴者，心经之神门、少冲也。”

【译文】

患者狂病开始发作时，往往有睡眠少，不饥饿，自以为了不起，自以为最聪明，自以为最尊贵等理智失常的狂妄表现，并且经常骂人，日夜吵闹不休。治疗时可取手阳明经、手太阳经、手太阴经的穴位和廉泉穴、手少阴心经的神门、少冲等穴。要观察上述各经脉，凡是充盛的都可针刺出血，不充盛的可放弃暂不针刺。

狂言（一）、惊、善（二）笑、好歌乐、妄行（三）不休者，得之（四）大恐。治之取手阳明、太阳、太阴。（《灵枢·癫狂篇》）

【校勘】

（一）言：《甲乙》卷十一第二作“善”，《太素·惊狂》卷三十作“喜”。
（二）善：《太平御览·狂条》卷七百三十九引《黄帝八十一问》作“妄”。
（三）行：日抄本作“作”。
（四）得：黄校本前有“皆”字。

【译文】

狂病患者，言语狂妄，容易惊恐，好笑，喜欢歌唱，乱跑乱动无休无止，这是由于受了大惊大恐伤其神志所致，治疗时可取手阳明大肠经、手太阳小肠经、手太阴肺经的穴位针刺。

狂、目妄见、耳妄闻、善呼者，少气之所生也。治之取手太阳、太阴、阳明，足太阴，头两顑。（《灵枢·癫狂篇》）

【译文】

狂病患者，两目妄见异物，两耳妄闻异声，喜欢呼喊，这是由于气衰神怯所致。治疗时，可取手太阳小肠经、手太阴肺经、手阳明大肠经，足太阴脾经及头部、两腮的穴位针刺。

狂者多食，善见鬼神，善笑而不发于外者[1]，得之有所大喜。治之取足太阴、太阳、阳明，后（一）取手太阴、太阳、阳明。（《灵枢·癫狂篇》）

【校勘】

（一）后：《太素·惊狂》卷三十作“复”。

【注释】

[1] 善笑而不发于外者：张志聪注：“不发于外者，冷笑而无声也。”

【译文】

狂病患者，饮食量多而不知饥饱，幻觉如见鬼神，喜欢冷笑而不出声的，这是由于过度喜乐伤神所致。治疗时，可取足太阴脾经、足太阳膀胱经、足阳明胃经的穴位针刺，再取手太阴肺经、手太阳小肠经、手阳明大肠经的穴位针刺。

阴不胜其阳，此脉流薄疾，并乃狂。（《素问·生气通天论》）

【译文】

如果阴不能胜阳，阳气亢盛，这样就会使血脉的流动迫促，若再感受热邪，阳气就会更盛极，而发生狂症。

血并于阴，气并于阳，故为惊狂。（《素问·调经论》）

【译文】

如果血偏聚于阴，是为重阴；如果气偏聚于阳，则成重阳，所以发生癫狂症状。

肺喜乐无极（一）则伤魄，魄伤则狂，狂者意不存人[1]。（《灵枢·本神篇》）

【校勘】

（一）无：《甲乙》卷一第一作“乐”。

【注释】

[1] 狂者意不存人：发狂病的人，旁若无人，唯他独行。

【译文】

肺藏魄，如果人喜乐太过，就会引动心火乘肺金而伤魄，魄伤则神志紊乱而发狂症。发狂的表现之一是行为反常，毫不顾忌旁人。

诸躁狂越，皆属于火。（《素问·至真要大论》）

【译文】

多种躁动不安，狂乱失常的病证，大都与火邪有关。

肝移寒于心，狂，隔中[1]。（《素问·气厥论》）

【注释】

[1] 隔中：病名。《灵枢·邪气脏腑病形篇》云：“脾脉……微急为隔中，食饮入而还出，后沃沫。”王冰注：“阳气与寒相迫，故隔塞不通也。”

【译文】

肝的寒邪移传于心，则心阳损伤而神乱无主，可发为狂病；阳气被寒邪抑郁，隔塞不通，可发为隔中病。

阳何以使人狂？……阳气者，因暴折而难决，故善怒也，病名曰阳厥。……治之奈何？……夺（一）其食即已。夫食入于阴，长气于阳[1]，故夺其食即已。使之服以生铁洛[2]为饮（二），下气疾（三）也。（《素问·病能论》）

【校勘】

（一）夺：《甲乙》卷十一第二、《太素·阳厥》卷三十均作“衰”。

（二）生铁洛为饮：《新校正》云：“《甲乙经》……‘为饮’作‘为后饮’。”

（三）疾：《甲乙》卷十第二作“候”。

【注释】

[1] 食入于阴，长气于阳：五味入口，经胃受纳后由脾运化，脾属阴，所以说“食入于阴”；气属阳，所以说“长气于阳”。

[2] 生铁洛：即生铁落，锻铁时在砧上打落的铁屑。张景岳注：“生铁洛……最能坠热开结，平木火之邪，故可以下气疾，除狂怒也。”又《本草纲目》云：“平肝去怯，治善怒发狂。”

【译文】

阳气怎样使人发生狂病？……阳气因为受到突然强烈的刺激，郁而不能畅达，事情又难以作出决断，阳气厥而上逆，从而使人郁怒发狂病。由于此病是因阳气厥逆所生，所以病名叫做“阳厥”。……怎样治疗它呢？……减少病人的饮食就好了。因为饮食物入胃，经过脾的运化，能够助长阳气，所以减少病人的饮食，使过盛的阳气得以衰减，病就可以痊愈。同时，再以生铁落煎水服之，因为生铁落有降气开结的作用。

【按语】

关于阳厥证，实为癫狂一类疾病，所以用生铁落治疗。李时珍《本草纲目·铁落发明条》载："阳气怫郁而不得疏越，少阳胆木，挟三焦少阳相火、巨阳阴火上行，故使人易怒如狂。其巨阳、少阳之动脉，可诊之也。夺其食，不使胃火复助其邪也。饮以生铁落，金以制木也。水平则火降，故曰下气疾速，气即火也。"据现代研究，生铁落有清热开结、平肝镇静的作用。后世医家实际运用到临床时，每以生铁落为君，佐以清心化痰、镇静安神等药，取得了很好的疗效。

三、惊痫症

二阴急为痫厥，二阳急为惊。（《素问·大奇论》）

【译文】

少阴之脉急剧，是邪盛心肾，可发为痫厥；阳明之脉急疾，是木邪乘胃，可发为惊骇。

脉至如数，使人暴惊，三四日自已。（《素问·大奇论》）

【译文】

脉来像热盛时那样快速，如果是得了急性受惊吓的，经过三四天就会自行恢复。

暴（一）挛痫眩，足不任身，取天柱。（《灵枢·寒热病篇》）

【校勘】

（一）暴：《甲乙》卷十后有"拘"字，同书卷十二校注引《灵枢》亦同。

【译文】

突然拘挛、癫痫、眩晕，两足软弱乏力，不能支撑身体，可取天柱穴治疗。

少阳所至为惊躁，瞀昧暴病。（《素问・六元正纪大论》）

【译文】

少阳之气至而致病，为胆气被伤，容易惊怵，躁动不安，昏晕闷昧，常常突然发病。

四、逆症

病初发(一)，岁一发，不治月一发，不治月四五发，名曰癫痫。（《素问・长刺节论》）

【校勘】

（一）病初发：秦伯未《内经类证》改作“狂病初发”，所据不详。又《素问释义》以为后应脱“不治”二字。

【译文】

如果此病初发，大多一年只有发作一次；但不及时治疗，就可发展到一月发作一次；若再不治疗，可每月发作四五次，此时病名就叫做癫痫。

癫疾，疾(一)发如狂者，死不治。（《灵枢・癫狂篇》）

【校勘】

（一）疾：黄校本、《太素・癫疾》卷三十与《千金要方》卷十四第五并作“病”，道藏本作“暴”。

【译文】

患了癫病，如突然发作像狂证一样的证候，大多是难治的死证。

小 结

癫狂与痫，均指发作性精神错乱、神志失常的疾病。以语言、思维、情感及行为异常，或有幻觉、幻视、幻听等表现为特征。在文献方面以我国记载为最早，《内经》里就早已认识到本病为“神明之乱”，并认为情志为主要因素，可采用针灸和药物配合治疗。如与西欧国家相比，他们在中世纪时还把这类疾病当作是魔鬼附身所致，一直到十八世纪末才开始被逐渐认识，时间跨度竟相差二千年左右。

《内经》对癫狂症的认识非常实际，还特别提出在治疗过程中要经常与患者同住在一起，观察病况，随时沟通，从而予以适当处理，并测验血液的变化，作为针灸治疗的标准。这种诊察的方法和技术，虽不那么成熟，但具开创性的意义难能可贵，惜后人不予重视并发扬光大。

痫症，即西医所称的癫痫，分为原发性和继发性，俗称羊痫风，与癫或狂有本质上的区别，不可混淆。《内经》对痫症的叙述比较简单，后世医家均有补充。如明代孙一奎说：“夫痫，时发时止者是也。或因惊或因恐而动其痰火。发则昏迷不知人，耳无所闻，目无所见，眩仆倒地，不省高下，甚而瘈疭抽掣，目作上视，或口眼歪斜，或口作六畜之声，将醒时必吐涎沫，彼癫狂皆无此症也。”

第五节　头痛病类

概　论

气上不下，头痛巅疾。（《素问·方盛衰论》）

【译文】

如果阳气上逆而不下潜，就会发生头痛一类的巅顶疾患。

厥成为巅疾。（《素问·脉要精微论》）

【译文】

厥气逆上不已，可发生巅顶疾患。

三阳独至者，是三阳并至，并至如风雨，上为巅疾，下为漏病。（《素问·著至教论》）

【译文】

所谓三阳独至，实为三阳之气合并而至，三阳之气合并而至就会阳气过盛，它的发展疾如风雨，犯于上部，则发为头巅部疾患；犯于下部，则发生大小便失禁的漏病。

心烦头痛，病在鬲中，过在手巨阳、少阴。（《素问·五脏生成篇》）

【译文】

心烦、头痛、胸膈不适类疾病，病变大多在手太阳经和手少阴经的经气过盛。

人有病头痛，以数岁不已，此安得之？名为何病？……当有所犯大寒，内至骨髓，髓者以脑为主，脑逆故令头痛，齿亦痛，病名曰厥逆。（《素问·奇病论》）

【译文】

有人患头痛病，已经多年不愈，这是怎么得的？叫做什么病？……此人当受过严重的寒邪侵犯，寒气向内侵入骨髓，脑为髓海，寒气由骨髓上逆于脑，所以使人头痛，齿为骨之余，故牙齿也痛。病由寒邪上逆所致，所以病名叫做厥逆。

病热而有所痛者何也？……病热者，阳脉也，以三阳之动(一)也，人迎一盛少阳，二盛太阳，三盛阳明，入阴也(二)。夫阳入于阴，故病在头与腹，乃䐜胀而头痛也。（《素问·腹中论》）

【校勘】

（一）动：《甲乙》卷七第一中作“盛”。与下文对照，义长。

（二）入阴也：《甲乙》卷七第一中无此三字。

【译文】

有的病人发热而兼有疼痛的，是什么缘故？因为阳脉是主热证的，而外感发热是三阳受邪，所以三阳脉动盛。如果人迎动盛大一倍于寸口，是病在少阳；动盛大两倍于寸口，是病在太阳；动盛大三倍于寸口，是病在阳明。三阳既毕，则传入到三阴。病在三阳，则发热头痛，今传入于三阴，所以又出现腹部胀满。由于三阳传入于三阴，所以病人是腹胀和头痛同时出现。

寸口之脉中手短者，曰头痛。（《素问·平人气象论》）

【译文】

寸口脉象应手短的，主头痛。

一、真头痛症

真头痛，头痛甚，脑尽痛，手足寒至节，死不治。（《灵枢·厥病篇》）

【译文】

不因经气逆乱上冲头部引起的真头痛病，头痛剧烈，病人感到满脑部都疼痛，手足厥冷至肘膝关节处，这是邪气袭脑较甚、正气已经衰惫的不治之证。

二、偏头痛症

头半寒痛，先取手少阳、阳明，后取足少阳、阳明。（《灵枢·厥病篇》）

【译文】

偏头痛而半侧发凉的，治疗可先取刺手少阳三焦经和手阳明大肠经的腧穴，后再取刺足少阳胆经和足阳明胃经的腧穴。

三、太阳头痛症

膀胱足太阳之脉……是动则病冲头痛，目似脱，项如拔。（《灵枢·经脉篇》）

【译文】

膀胱的经脉叫足太阳经……本经脉受外邪侵犯发生的病证，为气上冲巅顶而头痛，眼睛像要脱出，颈项像被扯拔。

邪客于足太阳之络，令人头项肩痛，刺足小指爪甲上，与肉交者各一痏，立愈。（《素问·缪刺论》）

【译文】

邪气侵入足太阳膀胱经的络脉，使人头项及肩部疼痛，就刺足小指爪甲上与皮肉交接的至阴穴，各刺一次，病可立即痊愈。

厥头痛，项先痛，腰脊为应，先取天柱，后取足太阳。（《灵枢·厥病篇》）

【译文】

经气逆上所致的头痛，项部先痛，而后腰脊也相应作痛的，治疗可先取足太阳膀胱经的天柱穴作局部针刺，然后再取该经其他相应的穴位进一步调治。

四、阳明头痛症

头痛耳鸣，九窍不利，肠胃之所生也。（《素问·通评虚实论》）

【译文】

头痛耳鸣，九窍不利，是因为肠胃痞塞，脉道阻滞所致。

厥头痛，面若肿，起而烦心，取之足阳明、太阴。（《灵枢·厥病篇》）

【译文】

经气逆乱上冲头脑而致的头痛，兼有面部浮肿、心烦等症的，治疗可选取足阳明胃经和足太阴脾经的有关穴位进行针刺。

头痛，胸满不得息，取之人迎。（《灵枢·寒热病篇》）

【译文】

头痛，伴有胸部满闷、呼吸不畅的，治疗可选取足阳明胃经的人迎穴针刺。

五、少阳头痛症

胆足少阳之脉，是主骨所生病者，头痛，颔痛。(《灵枢·经脉篇》)

【译文】

胆的经脉叫足少阳经，本经所主的骨发生病证，可出现额头痛、下颌痛等。

厥头痛，头痛甚，耳前后脉涌有热，泻出其血，后取足少阳。(《灵枢·厥病篇》)

【译文】

经气逆乱上冲所致的头痛，头痛很厉害，耳前后脉络涌盛而有热感，治疗先刺破脉络出血，再取足少阳胆经有关穴位针刺调治。

六、太阴头痛症

厥头痛，意善忘，按之不得，取头面左右动脉，后取足太阴。(《灵枢·厥病篇》)

【译文】

经气逆乱上冲头脑所致的头痛，记忆力减退，以手寻按找不到头痛的部位，治疗可取头面部左右的动脉进行针刺，然后再刺足太阴脾经加以调理。

七、少阴头痛症

厥头痛，贞贞(一)[1]头重而痛，泻头上五行[2]，行五[3]，先取手少阴，后取足少阴。(《灵枢·厥病篇》)

【校勘】

（一）贞贞：《甲乙》卷九第一作“员员”。

【注释】

[1] 贞贞：员、贞二字形似，古代似有通用之例，但解释不一。王冰释“员员”为“似急也”，杨上善释“贞贞”为“头痛甚貌”，都未说明理由，难免意必之嫌。张志聪释“员员”为“周转也”，解曰：“《通雅》云：头痛员员，正谓晕，故今人言头悬”。亮按：员、晕古音近，又有《通雅》之释为据，张说似较合理。近人郭蔼春氏提出：“员”谐声孳生字为“瘨”，并以《说文》“病也”桂馥谓“病指头眩”为据。

[2] 五行：指头部分布着的五条经脉线路，中行为督脉，其旁左右行各为足太阳膀胱经，又旁左右行各为足少阳胆经。

[3] 行五：上述五行，每行在头部各有五穴，计有：督脉之上星、囟会、前顶、百会、后顶（共五穴），足太阳膀胱经的五处、承光、通天、络却、玉枕（左右各二行共十穴），足少阳胆经的临泣、目窗、正营、承灵、脑空（左右各二行共十穴）等共二十五穴。

【译文】

经气逆乱上冲头脑引起的头痛，头晕头沉重，治疗选用泻法，取督脉、足太阳膀胱经、足少阳胆经的穴位，进行局部针刺，同时泻手少阴心经，然后再调补足少阴肾经以壮水制火。

是以头痛巅疾，下虚上实，过在足少阴、巨阳，甚则入肾。（《素问·五脏生成篇》）

【译文】

因此头痛等巅顶部位的疾患，属下虚上实的，病变通过足少阴肾经和足太阳膀胱经，病甚的可内传于肾。

八、厥阴头痛症

厥头痛，头脉痛，心悲，善泣，视头动脉反盛者，刺尽去血，后调足厥阴。（《灵枢·厥病篇》）

【译文】

经气逆乱上冲头脑所致的头痛，如果头痛沿一定脉络作痛，病人情绪悲苦，容易哭泣，诊察其头部脉络有搏动激烈、异常盛满之处，先用针刺破，泻去恶血，然后再调治足厥阴肝经。

肝……气逆则头痛。（《素问·脏气法时论》）

【译文】

如果肝气上逆，就会头痛。

小　结

头痛是病人的自觉症状，病因有外感内伤之分，病位在肝，涉及脾肾。外感主要是风邪，每兼寒兼热，上犯清阳，牵涉三阳、厥阴为多；内伤多因气血亏虚，肝肾脾不足及痰火、瘀血等引起气血逆乱或脑失所养（所谓“内伤三虚，失养清窍或虚火上扰”）。辨证首重外感内伤及虚实，次辨部位如太阳、阳明、少阳、厥阴。治疗外感以祛风散邪为主，内伤以补虚为主，虚中挟实当权衡主次，随证治之。

《内经》论头痛，以六经作为分类依据，临床上大多以此作为鉴别。历史上李东垣首分外感和内伤，朱丹溪补充痰厥和气滞，王清任倡瘀血头痛善用血府逐瘀汤，完善了头痛辨治的内容。证之临床，必须结合病因，如风寒、痰湿、郁火、气血亏损等，处方才能中肯，并不是单凭后头部及项背痛多属太阳经而用麻黄、菊花等，两侧及耳部痛多属少阳经而用柴胡、川芎等，前额及眉棱部痛多属阳明经而用葛根、蔓荆子等，巅顶连及目系痛多属厥阴经而用吴茱萸、藁本等治法，随便使用，就如俗语所说“头痛医头”，非但无效，甚或有害。

第六节　眩晕症

概　论

诸风掉眩，皆属于肝。（《素问·至真要大论》）

【译文】

很多种因风而致的震摇眩晕的病证，大多与肝有密切关系。

浮而散者为眴仆。（《素问·脉要精微论》）

【译文】

脉象浮而散的，好发眩晕仆倒之病。

一、虚证眩晕

下虚则厥……上虚则眩。（《灵枢·卫气篇》）

【译文】

下虚则元阳衰于下而发生厥逆……上虚则清阳不升上而发生眩晕。

徇蒙招尤[1]，目瞑[2]耳聋，下实上虚，过在足少阳、厥阴，甚则入肝。（《素问·五脏生成篇》）

【注释】

[1] 徇蒙招尤：谓目摇而视不明，身体动摇不定。《内经辩言》："徇者，眴之假

字；蒙，童蒙也，一曰不明也。是眴蒙并为目疾，于义甚显。”尤，同摇。招尤，即摇动不定。

[2] 目瞑：谓目暗不明。

【译文】

头晕眼花，身体动摇，目暗耳聋，属下实上虚的，病变在足少阳胆经和足厥阴肝经，病甚的，可内传于肝脏。

髓海不足，则脑转耳鸣，胫痠，眩冒，目无所见，懈怠安卧。（《灵枢·海论》）

【译文】

髓海不足，则头脑旋转发晕，耳中鸣响，胫膝酸软，眼睛视物发黑，时作头昏，甚至眼睛看不清东西，身体懈怠懒动，常想静卧。

故邪之所在，皆为不足。故上气不足，脑为之不满，耳为之苦鸣，头为之苦倾，目为之眩。（《灵枢·口问篇》）

【译文】

邪气之所以能侵犯这些部位，都是因为正气不足。上气不足，则脑髓失充而有空虚之感，苦于耳中鸣响、头部支撑无力而低垂、两目视物发黑。

二、实证（邪中）眩晕

邪中于项，因逢其身之虚，其入深，则随眼系以入于脑，入于脑则脑转，脑转则引目系急，目系急则目眩以转矣。邪其精(一)，其精所中，不相比也，则精散，精散则视歧，视歧见两物。（《灵枢·大惑论》）

【校勘】

（一）邪其精：《甲乙》卷十二第四、《太素·七邪》卷二十七、《千金要方》卷六上第一“邪”后有“中”字，《千金要方》卷六上第一“精”作“睛”。

【译文】

邪气侵入到项部，乘人体虚弱的时候，由表及里，逐渐深入，随着目系而深入脑部。邪入于脑，就会头昏脑转，从而引起目系紧急，出现两目眩晕的症状。眼睛视物偏斜不正，所看到的东西，影像不统一，以致精神分散不集中，发生视歧，把一物看成两物。

小　结

眩，眼花；晕，头晕，为病人的一种自觉症状。以视物昏花，自觉头身旋转，摇动欲倒为主证；轻者闭目即止，重者如坐车船，或伴有恶心、呕吐、汗出、昏倒等症状。多因内伤引起，如情志郁遏，或肝肾阴虚，肝阳偏亢，肝风上扰头目；或饮食不调，脾胃失健，聚湿生痰，蒙蔽清阳；或先天不足，劳欲过度，肾精亏耗，脑失所养；或年老体虚，气血不足，致使清阳不升，皆可发生眩晕。临床以肝阳为多见，但也有湿痰中阻，清阳不升，和肾虚、心脾不足等原因。病变主要在肝与脑，涉及心、脾、肾。病理有风、火、痰、虚、瘀之别。

《内经》论述眩晕，主要也在肝，涉及脑髓、血虚、邪中等因素。后世在此基础上，张仲景指出“痰饮”为患，刘完素从“风火”立论，朱丹溪重视“痰火”，王清任主张“瘀血”，各派互补，大大丰富了治眩晕的内容。近年来针对以眩晕为主的梅尼尔氏病，现代医学认为病理主要在内耳膜迷路积水膨胀，临床表现为眩晕、耳鸣、恶心、呕吐、眼球震颤等，听力可逐渐减退，一般以中年男子发病较高，治疗单用西药，效果并不理想，而根据中医辨证，则属于肾阴不足者居多，与《内经·海论》所说：“髓海不足，则脑转耳鸣，胫痠眩冒”较为近似，但往往兼挟虚火上升及湿痰扰中的症象，如舌红，口鼻发干，舌苔湿腻及严重呕恶等，故治疗常采用补肾益阴与化痰和中两法，常用方剂为杞菊地黄丸、左归丸、四逆散、温胆汤及半夏白术天麻汤等方加减，效果尚好，值得推广。

第七节　心痛病类

概　论

心手少阴之脉……是动则病嗌干心痛，渴而欲饮，是为臂厥。(《灵枢·经脉篇》)

【译文】

心的经脉叫手少阴经……如果本经受外邪侵犯而发生的病证，可出现咽喉干燥，心痛，渴欲饮水，并有臂厥的现象。

邪在心，则病心痛，喜悲，时眩仆，视有余不足而调之其输也。(《灵枢·五邪篇》)

【译文】

邪气侵犯到心，可发生心痛，容易悲伤，时常有眩晕、昏仆等症，治疗应视病证的虚实情况，取本经的输穴，分别采取补虚泻实的方法进行调治。

地乃藏阴，大寒且至，蛰虫早附，心下否痛，地裂冰坚，少腹痛，时害于食。(《素问·五常政大论》)

【译文】

太阴司天为太阳在泉之年，阴气闭藏，大寒即至，自然界蛰虫及早归附，在人体心窝部及上腹部易痞满疼痛；宇宙间土地冻裂，结冰坚实，在人体多发少腹疼痛，并时常妨害饮食等病。

暴热至，土乃暑，阳气郁发，小便变，寒热如疟，甚则心痛。（《素问·五常政大论》）

【译文】

阳明司天为少阴在泉之年，火气暴热来临，地气受暑热蒸腾，阳气郁发，在人体可出现小便变色，寒热往来如得疟疾，严重的就会发生心痛等病。

心脉……微急，为心痛引背，食不下。（《灵枢·邪气脏腑病形篇》）

【译文】

心脉微急，是寒邪积于心胸，心脉拘急不通而出现心胸牵引背部作痛，食不能下。

涩则心痛。（《素问·脉要精微论》）

【译文】

涩脉是往来艰涩而不滑利，为血少气滞，主心痛之症。

一、真心痛症

真心痛，手足清至节，心痛甚，旦发夕死，夕发旦死。（《灵枢·厥病篇》）

【译文】

邪犯心主引起的真心痛，发作时表现手足厥冷至肘、膝，心胸部绞痛严重，常发生早晨发作晚上死亡，或晚上发作早晨死亡的现象。

手心主、少阴厥逆，心痛引喉，身热，死不可治。（《素问·厥论》）

【译文】

手厥阴心包络之脉和手少阴心经之脉的经气厥逆，可出现心痛连及咽喉，全身发热等症状，这是个不可治的死证。

二、肝心痛症

厥心痛，色苍苍如死状(一)，终日不得太(二)息，肝心痛也，取之行间、太冲。（《灵枢·厥病篇》）

【校勘】

（一）色苍苍如死状:《千金要方》卷十三第六、卷三十第二“苍苍”下有“然”字，“死”下有“灰”字。

（二）太:《窦太师流注指要赋》引作“休”。

【译文】

经气逆乱所致的心痛病，面色青惨如死灰，终日呼吸不通畅，这是肝气厥逆上犯心主所致的肝心痛症，治疗可取足厥阴肝经的行间、太冲二穴针刺。

心痛引小腹满，上下无常处，便溲难，刺足厥阴。（《灵枢·杂病篇》）

【译文】

心痛牵引少腹部，并有少腹满胀，疼痛的部位上下也没有规律，却大小便困难的，治疗 取足厥阴肝经穴位针刺。

木郁之发……故民病胃脘当心而痛，上支两胁，鬲咽不通，食饮不下，甚则耳鸣眩转，目不识人，善暴僵仆。（《素问·六元正纪大论》）

【译文】

木气郁滞发作的情况是……胃脘部、当心窝部处疼痛，并向上支撑两胁部，咽喉部鬲塞不通，饮食难以咽下，严重的会耳鸣，头晕目眩，两眼辨不清东西，或突然僵直仆倒。

厥阴之胜，耳鸣头眩，愦愦[1]欲吐，胃鬲如寒……胠[2]胁气并，化而为热，小便黄赤，胃脘当心而痛，上支两胁，肠鸣飧泄，少腹痛，注下赤白。甚则呕吐，鬲咽不通。（《素问·至真要大论》）

【注释】

[1] 愦愦：形容扰乱不舒的样子。

[2] 胠：王冰注《素问·五脏生成篇》曰："胠为胁上也。"

【译文】

厥阴风木为胜气时，可发生耳鸣头眩，烦乱欲吐，胃部与鬲部如有寒气等症状……如两胁胁部的邪气积聚不散，化而为热，可出现小便黄赤，胃脘部当心窝部处疼痛，并向上支撑两胁部，肠鸣飧泄，少腹疼痛，泄泻如注，下痢赤白等症。严重的会出现呕吐，胸膈部与咽喉部隔塞不通畅等症候。

三、肾心痛症

厥心痛，与背相控（一），善瘈，如从后触其心（二），伛偻者（三），肾心痛也。先取京骨、昆仑，发狂不已（四），取然谷。（《灵枢·厥病篇》）

【校勘】

（一）控：《甲乙》卷九第二、《千金要方》卷十三第六、《外台秘要》卷七、《三因方》卷九并作"引"。

（二）如：《千金要方》卷十三第六、《三因方》卷九下有"物"字。

（三）伛：《甲乙》卷九第二、《千金要方》卷十三第六、《外台秘要》卷七上有"身"字。

（四）发狂不已：《太素·厥心痛》卷二十六、《甲乙》卷九第二"狂"均作"针"，

《甲乙》“不”作“立”。

【译文】

经气逆乱心主所致的心痛病，疼痛牵引到背部，并有拘急抽掣的现象，好像用物品从背后触动其心一样，其人弯腰曲背，这是肾经邪气上犯于心的肾心痛症。治疗可先取与足少阴肾经相表里的足太阳膀胱经的京骨穴和昆仑穴，若针后痛仍不止，则取足少阴肾经的然谷穴。

心痛引腰脊，欲呕，取足少阴。（《灵枢·杂病篇》）

【译文】

心痛牵引到腰脊部，并伴有恶心欲吐的，治疗取足少阴肾经的穴位针刺。

心痛引背，不得息，刺足少阴；不已，取手少阳。（《灵枢·杂病篇》）

【译文】

心痛牵引到背部，并伴有妨碍正常呼吸的，治疗取足少阴肾经的穴位针刺；如果不愈，可再取手少阳三焦经的穴位针刺。

邪客于足少阴之络，令人卒心痛，暴胀，胸胁支满，无积者，刺然骨之前出血，如食顷而已。（《素问·缪刺篇》）

【译文】

邪气侵入足少阴肾经的络脉，使人突然发生心痛腹胀，胸胁部支撑胀满，如果病人平时没有积聚之患，可刺然骨穴出血，刺后约过吃一顿饭的时间，病就好了。

四、肺心痛症

厥心痛，卧若徒[一]居心痛间[二]，动作[三]痛益甚，色不变，肺

心痛也，取之鱼际、太渊。（《灵枢·厥病篇》）

【校勘】

（一）徒：《太素·厥心痛》卷二十六作“徙”。

（二）心：《外台秘要》卷七无。

（三）作：《景岳全书·心腹痛类》卷二十五引作“则”。

【译文】

经气逆乱心主所致的心痛病，卧床休息或闲居静养的时候，心痛稍可缓解，动作时疼痛可加剧，面色没什么变化，这是肺气逆乱犯心所致的肺心痛，治疗可取手太阴肺经的鱼际、太渊二穴针刺。

五、脾心痛症

厥心痛，痛如以锥针刺其心（一），心痛甚者（二），脾心痛也，取之然谷、太溪。（《灵枢·厥病篇》）

【校勘】

（一）痛如以锥针刺其心：《千金要方》卷十三第六无“痛”字，《三因方》卷九“心”下有“腹”字。

（二）心痛甚者：《三因方》卷九作“蕴蕴然气满”。

【译文】

经气逆乱心主所致的心痛病，痛得象用锥刺其心一样难受，这是脾经邪气犯心所致的脾心痛症，治疗可取足少阴肾经的然谷、太溪二穴针刺。

心痛，腹胀，啬啬然大便不利，取足太阴。（《灵枢·杂病篇》）

【译文】

心痛伴有腹部胀满，大便涩滞不爽的，治疗取足太阴脾经的穴位针刺。

六、胃心痛症

厥心痛，腹胀胸满，心尤痛甚，胃心痛也，取之大都、太白。（《灵枢·厥病篇》）

【译文】

经气厥逆引起的心痛病，胸腹胀满不适，心痛特别厉害的，这是胃经邪气犯心所致的胃心痛症，治疗可取与足阳明胃经相表里的足太阴脾经的大都、太白二穴针刺。

胃病者，腹䐜胀[一]，胃脘当心而痛，上支两胁，膈咽不通[二]，食饮不下，取之三里也。（《灵枢·邪气脏腑病形篇》）

【校勘】

（一）䐜：《素问·至真要大论》、《新校正》引《甲乙》作"脾"，《脉经》卷六第六、《脾胃论》卷中无。

（二）上支两胁，膈咽不通：《太素·府病合输》卷十一"支"作"交"，今本《甲乙》卷九第七作"榰"。《素问·至真要大论》、《新校正》引《甲乙》"膈"作"隔"。《济阴纲目》卷七引"咽"作"噎"。

【译文】

胃病，可出现腹部胀满，胃脘部疼痛，甚则两胁胀痛，膈和咽部阻塞不畅，饮食不下。治疗可以取足三里穴补之。

阳明之复……甚则心痛痞满。（《素问·至真要大论》）

【译文】

阳明燥金为复气时……严重的可出现心痛、痞塞胀满等症。

少阳之胜，热客于胃，烦心心痛，目赤欲呕，呕酸善饥。（《素问·至真要大论》）

【译文】

少阳相火之气为胜气时，发生热邪犯胃，心烦心痛，两目红赤，时欲作呕，或呕吐酸水，容易饥饿等症。

太阳之胜……寒厥入胃，则内生心痛。（《素问·至真要大论》）

【译文】

太阳寒水之气为胜气时……若寒冷之逆气侵入于胃，则出现内生心痛等症。

七、胸痛症

心病者，胸中痛，胁支满，胁下痛，膺背肩甲间痛，两臂内痛。（《素问·脏器法时论》）

【译文】

心脏有病，可出现胸中疼痛，胁部支撑胀满，有时连及胁下也疼痛，有时牵制胸膺部、背部及肩胛间疼痛，有时放射至两臂内侧疼痛。

肾病者……虚则胸中痛。（《素问·脏气法时论》）

【译文】

肾脏有病……如果肾虚，就会出现胸中疼痛等症。

所谓胸痛少气者，水气在脏腑也。水者，阴气也。阴气在中，故胸痛少气也。（《素问·脉解篇》）

【译文】

所谓胸部疼痛及呼吸少气的，也是因为水气停留于脏腑之间所致。水液，是阴气。阴气停留在脏腑之间，上逆于心肺，所以出现胸痛少气的症状。

岁金太过，燥气流行……则体重烦冤，胸痛引背，两胁满且痛引少腹。（《素问·气交变大论》）

【译文】

金运太过之年，燥气流行……（金胜克木则肝木受邪，金气肃杀太过，）就可出现易患身体沉重，心中烦闷，胸痛牵引到背部，两胁下胀满而疼痛，并能牵涉到少腹部疼痛等病症。

岁火不及，寒乃大行，长政不用……民病胸中痛，胁支满，两胁痛，膺背肩胛及两臂内痛，郁冒朦昧，心痛暴喑。（《素问·气交变大论》）

【译文】

火运不及之年，水寒之气反而大行，火运的长气不得为用……人们易出现胸中疼痛，胁下支撑胀满，两胁疼痛，膺、背、肩胛间及两臂内侧疼痛，抑郁眩冒，头目不清，心痛及突然失喑等病症。

小　结

《内经》这里所说的心痛，从症状描述来看，多数指心脏本身病损而引起的疼痛，以胸膺部出现痹塞疼痛为主症。当与后世所说的胸痹、悬饮、胃脘痛、真心痛等有所差别。故《内经》所说心痛，实际上又多指胸痛而言。胸痛是指胸部疼痛的一类病症，《金匮》首称“胸痹”。心肺两脏居于胸中，心主血，是血液运行的主导；肺朝百脉，主气，为一身气化之总司。故任何原因引起心肺气虚，胸阳痹阻，心血不畅，气滞血瘀或痰热蕴肺均可导致胸痛。《内经》分为五脏心痛的理由，可能鉴于一是胸为心之所居，二是心为“君子之官，神明出也”，三是肺肝脾肾有病变均能影响胸中。

心为阳脏，胸中为阳气所司，凡胸痛症多系寒邪上逆，心阳被遏，因而一般治胸痛常用通阳法。《金匮》治胸痹症胸痛彻背，背痛彻心，常用乌头、桂枝、薤白为主，便是一个例子；从胸痹的痛源在于气郁瘀阻，阳微阴弦，故佐用瓜蒌、枳实、生姜等来一隅三反，可见五脏心痛除以通阳为主外，必须照顾本脏的原发病灶。明代王肯堂用失笑散及大剂量红花、降香治胸痹，便是又一个例子。

至于真心痛，颇类西医所说的心绞痛。本病为突然骤起的阵发性疼痛，常放射至两侧肩臂部，有续发急性心肌梗死的可能，故《内经》说：“手足清至节，心痛甚，旦发夕死，夕发旦死”，明示预后不良。但据后来文献记载，真心痛用大剂辛热散寒、温经通阳，也很有疗效。

第四章　脾胃系疾病

第一节　呕吐哕病类

概　论

诸呕吐酸，暴注下迫，皆属于热。（《素问·至真要大论》）

【译文】

各种呕吐酸水，急暴腹泻，里急后重的病症，大多属于热邪造成。

诸逆冲上，皆属于火。（《素问·至真要大论》）

【译文】

各种气逆上冲的病症，大多属于火邪造成。

火郁之发……民病少气……疡痱呕逆。（《素问·六元正纪大论》）

【译文】

火气郁而发作……人们患少气的病症……有易患疮疡，体生痱子，呕吐气逆等病症。

谷入于胃，胃气上注于肺。今有故寒气与新谷气（一），俱还入于胃（二），新故相乱，真邪相攻，气并（三）[1]相逆，复出（四）于胃，故为哕[2]。补手太阴，泻足少阴。（《灵枢·口问篇》）

【校勘】

（一）故寒气与新谷气：史崧《灵枢经》叙引作"新谷气入于胃，与故寒气相争"。《医统·呕吐哕门》卷二十四引作"寒气、邪气、谷气"。

（二）入：《要旨》卷二下二十六引无。

（三）气并：《甲乙》卷十二第一无，《太素·七十二邪》卷二十无"气"字。

（四）出：《太素·七十二邪》卷二十无。

【注释】

[1] 并：搏结、混合。马莳注："今有寒气之故者在于胃中，而又有谷气之新者以入于胃，则新故相乱，真气与邪气相攻，彼此之气并而相逆，所以复出于胃而为哕也。"

[2] 哕：俗称"打呃"，即呃逆。

【译文】

正常情况下，饮食物进入胃部，经过胃的腐蚀、消化，在脾气推动下将精微上注到肺。如果胃中原有寒气在内，使新化生的饮食精微，也留滞胃中，新的水谷之气与原有的寒气这二者发生了邪正相争，相互搏结的状况而同时上逆，从胃中逆行而出，所以发生呃逆病。治疗这种呃逆症，应取手太阴肺经的穴位，采用补法，令其气化功能加强，以利于水谷精微之气的布化；取足少阴肾经的穴位，采用泻法，以减弱其阴寒之气的凝滞。

病深者，其声哕。（《素问·宝命全形论》）

【译文】

病情深重的时候，胃气将败，病人会出现呃逆声。

太阳之复，厥气上行……心胃生寒，胸膈不利……阳光不治……上冲心……唾出清水，及为哕噫。（《素问·至真要大论》）

【译文】

太阳寒水之气为复气时，厥逆之气上行……心胃脏腑被寒气侵袭，胸膈阳气受阻而不通畅……阳气得不到舒展，寒气上冲心胃，发生心窝部不适……唾出清水，并出现呕逆嗳气等症状。

少阴之复……燠热内作……外为浮肿、哕噫。(《素问·至真要大论》)

【译文】

少阴君火之气为复气时……郁热内作……外部表现为浮肿、呃逆、嗳气等症状。

哕[(一)]，以草刺鼻，嚏，嚏[(二)]而已；无息而疾迎[(三)]之，立已；大惊之，亦可已。（《灵枢·杂病论》）

【校勘】

（一）哕：原作“岁”，据日刻本及《太素·疗哕》卷三十、《甲乙》卷十二第一改。

（二）嚏：《太素·疗哕》卷三十、《甲乙》卷十二第一并无。

（三）迎：《甲乙》卷十二第一无。

【译文】

呃逆病，用草刺激鼻腔，使其打喷嚏，打喷嚏后可止住；也可屏住呼吸，等待呃逆上冲时，迅速提气，然后呼气，使气下行，同样能很快制住；或在发作时突然使他大吃一惊，也能治愈。

一、太阴呕吐症

太阴……所谓食则呕者，物盛满而上溢，故呕也。(《素问·脉解篇》)

【译文】

太阴经脉有所谓病食入即呕吐的，是由于脾失健运，食物不能及时运化，留滞胃中，盛满而从上溢出，因此出现呕吐症。

二、少阴呕吐症

少阴……所谓呕、咳、上气喘者，阴气在下，阳气在上，诸阳气浮，无所依从，故呕、咳、上气喘也。（《素问·脉解篇》）

【译文】

少阴经脉有所谓病呕吐、咳嗽、上气喘息的，是因为阴气盛于下，阳气浮越于上而无所依附，少阴脉从肾上贯肝膈入肺中，故出现呕吐、咳嗽、上气喘息的症状。

三、厥阴呕吐症

厥阴所至，为胁痛呕泄。（《素问·六元正纪大论》）

【译文】

厥阴之气至而致病，是两胁胀痛，或呕吐泻利。

是主肝所生病者，胸满呕逆飧泄。（《灵枢·经脉篇》）

【译文】

本经所主的肝脏发生病证，可出现胸中满闷，呕吐气逆，泻出完谷不化。

肝脉……缓甚为善呕（一）。（《灵枢·邪气脏腑病形篇》）

【校勘】

（一）善呕：《中藏经》卷上第二十二作“呕逆”，义胜。

【译文】

肝脉缓甚的，可出现呕吐气逆。

四、阳明呕吐症

岁阳明在泉，燥淫所胜，则霿雾清瞑，民病喜呕，呕有苦，善太息，心胁痛，不能反侧，甚则嗌干面尘，身无膏泽，足外反热。（《素问·至真要大论》）

【译文】

阳明在泉之年，燥气过淫其所胜之木气，致使自然界雾气清冷昏暗，人们易患呕吐病，呕吐出的液汁味苦，喜欢叹息，心窝部与胁部疼痛不能反侧，严重的会咽干，面色如尘土无彩，身体干枯，没有光泽感，足部外侧反而发烫。

寒气客于肠胃，厥逆上出，故痛而呕也。（《素问·举痛论》）

【译文】

寒邪侵袭于肠胃，迫使肠胃之气逆而上行，所以出现疼痛而呕吐。

五、少阳呕吐症

少阳所至……为呕涌。（《素问·六元正纪大论》）

【译文】

少阳之气至而致病，可发生呕吐如涌。

胆病者，善太息，口苦，呕宿汁（一）。（《灵枢·邪气脏腑病形篇》）

【校勘】

（一）呕宿汁：《中藏经》卷上第二十六“宿”作“清”。《甲乙》卷九第五“汁”作“水”。

【译文】

胆囊有病，气郁不畅，经常叹出长气，口苦，因胆汁上溢而呕出隔夜苦水。

善呕，呕有苦（一），长（二）太息，心中憺憺（三），恐（四）人将捕之，邪在胆，逆在胃，胆液泄则口苦，胃气逆则呕苦（五），故曰呕胆。取（六）三里，以下胃气逆（七），则刺（八）少阳血络（九）以闭（一〇）胆逆，却调其虚实，以去其邪。（《灵枢·四时气篇》）

【校勘】

（一）善呕，呕有苦：《脉经》卷六第二、《千金要方》卷十二不重“呕”字，《脉经》卷六第二“苦”下有“汁”字。《甲乙》卷九第五无“善呕”以下十七字，此十七字为《灵枢·邪气脏腑病形篇》文。

（二）长：《证治准绳·恐类》五册作“善”，义胜。

（三）憺憺：《脉经》卷六第二、《千金要方》卷十二第一、《灵枢·邪气脏腑病形篇》并作“澹澹”。

（四）恐：《脉经》卷六第二、《千金要方》卷十二第一作“善悲恐如”四字。

（五）呕苦：《脉经》卷六第二、《甲乙》卷九第五、《千金要方》卷十二第一、《普济方》卷四百十二下均有“汁”字。

（六）取：《脉经》卷六第二、《千金要方》卷十二第一、《普济方》卷四百十二并作“刺”。

（七）逆：《医统·呕吐哕门》卷二十四后有“为哕”二字。

（八）刺：《甲乙》卷九第五、《千金要方》卷十二第一下有“足”字。

（九）血：《脉经》卷六第二作“经”。

（一〇）闭：《证治准绳·呕吐类》作“开”。

【译文】

病人时常呕吐，呕出物挟有苦水，并经常叹长气，心中恐惧不宁，好像有人要逮捕他一样，这是病邪在胆腑，胆气逆于胃所致。胆液外泄随胃气上逆而呕吐苦水，所以叫做呕胆病。治疗时，取足阳明胃经的足三里穴，以降胃气上逆而止呕吐，同时针刺足少阳胆经部位的血络，以抑胆气上逆而止苦汁。并根据虚实情况进行调治，以祛除病邪而固根本。

六、肺哕症

肺主为哕，取手太阴、足少阴。（《灵枢·口问篇》）

【译文】

因胃中水谷精气不能上归于肺所致的呃逆，治疗应补手太阴肺经及足少阴肾经。

七、心哕症

心脉……小甚为善哕。（《灵枢·邪气脏腑病形篇》）

【译文】

心脉小甚，是阳气不足，阳虚则胃寒上逆而易作呃逆。

八、胃哕症

胃为气逆，为哕。（《素问·宣明五气篇》）

【译文】

胃气失降，可发生气逆及呃逆。

阳明之复……喜太息，甚则心痛否满，腹胀而泄，呕苦，咳哕烦心，

病在鬲中。（《素问·至真要大论》）

【译文】

阳明燥金之气为复气时……（病人）喜欢叹息，严重的时候会发生心窝部疼痛，痞塞胀满，腹胀泄泻，呕吐苦水，咳嗽呃逆，心情烦躁，这种病大多发生在胸膈之内。

九、逆症

热病……汗不出，大颧发赤，哕者死。（《灵枢·热病篇》）

【译文】

热病，如果汗出不了，颧骨部位发红，又伴有呃逆的症状，这是阴液已绝，虚阳上越，胃气败坏的重危症。

若有七诊之病，其脉候亦败者，死矣，必发哕噫。（《素问·三部九候论》）

【译文】

如果有七诊之病出现，病人的脉象败乱，这是难治的危重症。死时必有呃逆、嗳气等症候出现。

【按语】

关于“七诊”的问题，历代医家归纳起来有二说。一指独小、独大、独疾、独迟、独热、独寒、独陷下为七诊，如王冰所注。二指沉细悬绝、盛躁喘数、寒热病、热中及热病、风病、病水、形肉已脱，如《太素》杨上善注。总之，是指七种危重症候而言。

小　结

呕吐、呃逆、干呕、噫气四者，同属于胃气上逆所致的病变。胃中之物上逆，经口吐出，谓之呕吐；气逆上冲，喉间呃呃连声，声短而频，令人不能自制，谓之呃逆，古称哕、哕逆；有声无物之吐，谓之干呕；胃气阻郁而上升有声，所谓“饮食之息也”，谓之噫，又称嗳气。

元代李东垣曾经这样说过：“呕吐哕皆属脾胃虚弱，或寒热所侵，或饮食所伤，致气上逆而食不得下。”证之《内经》所述呕吐哕三者，主要原因及病机亦不外寒热和脾胃虚弱。但具体来说，《内经》所说的哕症，即是呃逆证，与一般干呕不同，故可用草刺鼻取嚏方法治疗。

西医认为呃逆是由于横隔肌痉挛，中医则认为是由于胃气上逆动膈所致。治疗以理气和胃、降逆平呃为主，再结合寒热虚实等因素进行辨证论治，每多获效。余瀛鳌先生曾治一顽固呃逆男性患者，呃声虽低微而连续不断，艰于主诉。察其形体较为羸瘦，面少华色。病期已近一月，询得病之由，在发病前曾食凉菜数盘，初觉脘腹微痞不适，继即呃逆连声不止。大便微溏，舌质淡苔薄，脉象虚迟，诊为寒滞所致。予丁香散加减：丁香、柿蒂、党参、云苓、陈皮、炙甘草、蔻仁、良姜。竟投剂而愈。他认为“暴病的呃逆一般较易见效，故中医向来认为久病、虚症及老年人见之为逆，因为是胃气衰败的证象”。《内经》以哕为上、中焦病，曾指出“汗不出，大颧发赤，哕者死。”其义即是指久病、虚症及老人若一旦出现呃逆，是属阴液亏损，虚阳上越，胃气败坏的危重症，必须引起重视。

第二节　痢疾病类

概　论

食饮不节，起居不时者，阴受之。阳受之则入六腑，阴受之则入五脏；入六腑则身热不时卧，上为喘呼；入五脏则䐜满闭塞，下为飧泄，久为肠澼。（《素问・太阴阳明论》）

【译文】

饮食没有节制、起居没有规律伤人，内脏先受到影响。体表阳气受病，即从阳而传入六腑之胃；体内阴气受病，即从阴而传入五脏之脾。所以邪入六腑之胃，可见全身发热，不得安卧，气上逆喘急等阳症；侵入五脏之脾，可见上腹胀满，痞塞不通，大便溏泄，完谷不化，日久可成为痢疾等阴症。

三阳者，至阳也。……并于阴，则上下无常，薄为肠澼。（《素问・著至教论》）

【译文】

三阳是极盛之阳。……如果三阳之气积并于阴，就会使盛阳之气内搏于脏阴，发病也上下无常规可循，假若迫于下，就会发生痢疾病。

是主肾所生病者……肠澼。（《灵枢・经脉篇》）

【译文】

本经脉所主的肾脏发生的病证，是痢疾。

脾脉外鼓沉，为肠澼，久自已[1]；肝脉小缓，为肠澼，易治[2]。（《素问·大奇论》）

【注释】

[1] 脾脉……自已：张景岳注："沉为在里，而兼外鼓者，邪不甚深，虽为肠澼，久当自已。肠澼，下痢也。"

[2] 肝脉……易治：张景岳注："肝脉急大，则邪盛难愈，今脉小缓，为邪轻易治也。"

【译文】

右关脾脉见沉而又有向外鼓动之象，是痢疾，日久必然自愈。左关肝脉小而缓慢之象，患痢疾，邪气较轻，容易治愈。

一、赤痢症

少阴之胜……呕逆躁烦，腹满痛，溏泄，传为赤沃。（《素问·至真要大论》）

【译文】

少阴君火为胜气时……可发生呕逆烦躁，腹满而痛，鸭便样稀溏泄泻，甚至转变为血痢等病。

心肝澼亦下血，二脏同病者可治[1]。（《素问·大奇论》）

【注释】

[1] 心肝……可治：王冰注："肝藏血，心养血，故澼皆下血也。心火肝木，木火相生，故可治之。"

【译文】

心肝二脏发生痢疾，都泻下脓血便，由两脏同病引起的可以治疗。

肠澼下脓血何如？……脉悬绝则死，滑大则生。（《素问·通评虚实论》）

【译文】

肠澼下脓血的，预后情况怎么样？……脉象悬绝的，是胃气已败而真脏脉见，属很难治的死证。脉现滑大的，为气血未伤，属易治的活证。

二、白痢症

肠澼下白沫何如？……脉沉则生，脉浮则死。（《素问·通评虚实论》）

【译文】

肠澼下白沫的，预后情况怎么样？……脉象沉静的，是气血内守，属易治的活证。脉象浮躁的，是血气外驰，属难治的死证。。

三、赤白痢症

太阳司天之政，气化运行先天……四之气，风湿交争……民病……注下赤白。（《素问·六元正纪大论》）

【译文】

辰戌年太阳司天之政，如果气化运行太过，先天时而至……当轮到四之气时，主气为太阴湿土，客气为厥阴风木，风湿二气交争……人们易患下利赤白等病。

少阳司天，火淫所胜……民病……泄注赤白。（《素问·至真要大论》）

【译文】

少阳司天之年，火气偏胜，气候炎热……人们易患泄泻如注、下利赤白等疾病。

岁少阳在泉，火淫所胜……民病注泄赤白，少腹痛，溺赤，甚则便血。（《素问·至真要大论》）

【译文】

少阳在泉之年，火气偏胜，气候炎热……人们易患泄泻如注，下利赤白，少腹痛，小便赤，甚则便血等病。

少阳之胜……暴热消烁，草萎水涸，介虫乃屈，少腹痛，下沃赤白。（《素问·至真要大论》）

【译文】

少阳相火为胜气时……暴热消耗阴气，象草木枯萎、水流干涸、介虫类退缩一样，发生少腹疼痛，下利赤白等病。

厥阴之胜……胃脘当心而痛，上支两胁，肠鸣飧泄，少腹痛，注下赤白，甚则呕吐，鬲咽不通。（《素问·至真要大论》）

【译文】

厥阴风木为胜气时……可发生胃脘部当心窝部处疼痛，并向上窜及支撑两胁，肠鸣飧泄，少腹疼痛，泄泻如注，下利赤白，严重的出现呕吐，胸膈与咽喉不得畅通等症状。

四、逆　症

阴阳虚，肠澼死。（《素问·阴阳别论》）

【译文】

阴脉与阳脉均虚弱，而患有大便血沫的肠澼病，是属死证。

肠澼便血何如？……身热则死，寒则生。（《素问·通评虚实论》）

【译文】

肠澼便血的，预后情况怎样？身体发热不退的，为阳热盛而营血已败，属难治的死证；身体凉快不发热的，为营血未伤，属易治的活证。

肠澼之属，身不热，脉不悬绝何如？……滑大者曰生，悬涩者曰死，以脏期之。（《素问·通评虚实论》）

【译文】

肠澼之类的疾病，身不发热，脉象也不悬绝的，预后情况怎么样？如果脉象滑大的，为气血未伤，是易治的活证；如果脉象悬涩的，是胃气已败，属难治的死证。这些生死判断，可根据五脏相生相克的原理来推测。

【按语】

关于"以脏期之"的解释，归纳起来大体有两种：一是根据五行生克来判断其脏的死期。如杨上善注："以其脏之病次传为死期也。"又王冰注："肝见庚辛死，心见壬癸死，肺见丙丁死，肾见戊已死，脾见甲乙死，是谓以脏期之。"二是根据真脏脉出现的时间来判断其脏的死期。如张志聪注："胃气已绝，则真脏之脉见矣，故当以脏期之。肝至悬绝，十八日死；心之悬绝，九日死；肺至悬绝，十二日死；肾至悬绝，七日死；脾至悬绝，四日死。悬绝者，绝无阳明之胃气而真脏孤悬也。"

肾移热于脾，传为虚（一），肠澼死，不可治。（《素问·气厥论》）

【校勘】

（一）虚：《素问释义》以为衍文。

【译文】

肾的热邪移传于脾，则脾肾阴亏而成虚损证；如果湿热相搏，发为肠澼下利脓血，又日久不愈，导致脾肾俱败，成为不可治的死证。

肾脉小搏沉，为肠澼下血，血温身热者死(一)。(《素问·大奇论》)

【校勘】

(一)血温身热者死：《甲乙》卷四第一下“温”作“湿”，《太素·五脏脉诊》卷十五无“血”字。《医学读书记》云：“按‘温’当作‘溢’……血既流溢，复见身热，则阳过亢而阴受逼，有不尽不已之势，故死。”《素问释义》云：“‘温’字疑误。”按：下文有“其脉小沉涩为肠澼，其身热者死”十三字，与此句义近，故疑“血温”二字衍。

【译文】

肾脉搏动而沉小，见于痢疾，却又下血，加上血热身热不退，这是邪热有余，真阴已伤，多为预后不良的死证。

心肝脉小沉涩为肠澼，其身热者死，热见七日死[1]。(《素问·大奇论》)

【注释】

[1] 心肝……七日死：张景岳注：“心肝之脉小沉而涩，以阴不足而血伤也，故为肠澼。然脉沉细者不当热，今脉小身热是为逆，故当死。而死于热见七日者，六阴数尽也。”

【译文】

如果心肝二脏的脉象都出现小沉涩滞的，可拟诊为痢疾，如果又兼有身热不退症状的，预后多不良。如果这种情况连续身体发热七天的话，多数属死证。

小　结

痢疾是夏秋季常见的肠道传染病。临床以腹痛、里急后重、下痢赤白脓血为特征。病因主要为二种，一是内伤饮食不节，一是外感时邪湿热疫毒或寒湿之邪。症候表现为下白沫、下脓血，或赤白兼见。湿热疫毒侵入肠中，使肠络损伤，气血与邪搏击，化为脓血，发为痢疾。如因湿蕴热蒸，损伤肠胃，则为湿热痢；多食生冷，中阳不运，寒湿凝滞者，则成寒湿痢；感受时行疫气，疫毒壅盛于肠胃者，则有疫毒痢；如若疫毒湿热之气上攻于胃，则胃逆不能纳食，可成噤口痢；痢疾迁延，邪恋正伤，则成久痢，或时发时止，则为休息痢。

《内经》称滞下、肠澼，限于当时的具体条件，当然不可能发现病原体，但从病因和症状的特点来看，《内经》所说的痢疾主要是指细菌性痢疾，也可能包括阿米巴痢疾。尤其对逆症的描述，提出身热、脉涩小搏、阴阳虚等，非常符合临床，对预后相当重要。证之临床，曾治不少菌痢，一般脉象滑数或弦数的，泻下次数虽多，也不为虚；反之，少数患者脉涩小弱，阳虚畏寒或阴虚液脱，泻下次数虽少，治却棘手。感《内经》所言据实设辞，自必有当。

后世对痢疾的认识不断提高，秦越人《难经》称为“大瘕泄”“小肠泄”；张仲景又与泄泻统称为“下利”，治以“白头翁汤”；《千金》称“滞下”。到了宋代《济生方》中才正式以“痢疾”命名。《丹溪心法》指出其具有流行性、传染性，提出“湿热为本，通因通用”治则；刘河间更有创见，认为“调气则后重自除，行血则便脓自愈”。

第三节　泄泻病类

概　论

诸厥固泄，皆属于下。（《素问·至真要大论》）

【译文】

各种厥逆、二便不通或失禁的病症，病变多在下焦。

诸呕吐酸，暴注下迫，皆属于热。（《素问·至真要大论》）

【译文】

各种呕酸水、急暴下泻的病症，大都由热邪引起。

胃脉实则胀，虚则泄。（《素问·脉要精微论》）

【译文】

胃脉实，是胃气壅滞，气失和降，可发生腹胀；胃脉虚，是脾气虚弱，运化失司，可出现泄泻。

大肠病者，肠中切痛而鸣濯濯（一）[1]，冬日重感于寒即泄（二），当脐而痛，不能久立，与胃同候[2]，取巨虚上廉。（《灵枢·邪气脏腑病形篇》）

【校勘】

（一）肠中切痛而鸣濯濯：《针灸问对》卷上无“濯濯”二字，《圣济总录》

卷一百三十一作"腹中痛濯濯"。

（二）即泄：《甲乙》卷九第七无此二字。

【注释】

[1] 濯濯：象声词，肠鸣音。杨上善注："肠中水声。"

[2] 与胃同候：指大肠与胃密切相关。大肠与胃经气都合于上巨虚，所以大肠病可取胃的巨虚穴来治疗。杨上善注："与胃同候者，大肠之气与足阳明合巨虚上廉，故同候之。"

【译文】

大肠患病，肠中急痛，因传导失常，水液停留，所以肠鸣濯濯，冬天再感染了寒邪，就会立即引起泄泻，出现当脐而痛，甚至痛得不能站立。由于大肠连属于胃，所以治疗可取胃经的巨虚上廉。

少阳所至为暴注。（《素问·六元正纪大论》）

【译文】

少阳之气至而致病，可发生急剧泻利不止。

一阳[1]发病，少气，善咳，善泄，其传为心掣[2]，其传为隔。（《素问·阴阳别论》）

【注释】

[1] 一阳：指少阳，包括足少阳胆与手少阳三焦二经。

[2] 心掣：古心悸怔忡别名。

【译文】

足少阳胆经和手少阳三焦经发病，可出现气息不足，容易咳嗽，经常泄泻，久而久之，可传变为心虚绞痛的怔忡病，或饮食不下、痞隔难通的隔病。

土郁之发……民病心腹胀，肠鸣而为数后，甚则心痛胁䐜，呕吐霍乱，饮发注下，胕肿身重。（《素问·六元正纪大论》）

【译文】

土气郁而发作的情况是……人们易患心腹部胀满，肠鸣增加，大便频数，甚则出现心窝部疼痛，窜及胁肋部胀满，呕吐腹泻，水饮泛滥，大便泻下如注，浮肿身重等症状。

阳明在泉，客胜则清气动下，少腹坚满而数便泻。（《素问·至真要大论》）

【译文】

阳明在泉，客气胜则发生凉气动于下，少腹坚硬胀满，泄泻频繁等病。

阳明之复，清气大举……甚则心痛痞满，腹胀而泄。（《素问·至真要大论》）

【译文】

阳明燥金之气为复气时，凉气大起……严重的可出现心绞痛、痞塞胀满、腹胀泄泻等病证。

尺肤寒，其脉小（一）者，泄，少气。（《灵枢·论疾诊尺篇》）

【校勘】

（一）小：《甲乙》卷四第二上作“急”。

【译文】

尺之肌肤寒冷而脉象细小的，是泄泻与气虚的患者。

先病而后泄者治其本〔一〕，先泄而后生他病者治其本，必且〔二〕调之，乃治其他病。（《素问・标本病传论》）

【校勘】

（一）本：《素问识》云："疑标误。"

（二）且：《甲乙》卷六第二作"先"。

【译文】

如果先患其他病而后发生泄泻的，当先治其标，即先治疗其他病。如果先患泄泻而后发生其他病的，当先治其本，即先治疗泄泻，必定先调治好泄泻，然后才能治疗其他病。

一、濡泄症

湿胜则濡泻。（《素问・阴阳应象大论》）

【译文】

湿邪过胜，则易困脾，脾失运化，导致水谷不化的泄泻病。

太阳之胜……寒入下焦，传为濡泻。（《素问・至真要大论》）

【译文】

太阳寒水之气为胜气时……寒邪入于下焦，可传变为水泻等病。

太阴之胜……湿〔一〕化乃见，少腹满……内不便，善注泄。（《素问・至真要大论》）

【校勘】

（一）湿：原作“燥”。《素问直解》张景岳注：“当作湿。”据改。

【译文】

太阴湿土为胜气时……湿化之令得行，少腹疼痛……腹内气化不便，经常泄泻如注。

岁水不及，湿乃大行……民病腹满，身重，濡泄。（《素问·气交变大论》）

【译文】

水运不及之年，所不胜之土气大行，湿气泛滥……人们就易患腹部胀满，身体沉重，泄泻。

二、溏泄症（鹜溏）

阳明之胜，清发于中，左胠胁痛，溏泄。（《素问·至真要大论》）

【译文】

阳明燥金之气为胜气时，清凉之气从内而生，可发生左胁肋部疼痛，解出鸭溏样泄泻便。

阳明在泉……主胜则腰重腹痛，少腹生寒，下为鹜溏。（《素问·至真要大论》）

【译文】

阳明在泉，主气胜则发生腰部沉重，腹部疼痛，少腹部产生寒气，下利像鸭便那样溏薄。

脐(一)以上皮热，肠中热，则出黄如糜(二)。……胃中寒、肠中热，则胀而(三)且泄。胃中热、肠中寒，则疾饥，小(四)腹痛胀。(《灵枢·师传篇》)

【校勘】

(一)脐：《医学纲目》卷二十一引作“眇”。

(二)糜：《甲乙》卷六第二后有“色”字。

(三)而：《太素·顺养》卷二、《甲乙》卷六第二并无。

(四)小：《太素·顺养》卷二作“少”。

【译文】

脐以上的腹部皮肤发热，这是肠中积热，会排泄黄色的稀粥样粪便。……如果胃中寒、肠中热，这是上寒下热的寒热错杂证，可出现腹部胀满而且泄泻稀便。如果胃中热、肠中寒，这是上热下寒的寒热错杂证，可出现食后即饥而且小腹胀痛等症状。

三、飧泄症

春伤于风，夏生飧泄[1]。(《素问·阴阳应象大论》)

【注释】

[1]飧泄：指大便泄泻清稀、完谷不化之证。飧，水与饭合在一起。

【译文】

(由于阴阳可以转化)所以春天伤于风邪，到夏季每易发生完谷不化的泄泻病。

久风入中，则为肠风飧泄。(《素问·风论》)

【译文】

内外中于风邪日久不愈，可内传于肠胃，就会发展成为大便出血的肠风病，或成为完谷不化的飧泄病。

久风为飧泄。（《素问・脉要精微论》）

【译文】

风邪经久不愈，木风侮土，可成为飧泄病。

食饮不节，起居不时者，阴受之。……阴受之则入五脏……入五脏则䐜满闭塞，下为飧泄，久为肠澼。（《素问・太阴阳明论》）

【译文】

饮食没有节制、起居没有规律伤人，内脏先受到影响。……体内阴气受病，即从阴而传入五脏之脾……侵入五脏之脾，可见上腹胀满，痞塞不通，大便溏泄，完谷不化，日久可成为痢疾等阴症。

是故虚邪之中人也……留而不去，传舍于肠胃。在（一）肠胃之时，贲响腹胀，多寒则肠鸣飧（二）泄，食（三）不化，多热则溏出麋[1]。（《灵枢・百病始生篇》）

【校勘】

（一）在：《太素・邪传》卷二十七作“舍于”。

（二）飧：《太素・邪传》卷二十七作“飱”。按：二字本义不通，唯“飧”字引申有熟食之义，“飱”字亦同，故亦通用。

（三）食：《甲乙》卷八第二无。

【注释】

[1] 溏出麋：泛指泄泻或痢疾而言。杨上善注：“麋，黄如麋也。”丹波元简注：

“麋、縻古通用，乃縻烂也。溏出麋，盖调肠垢赤白滞下之属。”

【译文】

因此虚邪贼风侵害人体……如果邪气留滞不能祛除，则进一步传入并伏藏于肠胃，在肠胃的时候，可出现肠鸣腹胀的症状。寒邪多则肠鸣泄泻不消化食物，食不消化可蕴久生热，热盛则出现大便黄如糜的泄泻或痢疾等病。

脐以下皮寒（一），胃中寒，则腹（二）胀；肠中寒，则肠鸣飧泄。（《灵枢·师传篇》）

【校勘】

（一）寒：刘衡如曰：“详文义‘寒’字似应改为‘热’。自杨上善以下，历代注家解释此句，语多牵强，或以此五字属下，或改前‘上’为‘下’，义均未安，如易‘热’字，则文义豁然矣。”按：此言胃中寒，临床上确有脐以下腹部皮肤发凉的症状，遵原文为好。

（二）腹：《太素·顺养》卷二作“少”。

【译文】

脐以下少腹部的皮肤发凉，如果是胃中寒所致，则可出现腹胀；如果是肠中寒所致，则可出现肠鸣泄泻，甚则粪便有未经消化的食物。

寒气生浊，热气生清[1]。清气在下，则生飧泄[2]；浊气在上，则生䐜胀[3]。（《素问·阴阳应象大论》）

【注释】

[1] 寒气生浊，热气生清：寒属阴，主凝固、主静，有收敛、下降的特性，所以寒气生浊；热属阳，主升散、主动，有向上、向外的特性，所以热气生清。张景岳注：“寒气凝滞，故生浊阴；热气升散，故生清阳。”

[2] 清气在下，则生飧泄：此言人体阴阳升降失常的变化，阳气当升而反下陷为病。

张景岳注：“清阳主升，阳衰于下而不能升，故为飧泄。”如脾虚失运之泄泻证。

[3] 浊气在上，则生䐜胀：䐜，胀起之意；胀，胀满之义。张景岳注：“浊阴主降，阴滞于上而不能降，故为䐜胀。”如胃气不降之胀满证。

【译文】

寒气的凝固，可以产生浊阴；热气的升腾，可以产生清阳。清阳之气应升而不升却在下，就会发生飧泄；浊阴之气应降而不降却在上，就会发生䐜胀。

脾病者……虚则腹满肠鸣，飧泄，食不化。（《素问·脏气法时论》）

【译文】

脾脏有病……脾虚则腹部胀满、肠鸣、泄泻完谷不化。

怒则气逆，甚则呕血及飧泄[(一)]，故气上矣。（《素问·举痛论》）

【校勘】

（一）飧泄：《甲乙》卷一第一、《太素·九气》卷二均作“食而气逆”。义长。

【译文】

大怒可使肝气上逆，血随气逆，严重的可发生呕血，或肝气横逆乘脾而发生飧泄，所以说这是气上逆的病。

志有余则腹胀飧泄，不足则厥。（《素问·调经论》）

【译文】

志有余的会出现腹胀飧泄，志不足的会出现四肢厥冷。

岁木太过，风气流行，脾土受邪，民病飧泄食减，体重烦闷，肠鸣，腹支满。（《素问·气交变大论》）

【译文】

木运太过之年，风气流行，木胜克土，脾土受邪，人们易患食欲不振、消化不良的飧泄病，出现食欲减退，身体沉重，烦闷抑郁，肠鸣，腹部支撑胀满等症状。

飧泄取三阴。（《灵枢·九针十二原篇》）

【译文】

飧泄食物不化的病，治疗当取足之三阴经。

四、洞泄症

春伤于风，邪气留连，乃为洞泄[1]。（《素问·生气通天论》）

【注释】

[1] 洞泄：水谷不化，利下无度，胃肠如空洞无底，故称洞泄。张琦注："风邪通肝必克脾土，脾郁不能消化，水谷并入二肠，肝之上升必随脾土，脾阳既郁，木气亦不得直升，遂决二肠为洞泄，故飧泄肠澼之象必责肝脾。"

【译文】

春天伤于风邪，留伏不去，会发生急泻如注的洞泻病。

肾脉……小甚为洞泄。（《灵枢·邪气脏腑病形篇》）

【译文】

肾脉小甚，是肾虚不能固涩，可发生泄泻如注的洞泄病。

五、逆　症

病泄脉洪大，是二逆也。（《灵枢·五禁篇》）

【译文】

患泄泻病，脉宜沉静，如反见洪大之脉，是正虚邪盛，为逆症的第二种情况。

泄而脉大……皆难治。（《素问·玉机真脏论》）

【译文】

患泄泻病，（脉应沉小，）反出现脉浮大的……都属于难治之症。

婴儿病……大便赤辦[一]飧泄，脉小者[二]，手足寒，难已；飧泄[三]，脉小，手足温，泄[四]易已。（《灵枢·论疾诊尺篇》）

【校勘】

（一）赤辦：《脉经》卷九第九作“赤青瓣”，《甲乙》卷十二第十一作“青瓣”，均义长。马莳亦曰：“‘辦’当作‘瓣’。”丹波元简注曰：“赤作青为是，盖小儿有便青乳瓣完出者，即青瓣也，此虚寒之候。”按：证之临床，确有不少小儿解出赤色如瓣之不消化便，但若手足热的易治，手足冷的比较难治。

（二）脉小：二“脉小”，《甲乙》卷十二第十一“小”均作“大”。按：证以他篇如《素问·玉机真脏论》“泄而脉大……皆难治”，前“小”应作“大”。盖脉小是寒邪少，气血尚旺，手足温暖，故易愈；脉大是邪气盛，正气不足，手足寒，故难愈。有校注本解释反是，恐有悖经旨。

（三）飧泄：《针灸问对》引无。

（四）泄：周本作“亦”，《脉经》卷九第九、《甲乙》卷十二第十一并无。

【译文】

婴儿患病时……若大便赤色挟有乳瓣，泄泻未消化的食物，再加之邪气盛而脉大，正气不足而手足厥冷，这样的泄泻属于难治之病；若邪气少而脉小，正气旺而手足温暖，这样的泄泻就易治。

腹鸣而满，四肢清，泄，脉大，是二逆也。……如是者，不过十五日而死矣。（《灵枢·玉版篇》）

【译文】

腹满而肠鸣，四肢清冷，泄泻不止，脉大邪盛，是阴证而得阳脉，这是第二种逆证。……出现如此逆证，不过十五日就要死亡。

附：便闭症（虑瘕）

太阳所至为流泄[1]禁止[2]。（《素问·六元正纪大论》）

【注释】

[1] 流泄：指大小便失禁而遗尿泄泻不止等病，或单指泄泻而言。如张景岳注："寒气下行，能为泻利，故曰流泄。"

[2] 禁止：指大小便禁闭而前后窍道闭塞之病。如张景岳注："阴寒凝结，阳气不化，能使二便不通，汗窍不解，故曰禁止。"

【译文】

太阳之气至而致病，可发生大小便失禁而泄泻不止，或大小便禁闭不通而癃闭便秘等证。

肾脉……微急……为不得前后。（《灵枢·邪气脏腑病形篇》）

【译文】

肾脉微急，可发生大小便不通。

热气留于小肠，肠中痛，瘅热焦渴（一），则坚干不得出，故痛而闭不通矣。（《素问·举痛论》）

【校勘】

（一）渴：《太素·邪客》卷二十七作"竭"，义长。

【译文】

如果热邪蓄积留于小肠，也可发生肠中疼痛。这是由于内热伤津所致，可出现唇焦口渴，大便坚硬难以排出，所以腹痛而大便闭结不通。

小肠移热于大肠，为虙瘕（一）[1]。（《素问・气厥论》）

【校勘】

（一）虙瘕：《太素・寒热相移》卷二十六作“密疝”。

【注释】

[1] 虙瘕：古韵虙通伏，瘕为腹中积块。积块沉伏于内，故称虙瘕。张景岳注：“小肠之热下行，则移于大肠，热结不散，则或气或血，留聚于曲折之处，是为虙瘕。”

【译文】

小肠的热邪移传于大肠，气血留滞不行，可发生大便不通。

太阴司天，湿淫所胜，则沉阴且布。……阴痹[1]者，按之不得……大便难，阴气不用[2]。（《素问・至真要大论》）

【注释】

[1] 阴痹：病名。指阴寒之气痹阻气血经络发生的痛证。此病往往痛无定处，类似现代医学的神经痛。

[2] 阴气不用：此指阴茎萎缩不举之病。马莳注：“阴气不举。”

【译文】

太阴湿土司天之年，湿气偏胜，则阴沉之气布于宇宙。发生阴痹病的人，按之不知痛处……或出现大便难，阳痿不举等病。

少阴之复……隔肠不便。（《素问・至真要大论》）

【译文】

少阴君火为复气时，可发生肠道隔塞，大便不通等症状。

小　结

泄泻又称腹泻，是指排便次数增多，粪便稀薄或泻出如水样的病证。临床有暴泻与久泻之分。暴泻多因外邪所感或饮食不节所致；久泻常因脾肾虚弱或肝脾失调所致。湿盛和脾虚是泄泻发生的关键。脾虚与湿盛互为因果，脾虚失运可造成湿盛，而湿盛又影响脾的健运。但主要病机是脾胃运化失调，大小肠受盛、传导失职，清浊不分。

《内经》说："大肠、小肠皆属于胃"，又说："胃脉虚则泄"，包括了整个消化系统，但又指出脾肾两经对于泄泻的重要性。这是中医理论整体观的特点，我们必须注意这方面，因为不少泄泻患者治疗肠胃无效，而用中医观点去治疗脾肾，却会很快收到疗效。理由便是脾肾为人身先后二天之故。先天之肾包含命门，命门藏匿命火，后天生化须赖先天命火的温养，先天真阴真阳的不匮乏又需后天不断地供应，所以许叔微说："补脾不若补肾"，而李东垣则说："补肾不若补脾"，也说明先后二天的相互关系。临床实践证明，腹泻经久不止，或天明泄泻，或大便经常溏薄，虽然是肠胃病，但可从脾肾诊治，如用附子理中丸和四神丸等，从五行生克观点看，就是补火生土法。

《内经》说："一阳发病，少气，善咳，善泄。"从五行生克观点看，即为木克土。这是一个难治的慢性病，非但用一般治泄泻的方法如利湿、温中、补火之类无效，而且即或切中病机采用疏肝扶脾，也难速效。从实际情况看，木克土的泄泻，多数是久病，形体比较消瘦，性情急躁，易于激动，大便多鹜溏，一日二三次，多至七八次，便前腹内觉胀或隐痛，常伴有胸闷、口干、小便短赤、食少难化、睡眠不酣等症状，尤其失眠后更易增加泄泻次数；舌苔多黄腻干糙，或见花剥，或舌质红绛；脉象弦细带数，沉按有力。从西医诊断来说，颇似胃肠植物神经功能紊乱或小肠易激综合症，辨证大多属肝旺脾弱，以刘草窗的痛泻要方为主加减。如因久病已用过滋补或建中之类方剂，不见效果，可改用白芍、柴胡、甘草、山药、扁豆、煨葛根、茯苓、荷叶、竹茹、苡仁、川栋子、通草、左金丸等，或加乌梅少量，疏肝调脾，易见效果。

《内经》对泄泻的原因，指出寒热湿，特别偏重在湿，所谓"湿胜则濡泄"。治湿的方法很多，在泄泻症则以利小便为主。凡是水走肠间，小便必少，小便一畅，泄泻自然稀减。这方法十分可靠，其治疗机制也可用现代医学来解释。

与泄泻相反的就是便秘症。它的发病原因不外肠热、肠中津液枯燥，所以一般用泻热剂或润肠剂。但亦有因阳虚不运而便秘的，称为冷秘，非用温下不可，在《内经》中已有阴痹的症候，可见前人对于临床观察是十分细致的。

第四节　胀满病类

概　论

诸胀腹大，皆属于热[1]。（《素问·至真要大论》）

【注释】

[1] 诸胀腹大，皆属于热：胀，气滞不通所致的胀满，刘河间释为肿胀。腹大，因气滞或停水而腹满，外形变大。热邪郁于肠胃，气机滞闷，受纳、运化与输布功能失职，或无形之气滞于中，或有形之物积于内，都可导致腹大胀满之症。当然腹大胀满又当与其他原因所致的情况区别，如《素问·异法方宜论》指出的"脏寒生满病"，《伤寒论》中"发汗后，腹胀满者，厚朴生姜半夏甘草人参主之"的胀满，就不属于热。此外，湿滞，瘀血等也可出现腹胀大的症状。

【译文】

各种胀满腹大的病症，大多属于热邪造成。

诸病有声，鼓之如鼓，皆属于热[1]。（《素问·至真要大论》）

【注释】

[1] 诸病有声，鼓之如鼓，皆属于热：病有声，因病而发生声响的，如腹胀肠鸣，干呕呃逆等。鼓之如鼓，前一个鼓字是动词，敲打的意思，后一个鼓字是名字。鼓之如鼓，就是用叩诊的方法检查，好像敲鼓一样的空响，表明充满了气体。张景岳注："鼓之如鼓，胀而有声也，为阳气所逆，故属于热。"临床中常见因积热壅滞而致的腹胀，如小儿疳症初起的腹部膨胀就属于此类疾病。如《医宗金鉴·儿科疳症门》说："乳食过饱或因肥甘无节，停滞中脘，传化迟滞，肠胃渐伤，则生积热。"当然单凭鼓之如鼓就断定属热是不够全面的，还当结

合舌苔、脉象和其他兼症方能作出正确辨证。

【译文】

各种疾病引起的肠鸣有声，干呕呃逆，或腹胀叩之有声如击鼓者，大多与热邪有关。

夫胀者，皆在于脏腑之外，排脏腑而廓胸胁，胀皮肤，故命曰胀。（《灵枢·胀论》）

【译文】

胀满发病的部位，都在脏腑之外，向内排压脏腑，向外扩张胸胁，使人皮肤发胀，所以称为胀病。

其脉大坚以涩者，胀也。（《灵枢·胀论》）

【译文】

寸口脉出现大、坚而又涩滞的脉象，这是胀满病。

浊气在上，则生䐜胀。（《素问·阴阳应象大论》）

【译文】

浊阴之气应降不降而上逆，就会发生胀满病。

卑监[1]之纪，是谓减化[2]……其病留满痞塞。（《素问·五常政大论》）

【注释】

[1] 卑监：土生万物，故其位尊贵，现土气不及而变为位卑，其临视的职能有失。监，临下，含观察之义。王冰注："土虽卑少，犹监万物之生化也。"

[2] 减化：土之化气为木气所抑，化气减少或减弱。

【译文】

土运不及卑监之年，土之化气为木气所抑，因而减弱……其发病多为滞留胀满而痞塞不通。

一、心胀症

心胀者，烦心，短气，卧不安。（《灵枢·胀论》）

【译文】

心胀病，心烦气短，睡卧不宁。

二、肺胀症

肺胀者，虚满而喘咳。（《灵枢·胀论》）

【译文】

肺胀病，呼吸无力而胸中满胀，喘促咳逆。

三、肝胀症

肝胀者，胁下满而痛引小腹。（《灵枢·胀论》）

【译文】

肝胀病，胁下胀满疼痛而牵引少腹。

四、脾胀症

脾胀者，善哕，四肢烦悗，体重不能胜衣，卧不安。（《灵枢·胀论》）

【译文】

脾胀病，常呃逆，四肢闷胀不舒，身体重滞，连衣服都觉沉滞不适，睡眠不安宁。

五、肾胀症

肾胀者，腹满引背，央央然[1]腰髀痛。（《灵枢·胀论》）

【注释】

[1] 央央然：央，通“怏”。形容心情闭闷不畅的样子。

【译文】

肾胀病，腹胀满，牵引致背部不适，感觉到腰髀部隐隐作痛。

六、胃胀症

胃胀者，腹满，胃脘痛，鼻闻焦臭，妨于食，大便难。（《灵枢·胀论》）

【译文】

胃胀病，腹部胀满而胃脘部疼痛，鼻中常闻到焦臭的气味，妨碍正常的饮食，大便也不通畅。

七、大肠胀症

大肠胀者，肠鸣而痛濯濯[1]，冬日重感于寒，则飧泄不化。（《灵枢·胀论》）

【注释】

[1] 濯濯：形容肠鸣发出的声音。

【译文】

大肠胀病，肠鸣伴有腹痛而濯濯有声，如果在冬季再受寒气侵袭，就会出现完谷不化的飧泄病。

八、小肠胀症

小肠胀者，少腹䐜胀，引腰而痛。（《灵枢·胀论》）

【译文】

小肠胀病，少腹胀满，牵引腰部作痛。

九、膀胱胀症

膀胱胀者，少腹满而气癃[1]。（《灵枢·胀论》）

【注释】

[1] 气癃：膀胱被气闭塞阻滞，引起小便不通的病症。张景岳注："气癃，膀胱气闭，小便不通也。"

【译文】

膀胱胀病，少腹胀满而小便不利。

一〇、三焦胀症

三焦胀者，气满于皮肤中，轻轻然[1]而不坚。（《灵枢·胀论》）

【注释】

[1] 轻轻然：形容胀满的样子。"彭彭然"之讹，见沈澍农《中医古籍用字研究》。

【译文】

三焦胀病，气体充满在皮肤里面，胀气虚浮，按之空软。

一一、胆胀症

胆胀者，胁下痛胀，口中苦，善太息。（《灵枢·胀论》）

【译文】

胆胀病，胁下胀满疼痛，口中觉苦，常作深长呼吸而发出叹息的声音。

一二、肤胀症

肤胀者，寒气客于皮肤（一）之间，鼟鼟（二）然[1]不坚，腹大，身尽肿，皮（三）厚，按其腹，窅（四）而不起[2]，腹色不变，此其候也。（《灵枢·水胀篇》）

【校勘】

（一）皮肤：《素问病机气宜保命集》作“肤胀何如”。

（二）鼟鼟：《太素·胀论》卷二十九、《甲乙》卷八第四、《千金要方》卷二十一第四、《外台秘要·水肿门》卷二十并作“殼殼”。按：考《灵枢·胀论》“愿闻胀形”之描述，似作“殼殼”为是，“殼殼”实乃“彭彭”之讹。

（三）皮：《甲乙》卷八第四下有“肤”字。

（四）窅：《甲乙》卷八第四作“腹陷”，《千金要方》卷二十第四、《外台秘要·水肿门》卷二十、《普济方·水病门总论》卷一百九十一并作“陷”。

【注释】

[1] 鼟鼟然：形容胀满的样子。沈澍农《中医古籍用字研究》云：“彭彭，鼓声，引申指胀满貌。形讹而为‘鼓鼓’，后读者旁注其义为‘空空’，衍入正文又两两合并则为‘鼟鼟’。……而作‘彭彭’，二者相较，‘彭彭’习见而义明，应允为正例。‘壳壳’亦为‘彭彭’之形讹；‘轻轻’更为因‘壳壳’之义难

解而臆改之误文。‘膨膨’为‘彭彭’之后起分化字。”又丹波元简注：“鼜字亦从鼓从空，盖中空之义，诸注为鼓声，岂有不坚而有声之理乎。”认为仅表示中空之义，而无象声之理，可参。

[2] 窅而不起：形容深陷不起。窅，《说文》：“深目也，从穴中目。”

【译文】

肤胀病是因寒邪侵入皮肤之间所致，临床表现可有腹部胀满，叩击之如击鼓，空而不实，皮肤粗厚，全身浮肿，用手切按腹上，深陷而不起，腹部的皮色也没变化。这就是肤胀病的症候特点。

一三、鼓胀症

鼓胀者（一），腹胀，身皆大（二），大与（三）肤胀等也；色苍黄，腹筋（四）起，此其候也。（《灵枢·水胀篇》）

【校勘】

（一）鼓胀者：原本无，据《甲乙》卷八第四、《普济方·水病门总论》卷一百九十一补。

（二）腹胀，身皆大：《太素·胀论》卷二十九无“胀”字，《普济方·水病门总论》卷一百九十一作“腹身皆肿大”，《千金要方》卷二十一第四、《外台秘要·水肿门》卷二十“皆”并作“肿”。

（三）与：《甲乙》卷八第四作“如”，《证治准绳·胀满类》第二册引同。

（四）筋：《太素·胀论》卷二十九、《千金要方》卷二十一第四、《外台秘要·水肿门》卷二十、《普济方·水病门总论》卷一百九十一并作“脉”，《甲乙》卷八第四校语谓“一本作脉”。

【译文】

鼓胀病，不仅是腹部胀大，而且全身也肿胀，与肤胀病的表现一样，但鼓胀的肤色青黄不泽，青筋暴露。这就是鼓胀病的症候特点。

有病心腹满，旦食则不能暮食，此为何病？……名为鼓胀。……治之以鸡矢(一)醴[1]，一剂知，二剂已。……其时有复发者何也？……此饮食不节，故时有病(二)也。虽然，其病且已时，故当病(三)气聚于腹也[2]。（《素问·腹中论》）

【校勘】

（一）矢：《太素·胀论》卷二十九无。

（二）病：《太素·胀论》卷二十九作“痛”。

（三）时，故当病：《甲乙》卷八第四作“因当风”，《太素·胀论》卷二十九作“时当痛”。按：参《甲乙》、《太素》语，或作“故时当病”为是。

【注释】

[1] 鸡矢醴：古代治疗鼓胀病的药酒方。杨上善注：“可取鸡粪作丸，熬令烟盛，以清酒一对半沃之，承取汁，名曰鸡醴，饮取汁。”张景岳注：“鸡矢醴法，按《正传》云：用羯鸡矢一升，研细，炒焦色，地上出火毒，以百沸汤淋汁，每服一大盏，调木香、槟榔末各一钱，日三服，空腹服，以平为度。又按《医鉴》等书云：用干羯鸡矢八合，炒微焦，入无灰好酒三碗，共煎，干至一半许，用布滤取汁，五更热饮，则腹鸣，辰巳时行二三次，皆黑水也，次日觉足面渐有皱纹，又饮一次，则渐皱至膝上而病愈矣。此二法，似用后者为便。”又曰：“鸡矢之性，能消积下气，通利大小二便，盖攻伐实邪之剂也。一剂可知其效，二剂可已其病。凡鼓胀由于停积及湿热有余者，皆亦用之。若脾肾虚寒发胀，及气虚中满等症，最所忌也，误服则死。”

[2] 虽然……腹也：马莳注：“其愈后有腹胀者，特以饮食不节故耳。正以病将愈时，而饮食复伤，则邪气复聚于腹，所以为之再胀也。”

【译文】

有一种心腹胀满的病，早晨进食了晚上就不能再吃，这是什么病呢？……这叫鼓胀病。治疗可用鸡矢醴汤。一般一剂就能见效，两剂病就好了。……但这种病有时会复发，这是什么原因呢？……这是因为饮食不注意，所以病有时复发。这种情况多数是由于正当疾病将要痊愈时，患者又复伤于饮食，使邪气复聚于腹中，因此鼓胀就会再发。

一四、腹满症

食饮不节，起居不时者，阴受之。……阴受之，则入五脏；……入五脏，则䐜满闭塞，下为飧泄，久为肠澼。（《素问·太阴阳明论》）

【译文】

饮食没有节制、起居没有规律伤人，内脏先受到影响。体内阴气受病，即从阴而传入五脏之脾……侵入五脏之脾，可见上腹胀满，痞塞不通，大便溏泄，完谷不化，日久可成为痢疾等阴症。

脾病者……虚则腹满肠鸣，飧泄食不化。（《素问·脏气法时论》）

【译文】

脾脏有病，脾气虚弱则腹部胀满，肠中鸣响，泻下完谷不化食物。

太阴之厥，则腹满䐜胀，后不利，不欲食，食则呕，不得卧。（《素问·厥论》）

【译文】

太阴经所发生的厥证，则腹部胀满，大便不利，不欲饮食，食则呕吐，不得安卧。

厥或令人腹满……阴气盛于上则下虚，下虚则腹胀满。（《素问·厥论》）

【译文】

厥证或有使人腹部胀满的……这是人的阴气偏盛于上，则上下皆阴而阳气虚，阳气虚于下则阴气不化，故腹部胀满。

二阴一阳发病，善胀，心满，善气。（《素问·阴阳别论》）

【译文】

少阴和少阳发病，腹部容易胀满，心窝部满闷，时作叹息。

腹满，大便不利，腹大，亦上走胸嗌（一），喘息（二）喝喝然[1]，取足少阴（三）。（《灵枢·杂病篇》）

【校勘】

（一）腹大，亦：《兰室秘藏·中满腹胀论》卷上无此三字。

（二）喘息：《甲乙》卷九第七无此二字。

（三）少阴：《太素·刺腹满数》卷三十注："有本少阴为少阳。"《甲乙》卷九第七"阴"作"阳"。

【注释】

[1] 喝喝然：喘息张口，其声喝喝的样子。

【译文】

腹胀满，大便不通，感觉胀闷向上冲逆，甚至连及胸部与嗌部，喘息张口，发出喝喝的声音，治疗应取足少阴肾经穴位针刺。

腹满，食不化，腹（一）响响然[1]，不能大便（二），取足太阴（三）。（《灵枢·杂病篇》）

【校勘】

（一）腹：《甲乙》卷九第七无。

（二）不能大便：《太素·刺腹满数》卷三十无"能大"二字，《甲乙》卷九第七"能"作"得"。

（三）阴：《甲乙》卷九第七作"阳"。

【注释】

[1] 响响然：形容肠鸣声的样子。

【译文】

腹部胀满，食物不得消化，腹内有鸣响，大便不通利的，当取足太阴脾经的穴位针刺。

小腹满大，上走胃（一），至心，淅淅（二）[1]身时寒热，小便不利，取足厥阴。（《灵枢·杂病篇》）

【校勘】

（一）胃：《甲乙》卷九第九作“胸”。

（二）淅淅：《太素·刺腹满数》卷三十作“泝泝”，《甲乙》卷九第九作“索索然”。

【注释】

[1] 淅淅：恶寒的样子。按：淅淅与洒洒、索索、洗洗等，心母铣音，音近互通。

【译文】

小腹部胀大胀满，甚至上窜到胃脘和心胸部，全身恶寒发热，小便不利，治疗当取足厥阴肝经穴位针刺。

一五、逆　症

腹胀，身热，脉大（一），是一逆也；腹鸣而满，四肢清，泄（二），其脉大，是二逆也。……如是者，不过十五日而死矣。（《灵枢·玉版篇》）

【校勘】

（一）大：《甲乙》卷四第一下校注云：“大一作小。”按：一般而论，腹胀，身热，脉大为顺，脉小是脉证不符而为逆，既谓逆证，作“小”为是。但此处经旨，当作“大”为妥。盖脉大是指邪气盛正气虚，所以谓逆证。

（二）四肢清，泄：“清”似应作“清”，“泄”字疑涉下文“四末清，脱形，泄甚”而衍。

【译文】

腹胀满，身发热，脉大，是邪盛正虚，为一逆。腹满而肠鸣，四肢逆冷，脉大，是阴证而得阳脉，为二逆。……如果出现这二逆的症状，预期不过十五天就会死亡。

其腹大胀，四末清，脱形，泄甚，是一逆也；腹胀便（一）血，其脉大时绝，是二逆也。……如是者，不及（二）一时而死矣。（《灵枢·玉版篇》）

【校勘】

（一）便：《甲乙》卷四第一校注：“一作后。”

（二）及：马注本、张注本并作“过”。

【译文】

五逆中的急诊，其中腹大而胀，四末逆冷，形肉已脱，泄泻不止，是脾阳已败，为一逆。腹胀满，大便下血，脉大而时有间歇，是孤阳将脱，为二逆。……如果出现这二逆的症状，不过一天就会死亡。

湿气变物，病反腹满，肠鸣，溏泄，食不化，渴而妄冒，神门绝者，死不治。（《素问·气交变大论》）

【译文】

万物受湿发生变化，患病反而出现腹部胀满，肠鸣、溏泄，食谷不化，口干渴，言行不正常，头目冒昧而不清爽等症状，如果再诊得手少阴心经之神门脉绝止，为心气已脱，多属死亡不治之症。

小　结

《内经》所说的胀病，主重在气，与后世讲的臌胀病有所区别。臌胀病是以腹部胀大如鼓，皮色苍黄，甚至青筋暴露为特征的一种病证，相当于现代医学的肝硬化腹水、结核性腹膜炎、晚期血吸虫以及其它引起肝脾肿大并有腹水的一些疾病。所谓“胀者，皆在于脏腑之外，排脏腑而廓胸胁，胀皮肤，故命曰胀”，据此，凡气机障碍之处引起的胀感和其他症状，都可称为胀。《内经》虽分五脏六腑之胀，并不单指某脏某腑；但从某一部分症状看作某一脏腑的胀病，当然与某一脏腑关系更为密切。后人治胀同样以气为主，《类证治裁》上说：“肿在外属水，胀在内属气；肿分阳水阴水，胀别气实血实。”由此，我们对于胀病总的疗法也就不难理解了。

满也称痞满、胃痞，是一种自觉症状，多见于心下胃脘部痞塞，胸膈胀满，外形很少变化，往往触之无形，按之柔软，压之无痛。其发病机制属于脾胃消化不良，所以《内经》概称腹满，指出心满、善气、不欲食、食则呕、肠鸣、飧泄和大便不利等消化系统症状。

一般认为，治胀满实证较易掌握，虚症比较困难。原因是虚症胀满系本虚标实之候，泻满势必更虚其本，补中又难免助长其标，《内经》虽有“塞因塞用”法则，实际使用时并不那么简单。至于五脏六腑的胀症，后世医家积累了不少治疗经验，《丁甘仁医案》内有比较周密的方药，可以参考。

第五节　噎膈病类

概　论

隔塞闭绝，上下不通，则暴忧之病也。（《素问·通评虚实论》）

【译文】

饮食不下，噎塞闭绝，气阻上下不通，都是由于突然忧愁不解所致。

一阳发病……其传为隔。（《素问·阴阳别论》）

【译文】

足少阳胆经及手少阳三焦经发病，久病可传变为饮食不下、上下痞隔难通的隔病。

三（一）阳结，谓之隔。（《素问·阴阳别论》）

【校勘】

（一）三：《太素·阴阳杂说》卷三作“二”。

【译文】

邪气郁结于足太阳膀胱经和手太阳小肠经，可发生二便闭塞不通的隔病。

一、上隔症

气为上隔者，食饮入而还出。（《灵枢·上隔篇》）

【译文】

气机郁结于上，可形成食入即吐的上隔症。

二、中隔症

肝移寒于心，狂，隔中。（《素问·气厥论》）

【译文】

肝的寒邪移传于心，可损伤心阳而发生神志错乱的狂症，阳被寒抑也可发生上下隔塞不通的隔中病。

饮食不下，隔塞[一]不通，邪在胃脘。（《灵枢·四时气篇》）

【校勘】

（一）塞：《新校正》引《甲乙》文作“咽”。

【译文】

饮食不能咽下，或觉胸膈阻塞不通的，这是病邪留在胃脘的缘故。

肝大则逼胃迫咽，迫咽则苦[一]隔中，且胁下痛。（《灵枢·本脏篇》）

【校勘】

（一）迫咽则苦：统本、金陵本均不重“迫咽”二字，《甲乙》卷一第五、《千金要方》卷十一第一“苦”作“善”。

【译文】

肝脏肿大会压迫胃脘，牵扯食道，从而形成上下阻塞不通的隔中病，并且出现两胁作痛的症状。

胃脉沉鼓涩，胃外鼓大，心脉小坚急，皆隔(一)，偏枯。(《素问·大奇论》)

【校勘】

(一)皆隔：《素问直解》改“皆”为“背”，《内经评文》：“隔当作为”。

【译文】

胃脉沉而应指涩滞，或者浮而应指很大，而且心脉又细小坚硬急疾应指的，大都属气血隔塞不通所致，可发生偏枯而半身不遂。

脾脉……微急为膈中(一)，食饮(二)入而还出，后沃沫[1]。(《灵枢·邪气脏腑病形篇》)

【校勘】

(一)微急为膈中：《脉经》卷三第三“膈”作“脾”，“中”下有“满”字。《中藏经》卷上第二十六“为膈中”作“则胸膈中不利”。按：《脉经》、《中藏经》与原文相去甚远，存疑待考。

(二)饮：《甲乙》卷十一第八作“食”。

【注释】

[1] 后沃沫：指大便泻下冷泡沫样粘液物。杨上善注：“大便沃冷沫也。”

【译文】

脾脉微急是患了隔中病，由于脾阳虚弱，运化无力，以致食入即吐，大便下冷泡沫。

三、下膈症

虫为下膈[1]。下膈者，食晬时[2]乃出。(《灵枢·上膈篇》)

【注释】

[1] 下膈：病名。食后经一定时间，仍就吐出，属于反胃一类的病症。此指虫痈为主引起的一种膈症。

[2] 晬（zuì）时：古时一周时，即现代的二十四小时。

【译文】

虫积久而化痈，可发生下膈病。下膈病的主要表现为：食入后过了二十四小时才吐出。

附：关格症

阴气太盛，则阳气不能（一）荣也，故曰关。阳气太盛，则阴气弗能荣也，故曰格。阴阳俱盛，不得相荣，故曰关格。关格者，不得尽期（二）而死也。（《灵枢·脉度篇》）

【校勘】

（一）能：《难经·三十三难》、《甲乙》卷一第四并作“得相”。

（二）期：《甲乙》卷一第四无，《难经·三十三难》后有“命”字。

【译文】

如果人的阴气太盛，就会影响到阳气不能营运入内与阴气相交，这叫做关。如果阳气太盛，就会使阴气也不能营运外出与阳气相交，这叫做格。如果阴阳两气俱盛，表里上下内外相隔，彼此不能营运相交，这叫做关格。关格是阴阳离决，两相格拒的表现，出现这种情况，人就不能活到应该活到的岁数而早亡。

反四时者，有余为精（一），不足为消[1]。应太过，不足为精；应不足（二），有余为消。阴阳不相应，病名曰关格[2]。（《素问·脉要精微论》）

【校勘】

（一）精：刘衡如云："疑两'精'字，均当作'积'，与'消'相对为文，二字繁体相近致误。王冰注：'邪气胜精'，疑原作'邪气盛积'，与'血气消损'为对文。因正文'积'作'精'，后人遂改注之'盛积'为'胜精'以曲解之。"

（二）应不足：《太素·杂诊》卷十六无此三字。

【注释】

[1] 反四……为消：王玉川注："盖有余不足皆指脉言。有余指脉大，不足指脉小。消谓正气消沉，精谓邪盛。……王注'邪气胜精'之说，乃望文生义，不可从也。又，此篇所谓有余不足，是人迎寸口对比诊脉法，故下文云'阴阳不相应，病名曰关格。'《类经》注引《灵枢·禁服》为说，与本篇原文相证，若合符节。"

[2] 关格：此指阴阳气血不相顺从所形成的互相不能应接的病症，非指上为呕吐下为大小便不通之关格病。王冰注："阴阳之气不相应合，不得相营，故曰关格也。"

【译文】

脉象与四时阴阳之气相反的情况，各种脉大有余的为邪气盛的表现，各种脉小不足的为正气衰的表现。根据时令变化，阳盛脉应洪大，反见细小之脉的，是邪气太盛的表现；阴盛脉应细小，反见洪大之脉的，是正气消损的表现。这种阴阳之气互相格拒，阴阳不相顺从，气血不相营运，邪正不相适应的病证，统称为关格。

【按语】

此节经文，不少注家认为是衍文，或有脱简。如周学海说："此段论脉文，与上不接，疑有脱文。"丹波元简亦说："此一项三十九字，与前后文不相顺承，疑是它篇错简。且精消二字，其义不大明。"《新校正》云："详此'岐伯曰'前无问。"当属脱漏。吴昆注本补："帝曰：脉反四时，阴阳不相应奈何？"此十三字。张文虎《舒艺室续笔》谓："岐伯曰以下三十九字与上下文不接，下《玉机真藏论》……'五脏受气'云云，乃岐伯之言，而上无岐伯曰三字，疑此文即彼篇错简。"张琦亦谓："此他经脱文，不可强解。"但细析经文，此三十九字与上下文"帝曰：脉其四时动奈何"语气连贯，恐非衍文。

小　结

《内经》分噎膈为上膈、膈中、下膈，总的来说，不离于胃。从膈的症状来看，“饮食不下”“食饮入而还出”，和西医所说的食道、胃肿瘤疾患接近。从“肝大则逼胃迫咽，迫咽则苦膈中，且胁下痛”的描述来看，还可能包括部分肝胆胰肿瘤及其非器质性疾病。因此，中医把它与风、痨、臌并称，认为比较难治。所以清代徐灵胎说：“噎膈症十死八九”。

现代中医认为噎膈的产生，七情内伤和酒色过度为主要因素，造成阴血匮乏和局部气结血瘀为主要病机。初期偏于气结，以解郁润燥为主；后期为血结，津血枯槁，当以去瘀破结，降逆和中，滋养阴血为法。所选用的方剂以旋复代赭汤、栝蒌薤白散、半夏厚朴汤、启膈散、通幽汤等出入，对减轻症状、提高生存质量有一定的疗效。

分析中西医在对肿瘤疾病的发病认识上有很大差异。中医十分重视情志因素，西医则对上消化道肿瘤比较偏重于局部机械和物理刺激因素，如饮酒、喝烫茶等，认为长期热饮刺激是关键。其实，中医对这一点早有认识，如《医碥》中曾指出：“酒客多噎膈，饮热酒者尤多。”不过临床实践证明，治疗噎膈如果不重视情志因素，往往奏效不理想。事实上临床所见的噎膈患者，情志多偏于抑郁，所以中医重视情志因素是很有见地的。随着医学模式的转变，现代西医也逐渐认识到了这点。

关格是两种症状的综合病症，在上饮食不能进为格，在下大小便不通利为关，病情比较严重阶段。《医彻》中曾指出本病是阴阳偏胜及阴阳离绝之象，阐发了《内经》不治的理由，可资参考。

第六节　积聚病类

概　论

寒气客于小肠膜原(一)之间，络血之中，血泣不得注于大经，血气稽留不得行，故宿昔而成积矣。（《素问·举痛论》）

【校勘】

（一）小肠膜原：《太素·邪客》卷二十七作“肠膜关元”。

【译文】

寒邪侵袭于小肠膜原之间，深入至络血之中，使络血凝涩不能流注到大的经脉，血气留滞不能畅行，所以日久就可结成积聚病。

卒然外中于寒，若内伤于忧怒(一)，则气上逆，气上逆则六输不通[1]，温气不行，凝血蕴里(二)而不散，津液涩渗(三)，着而不去，而积皆成矣。（《灵枢·百病始生篇》）

【校勘】

（一）怒：《甲乙》卷八第二作“恐”。

（二）里：《甲乙》卷八第二作“裹”，义胜。

（三）涩渗：《太素·邪传》卷二十七作“泣澡”，《甲乙》卷八第二作“凝涩”。

【译文】

如果在外突然感受了寒邪，在内又被情志如忧思、郁怒所伤，则气机上逆，妨碍六经气血的运行通畅，阳气的温煦作用受到影响，血液得不到阳气的温运而导致凝血，凝血蕴裹久不消散，津液干涩不能渗灌，留着不行而得不到消散，于是积聚病就形成了。

是故虚邪之中人也……留而不去，传舍于肠胃之外，募原[1]之间，留着于脉，稽留而不去，息[2]而成积。（《灵枢·百病始生篇》）

【注释】

[1] 募原：募，通膜。膜原，指肠胃之外，脏腑之间的膏膜。

[2] 息而成积：息，生长之意。此处指虚邪滞留于脉，逐渐长大而成积病。孙鼎宜注："言虚邪留著于脉，生长则为积，此积之由也。"

【译文】

所以虚邪贼风侵害人体……如果邪气留滞于某处不能祛除，传注到肠胃的外面，膜原之间，停留在该处的血脉之中，着久滞留不去，邪气与血气相互凝结，结块逐渐长大，可成为积病。

积之始生，得寒乃生，厥（一）乃成积也。（《灵枢·百病始生篇》）

【校勘】

（一）厥：《太素·邪传》卷二十七后有"上"字，义胜。

【译文】

积病之初，是受到寒邪的侵袭而产生的，寒邪由下厥逆而上行，遂产生了积病。

【按语】

此句总括了积的病因病机。

积证的原因很多，但各种积的形成多与寒邪有关，如本章涉及到的，有寒气自足上逆肠胃而成积；有饮食起居、劳作失度，致肠络损伤而血溢，恰逢肠外有寒，则血与肠外津液搏聚而成积；有外感寒邪并内伤气逆，致血凝津聚而成积等。

厥乃成积，是进一步说明积的形成，都是由于气机之逆乱，或津停，或血凝，或气滞，著而不去，日久成积。正如马莳所注：“此原积之所生者，必由于寒，而其所成，则由于气之逆也。厥者，气逆也。”

厥气[1]生足悗（一），悗（二）生胫寒，胫寒则血脉凝涩（三），血脉凝涩则寒气上入于肠胃（四），入于肠胃则䐜胀，䐜胀则肠外之汁沫[2]迫聚不得散（五），日以成积。（《灵枢·百病始生篇》）

【校勘】

（一）悗：《甲乙》卷八第二“溢”，下同。

（二）悗：《太素·邪传》卷二十七、《甲乙》卷八第二此上并有“足”字，义胜。

（三）凝涩：《甲乙》卷八第二“涩”作“泣”，《太素·邪传》卷二十七“凝涩”作“涘泣”。杨注云：“涘，凝也。”

（四）血脉凝涩则寒气上入于肠胃：《太素·邪传》卷二十七作“寒气上入肠胃”。《甲乙》卷八第二作“寒热上下入于肠胃”。

（五）䐜胀则肠外之汁沫迫聚不得散：《甲乙》卷八第二无“䐜胀则肠”四字，《证治准绳·腹痛类》四册引无“䐜胀则”三字，《太素·邪传》卷二十七无“得”字，“肠外之”杨注认为应作“肠胃之外”。

【注释】

[1] 厥气生足悗：厥气，指厥逆之气，即从下逆上之寒气。足悗，足部痛滞、行动不便。全句是说寒气从下部侵犯后，逆行向上，致使足部痛滞，行动不利。如张景岳注：“寒逆于下，故生足悗，谓肢节痛滞，不便利也。”

[2] 汁沫：此指肠管外的津液。

【译文】

寒邪造成的厥逆之气从下上逆，首先出现足部酸困、疼痛、活动不利，继而由足部的疼痛发展到小腿感到寒冷，小腿感到寒凉后，从而使该部的血脉运行不畅、凝涩不通，如果寒邪向上侵入肠胃，肠胃受寒则水谷运化不利而发生胀满，肠胃胀满就迫使肠胃之外的汁沫凝聚不能消散，这样积以时日，就逐渐形成积病。

肠胃之络伤则血溢于肠外，肠外有寒，汁沫与血相搏，则并合凝聚不得散而积成矣。（《灵枢·百病始生篇》）

【译文】

如果肠胃的络脉受到损伤，血流溢于肠外，适逢肠外有寒邪，则肠外的汁沫与外溢的血液相抟凝聚，两者合在一起，凝聚久了不能消散，逐渐增大就成为积病了。

人之善病肠中积聚（一）者，何以候之？……皮肤（二）薄而不泽，肉不坚而淖泽[1]，如此则肠胃恶，恶则邪气留止，积聚乃伤（三）；脾胃之间，寒温不次，邪气稍至，稸[2]积留止，大聚乃起。（《灵枢·五变篇》）

【校勘】

（一）聚：《甲乙》卷八第二、《千金要方》卷十一第五并无。

（二）肤：《甲乙》卷八第二、《千金要方》卷十一第五并无。

（三）伤：《甲乙》卷八第二作“作”。按：作，含发生之义。积聚乃作，犹言积聚逐渐发生，义胜。

【注释】

[1] 淖泽：稍微湿润之意。《素问·经络论》王冰注：“淖泽，谓微湿润也。”

[2] 稸：同“畜”，蓄积。

【译文】

人有易患肠中积聚病的，怎样预测呢？皮肤薄弱，色泽不润，肌肉虽稍微滑润却不坚实，如果这样，说明其肠胃不好，以致产生的营养津液不足，肠胃机能差，容易使邪气留滞在内，不易消散，产生积聚病。如果脾胃之间，接受饮食物的腐蚀、消化、转输，失了正常的寒温秩序，邪气在此稍有侵犯，就容易造成蓄积停留，聚以时日，形成较重的积聚病。

结而横[1]，有积矣。（《素问·平人气象论》）

【注释】

[1] 结而横：结，有结滞不通之意，此指脉来迟，时有歇止，止无定数。横，有横坚不柔和之意，此指脉来横格于指下不柔和，且长而坚。结而横，反映气血郁滞，故可为积聚之病。《难经·十八难》有云："人病有沉滞久积聚，可切脉而知之耶？然。诊在右胁积气，得肺脉结，脉结甚则积甚，积微则气微。……结者，脉来去时一止，无常数，名曰结也。"说明结有主积之理，可作为本句之注。

【译文】

如果脉象搏动迟而有歇止，兼见长而坚的现象，这是里面有积块的缘故。

寸口脉沉而横（一），曰胁下有积（二），腹中有横积痛。（《素问·平人气象论》）

【校勘】

（一）脉沉而横：《甲乙》卷四第一中作"脉紧而横坚"。《太素·尺寸诊》卷十五后有"坚"字。

（二）有积：《甲乙》卷十五第一中无此二字。

【译文】

寸口脉沉而坚长横居的，说明胁下有积块了，或土虚木实而出现腹中横积痛。

及有新积，痛（一）可移者，易已也；积不痛（二），难已也。（《灵枢·卫气篇》）

【校勘】

（一）痛：《甲乙》卷二第四无。

（二）积不痛：下疑脱“不移”二字。杨上善注：“积而不痛，不可移者若难已。”杨氏所注之本，应该有“不移”二字。

【译文】

以及患有新得的积聚病，疼痛能按之移动的，容易治好；积聚病不疼痛而按之不移动的，难以治好。

一、伏梁症

病有少腹盛，上下左右皆有根，此为何病？可治不？……病名曰伏梁[1]。……伏梁何因而得之？……裹大脓血，居肠胃之外，不可治，治之（一）每切按之致死。……此下则因阴必下脓血，上则迫胃脘生（二）鬲，侠（三）胃脘内痈。此久病也，难治。居脐上为逆，居脐下为从，勿动亟夺[2]。（《素问·腹中论》）

【校勘】

（一）不可治，治之：《甲乙》卷八第二不重“治”字。

（二）生：王冰注：“生当为出，传文误也。”《太素·伏梁病》卷三十正作“出”，王注是。

（三）侠：《太素·伏梁病》卷三十作“使”。

【注释】

[1] 伏梁：病名，其病伏藏于腹中，如强梁之坚硬，故名。

[2] 勿动亟夺：言不可屡次动用攻夺的方法治疗。亟，屡次；夺，攻去。杨上善注：“不可辄动数夺，夺之致死。”

【译文】

有一种病少腹盛满，上下左右都有根，这是什么病？可以治疗吗？……病名叫伏梁。……伏梁病是什么引起的？……是患病日久的小腹部硬块转化，裹藏着大量的脓血，居于肠胃之外，所以不可用按摩的方法治疗。如果用这种方法治疗，往往引起病处发生剧烈疼痛而有闷乱欲死的感觉。……因为此下为小腹及二阴，按摩就会使脓血破裂下出；此上是胃脘部，按摩则上迫胃脘，脓血流出至膈肌，发生围绕胃脘的内部痈肿，根深病久，故难治疗。一般地说，这种病生在脐上的离心脏近为逆症，生在脐下的离心脏远为顺症。但都不可用屡次按摩或攻下的方法治疗，以免损伤正气。

人有身体髀股胻皆肿，环脐而痛，是为何病？……病名伏梁，此风根[1]也。其气溢于大肠而着于肓，肓之原在脐下[2]，故环脐而痛也(一)。不可动之[3]，动之为水溺涩之病(二)。（《素问・腹中论》）

【校勘】

（一）“其气”至“痛也”：此句《甲乙》卷八第二在上文“勿动亟夺”之下，《太素・伏梁病》卷三十在“论在《刺法》中”之下。

（二）“不可”至“之病”：《甲乙》卷八第二、《太素・伏梁病》卷三十，此二句均在前“此风根也”后。“涩之病”，《太素》作“清之府”。

【注释】

[1] 风根：杨上善注：“此伏梁病，以风为本也。”张景岳注：“风根，即寒气也。如《百病始生篇》曰：积之始生，得寒乃生，厥乃成积。即此谓也。”

[2] 肓之原在脐下：王冰注：“脐下，谓脖胦，在脐下同身寸之二寸半。《灵枢经》云：肓之原，名曰脖胦。”按：脐下二寸半处，正是气海穴，又名下肓，即此肓之原。

[3] 不可动之：此指不可用按摩或药物的方法攻下以击动裹脓的伏梁病。

【译文】

有病人身体上的髀、股、胻等部位都发肿，且环绕脐部疼痛，这是什么病呢？……病名叫伏梁。这是由于夙患风寒之邪，久而化热所致。风寒邪气充溢在大肠的部位，留着于肓部，肓的根源在脐下气海穴，所以病人绕脐而痛。这种病不可用按摩或药物攻下的方法治疗，如果误用攻下，就会发生小便涩滞不通的病症。

心脉……微缓为伏梁，在心下，上下行，时唾血。（《灵枢·邪气脏腑病形篇》）

【译文】

心脉微缓是邪留止不去，久而成为伏梁病，病位在心窝下，邪气上下扩散，向上扩散的时常唾血。

其成伏梁唾血脓者，死不治。（《灵枢·经筋篇》）

【译文】

若已成为伏梁病，并出现吐脓血的，是脏器已伤，属病情严重的死证。

【按语】

关于伏梁病，从经文可以看出，是指患病日久、腹中坚硬一类的积聚病。文中提到的两侧伏梁病，病情各不相同。一是久病不治，邪居肠胃之外而引起，症见少腹硬满有根，裹大脓血而下溢上迫；一是夙患风寒，气溢大肠而着于脐下所引起，症见髀股胻皆肿，环脐而痛。其他如《灵枢·邪气脏腑病形篇》说的："心脉……微缓为伏梁，在心下，上下行，时唾血。"及《难经·五十六难》说的："心之积名曰伏梁，起脐上，大如臂，上至心下，久不愈，令人烦心。"这是因五脏传邪，留止不能再传所引起的心积病，虽亦属伏梁之类的疾病，但病情殊异，故在诊断治疗上，应当详加分辨。据一九七二年甘肃省出土的《武威汉代医简》记载，有"治伏梁里脓在胃肠之外治方"这么一句话，说明有的伏梁病可能是指体内痈肿一类的疾病。

二、息贲症

肺脉……滑甚，为息贲[1]上气。（《灵枢·邪气脏腑病形篇》）

【注释】

[1] 息贲：病名，五积病之一。是肺之积。肺部患上积病，积于胁下，影响气道通行，出现喘息上贲，故名息贲。其症见恶寒发热，右胁痛或拘急，背痛，呕逆，吐血等。杨上善注："息，谓喘息，肺之积，名息贲。在右胁下，大如杯，久不愈，令人洒淅振寒热，喘咳，发肺痈也。"

【译文】

肺脉滑甚的，是生在肺部的积病，称为息贲。如痰热壅盛，肺气不利，可见喘息气逆症状。

肝高则上支贲，切胁悗（一），为息贲。（《灵枢·本脏篇》）

【校勘】

（一）切胁悗：《甲乙》卷一第五、《千金要方》卷十一第一"切"作"加"，"悗"作"下急"。按："切"应作"且"，音近而误。

【译文】

肝位偏高，可向上支撑鬲部，并且紧贴着胁部而使其发生闷胀，成为息贲病。

手太阴之筋……其病当所过者支转筋，痛甚成息贲，胁急吐血。……手心主之筋……其病当所过者支转筋，前（一）及胸痛息贲。（《灵枢·经筋篇》）

【校勘】

（一）前：《太素·经筋》无。

【译文】

手太阴肺经的经筋发病……本经之筋所循行和结聚的部位发生掣引、转筋，疼痛严重的可成息贲病，或胁下拘急、吐血。……手厥阴心包经的经筋发病……本经之筋所循行和结聚的部位发生掣引、转筋，甚至前面提到的胸部疼痛或成为息贲病。

二阳之病发心脾（一）[1]，有不得隐曲[2]，女子不月，其传为风消[3]，其传为息贲者（二），死不治。（《素问·阴阳别论》）

【校勘】

（一）脾：《太素·阴阳杂说》卷三作“痹”。

（二）者：《太素·阴阳杂说》卷三前有“三日”二字。

【注释】

[1] 二阳之病发心脾：二阳，即阳明，这里偏重于足阳明胃。临床上，不少胃病确实多发于心、脾。张景岳注：“二阳，阳明也，为胃与大肠二经。然大肠小肠，皆属于胃，故此节所言，则独重在胃耳。盖胃与心，母子也。人之情欲本以伤心，母伤则害及其子。胃与脾，表里也，人之劳倦，本以伤脾，脏伤则病连于腑，故凡内而伤情，外而伤形，皆能病及于胃，此二阳之病，所以发于心脾也。”这实际上强调了精神活动对肠胃功能及月经病的影响，病理上很符合临床实践，所以后人多数赞同此说。

[2] 不得隐曲：有二说：一是指二便不通利，如杨上善注：“隐曲，大小便。”一是指阳道病，如王冰注：“隐曲，隐蔽委曲之事也，夫肠胃发病，心脾受之，心受之则不流，脾受之则味不化，血不流故女子不月，味不化则男子少精，是以隐蔽委曲之事，不能为也。”又张景岳注：“不得隐曲，阳道病也，夫胃为水谷气血之海，主化营卫而润宗筋。如《厥论》曰：前阴者，宗筋之所聚，太阴阳明之所合也，《痿论》曰：阴阳总宗筋之会，会于气冲，而阳明为之长。然则精血下行，生化之本，唯阳明为最，今化原既病，则阳道外衰，故不得隐曲。”按：王注以隐曲为性功能，张景岳赞同，但对“不得隐曲”起因的解释，王注以直接由乎心脾病所致，张注则以直接因于阳明胃病所致，略有不同。考《唐书·安禄山传》有前阴私处生疮的记载，说成“隐曲常疮”，据此，王注为是。

[3] 风消：病名，此含气消形瘦之意。二阳有病，日久必化源枯竭，出现气消形瘦，势所必然。又马莳注："血枯气郁而热生，热极则生风，而肌肉自尔消烁矣，故为之风消。"可参。

[4] 其传为息贲：阳明胃病，土不生金，日久则肺病，肺气不利，肃降失职，气息贲急，形成息贲。

【译文】

阳明病变，大多因心脾病变引起，如患有精神不振、性功能障碍、女子经闭等症，导致病久传变，或成为血枯形瘦的风消病，或成为气息奔迫的息贲病，这些病在治疗方面就不易治愈，预后多不良。

三、肥气症（息积）

肝脉……微急为肥气[1]，在胁下，若复杯。（《灵枢·邪气脏腑病形篇》）

【注释】

[1] 肥气：病名，是肝之积，在胁下，好像覆置一个杯子一样，故名肥气。杨上善注："肝受寒，气积在左胁下，状若复杯，名曰肥气。"

【译文】

肝脉微急的，是生在肝部的积病，称为肥气。出现在胁下部位，形状好像扣着一个杯子一样。

病胁下满，气逆（一），二三岁不已，是为何病？……病名曰息积（二）[1]。此不妨于食，不可灸刺[2]。积为导引（三）服药，药不能独治也[3]。（《素问·奇病论》）

【校勘】

（一）逆：《甲乙》卷八第二、《太素·息积病》卷三十后有"行"字。

（二）积：《甲乙》卷八第二作“贲”。

（三）积为导引：《太素·息积病》卷三十“积”作“精”，无“导”字。

【注释】

[1] 息积：诸说不一。杨上善注：“胁下满，肝气聚也，因于喘息则气逆行，故气聚积经二三岁，名曰息积。”王冰注：“腹中无形，胁下逆满，频岁不愈，息且形之，气逆息难，故名息积也。”张景岳注以脾胃为病根，连及于肺脏立论，他说：“胁满气逆，喘促息难，故为息积。”吴昆、张志聪以肺之积而成息贲立论，高士宗认为是先天经脉受损之奇病。宋太医院编的《圣济总录》云：“气聚胁下，息而不消，积而不散，故满逆为病。”按：归纳上述观点，息积之病的发生，多与肝、脾胃等脏腑累及于肺脏有关。肝主疏泄，其经布胁肋，且与肺有着生克关系；脾胃为气血生化之源，且与肺为母子关系；肺主呼吸，以降为顺。肝气郁滞，脾胃乏于生化，则气聚胁下而胀满，肺气不降，则呼吸不利而气逆喘息，病久稽留不去，故息而成积。证之临床，似与间质性肺纤维化之疾及脂肪肝相当。

[2] 不可灸刺：病在胁下，息积有形，灸之则助火热，

[3] 积为导引服药，药不能独治也：高士宗注：“积，渐次也，须渐次为之导引而服药。导引，运行也。运行则经脉之亏者可复，若但服药，则药不能独治也，此息积为先天奇病，而药不能治也。”

【译文】

有患胁下胀满的，并伴有气逆喘促症，又二三年不好的，是什么病呢？……这个病叫息积。这种病在胁下而不在胃，所以不妨碍饮食，治疗时不可用艾灸和针刺，可用导引法疏通气血，并结合药物慢慢调治，但单靠药物也不能治愈的。

四、贲豚症

肾脉……微急为沉厥贲豚[1]（一），足不收，不得前后[2]（二）。（《灵枢·邪气脏腑病形篇》）

【校勘】

（一）贲豚：《太素·五脏脉诊》卷十五无此二字，明赵本“贲”作“奔”。

（二）不得前后：《中藏经》卷中第三十无此四字。

【注释】

[1] 沉厥贲豚：沉厥，指下肢沉重厥冷。贲豚，病名，是肾之积，发自少腹，上至胸咽，若豚之奔突，故名。杨上善注：“微急者，肾冷发沉厥之病，足脚沉重逆冷不收，”尤在泾云：“豚，水畜也；肾，水脏也。肾气内动，上冲咽喉，如豚之奔，故名奔豚。亦有从肝病得者，以肾肝同处下焦，而其气并善上逆也。”

[2] 不得前后：即大小便不利。

【译文】

肾脉微急，可发生沉厥病，肾的寒气上逆发为奔豚，两足难以屈伸，大小便不通利。

五、血瘕症

二阳三阴，至阴皆在，阴不过阳，阳气不能止阴，阴阳并绝，浮为血瘕[1]，沉为脓胕[2]。（《素问·阴阳类论》）

【注释】

[1] 血瘕：属妇女癥瘕一类疾病。多因月经期间，邪气与血结聚，阻于经络而成。症见少腹有积气包块，急痛，阴道内有冷感，或见背脊痛，腰痛不能俯仰等。汪必昌《医阶辨证》云：“血瘕在少腹及左胁下，假物成形，无常处。”

[2] 脓胕：即脓肿。胕，肿也。

【译文】

二阳胃腑、三阴肺脏、至阴脾土都发病，就会使阴气不能入于阳分，阳气不能留止于阴分，阴阳互相隔绝，出现脉与证相反现象，如果脉浮的发病当在外而成为血瘕，脉沉的发病当在内而成为脓肿。

六、肠溜症（昔瘤）

有所结，气归之，卫气留之，不得反(一)，津液久留，合而为肠溜。久者数岁乃成，以手按之柔。（《灵枢·刺节真邪篇》）

【校勘】

（一）不得反：《甲乙》卷十一第九“反”前有“复”字，义胜。

【译文】

邪气有所结聚，归之于内，卫气积留而不能复出，以致津液不能向外输布，留在肠胃与邪气相合，逐渐形成肠瘤。不过这种肠瘤病，是一种邪留日久发展较慢的病，须数年才能形成，用手按之是柔软的。

已(一)有所结，气归之，津液留之，邪气中之，凝结日以益甚，连以聚居，为昔瘤[1]，以手按之坚。（《灵枢·刺节真邪篇》）

【校勘】

（一）已：《甲乙》卷十一无。

【注释】

[1] 昔瘤：《说文·日部》：“昔，干肉也。”肉干燥就会变坚硬，此昔瘤，正是干坚之疾。

【译文】

已有邪气结聚而气归于内，津液停留不行，又中邪气，凝结不散，且日益加重，接连积聚，成为坚硬的昔瘤，用手按摸是坚硬的。

小　结

积聚是指腹内积块，或胀或痛的一种病证，又名癥瘕。癥积有形可征，病在血分；瘕聚则散聚无常，病在气分。但二者可互相转化，聚可发展为积，积通过治疗可转化为聚。病位：肝脾为主。鉴别要点：从结块有无定形、质地硬软、部位是否固定、自觉痛或胀有无定处等鉴别。主要病机：情志、饮食、外邪、体虚等，导致肝脾受损、脏腑失和、气机阻滞、痰湿凝滞，产生血瘀、气滞、湿阻、痰凝、正虚等病理而发病。首辨初中晚三期，次辨在气在血，再辨属湿、属痰、属食、属虚。但《内经》所指的积聚，以寒邪和忧怒为主因。因为寒性凝滞，能使气血流行发生障碍；忧怒伤气，气伤则不能运行水血。久之积聚成形，所以积聚作为病名。从“着而不去”“留而不去”等句来看，不难理解是一个慢性顽固性的疾病，而且《内经》所说的积聚主要是指有形的病症。

《内经》从部位和形态定出伏梁、息贲、肥气多种名称，但主要是以脏腑区分。后来《诸病源候论》、《千金要方》等还有更多的名目。《难经·五十五难》区分积与聚指出：“积者五脏所生，聚者六腑所成。”《金匮》又认为：“积者，脏病也，终不移；聚者，腑病也，发作有时。”皆依据《内经》而来。但《内经》所说的积聚包括了现代的肝脾肿大及脂肪肝、腹腔器官的肿块和内脏穿孔所引起的局限性腹膜炎等症。很明显，如“在胁下，若复杯”的描写，是很符合肝脾肿大及脂肪肝的；而“病有少腹盛，上下左右皆有根，病名曰伏梁，裹大脓血，居肠胃之外，不可治”，则酷似局限性化脓性腹膜炎。然而肝硬化早期到晚期的不少症状，还散在《内经》其他痞满、胃病、胁痛、癥瘕和鼓胀等各个部分，可资互参。

至于治疗，《医宗必读》分初、中、末三个阶段，张景岳则说“总其要不过四法，曰攻、曰消、曰散、曰补”，二者都很符合临床实际。

第七节　腹痛病类

概　论

岁土太过，雨湿流行，肾水受邪。民病腹痛，清厥，意不乐，体重烦冤。（《素问·气交变大论》）

【译文】

土运太过之年，雨湿流行，土胜克水则肾水受邪。人们易患腹痛，四肢清冷厥逆，精神抑郁不快乐，身体沉重，心中烦闷等病。

岁木不及，燥乃大行，生气失应，草木晚荣。……民病中清，胠胁痛，少腹痛，肠鸣溏泄。（《素问·气交变大论》）

【译文】

木运不及之年，金之燥气反而大行，木的生气不能与时令相应，草木繁荣较晚。……人们易患腹中清冷、胁肋与少腹部疼痛、肠鸣溏泄等病。

小肠病者，小腹痛，腰脊控睾(一)而痛，时窘之后(二)。……膀胱病者，小腹(三)偏肿而痛，手按之，即欲小便而不得。（《灵枢·邪气脏腑病形篇》）

【校勘】

（一）睾：《太素·府病合输》卷十一作“尻”。

（二）后：《脉经》卷六第四、《千金要方》卷十四第一并作“腹”。

（三）小：《太素·府病合输》卷十一、《脉经》卷六第十并作“少”。《类经》卷二十第十四作“小便”。

【译文】

小肠有病，小腹作痛，腰脊牵引睾丸痛，并经常有大小便窘急的感觉。……膀胱有病，小腹部偏肿而疼痛，用手按之，自觉有尿意，却不能排出。

一、寒腹痛症

寒气客于小肠，小肠不得成聚，故后泄腹痛矣。(《素问·举痛论》)

【译文】

寒气侵袭于小肠，小肠为受盛之腑，因寒而阳气不化，水谷不得停留，所以发生泄泻而腹痛。

寒气客于肠胃之间，膜原之下，血不得散，小络急引，故痛。(《素问·举痛论》)

【译文】

寒邪侵袭于肠胃之间，膜原之下，以致血气凝涩而不能流散，细小的脉络拘急牵引，所以作痛。

邪在脾胃……阳气不足，阴气有余，则寒中肠鸣腹痛。(《灵枢·五邪篇》)

【译文】

邪气在脾胃……如果阳气不足，阴气有余，脾胃虚寒，健运腐蚀失职，可出现肠鸣、腹痛等证。

二、热腹痛症

岁少阴在泉，热淫所胜……民病腹中常鸣，气上冲胸，喘不能久立，寒热皮肤痛，目瞑齿痛䪼肿，恶寒发热如疟，少腹中痛，腹大。（《素问·至真要大论》）

【译文】

少阴在泉之年，热气偏胜……人们易患腹中时常雷鸣作响，气上冲胸，喘息不能久立，寒热往来，皮肤疼痛，眼睛看不清，牙齿疼痛，颧颌部肿痛，恶寒发热如疟状，少腹中疼痛，腹腔胀大等病。

火郁之发……民病……腹中暴痛。（《素问·六元正纪大论》）

【译文】

火气郁结发作……人们易患腹中突然疼痛等病。

热气留于小肠，肠中痛，瘅热焦渴，则坚干不得出，故痛而闭不通矣。（《素问·举痛论》）

【译文】

如果热邪留蓄于小肠，也可发生肠中疼痛，由于内热伤津而出现唇焦口渴，粪便坚硬干燥而难以排出，所以腹痛也是因大便闭结不通所致的。

三、血结腹痛症

厥气客于阴股，寒气上及少腹，血泣在下相引，故腹痛引阴股。（《素问·举痛论》）

【译文】

寒厥阴气侵入到阴股部位，寒气循经上行少腹，气血凝滞，上下牵引，所以腹痛牵引到阴股部位。

四、水结腹痛症

膀胱病者，小腹（一）偏肿而痛，以手按之，即欲小便而不得。（《灵枢·邪气脏腑病形篇》）

【校勘】

（一）小：《太素·府病合输》卷十一、《脉经》卷六第十并作“少”。

【译文】

膀胱有病的，小腹部偏肿而疼痛，用手按之，即感尿意，却不能排出。

小腹痛（一）肿，不得小便，邪在三焦约，取之（二）太阳大络，视其（三）络脉（四）与厥阴小络结而血者；肿上及胃脘，取足三里。（《灵枢·四时气篇》）

【校勘】

（一）痛：《太素·杂刺》卷二十三、《脉经》卷六第十并作“病”。

（二）之：《太素·杂刺》卷二十三、《甲乙》卷九第九后有“足”字。

（三）其：《甲乙》卷九第九后有“结”字。

（四）络：《千金要方》卷二十、《普济方》卷四十三作“结”。

【译文】

小腹部肿痛，小便不利，这是病邪在膀胱的缘故，治疗时，应取足太阳经的大络委阳穴，并察看足太阳经的络脉与足厥阴经的小络，有瘀血结聚之处，针刺以去其瘀血。如果小腹部肿痛向上连及胃脘，治疗就应取足三里穴针刺。

小　结

腹痛是指胃脘以下，耻骨毛际以上的部位发生疼痛。凡六淫的侵袭，或内伤饮食、情志、虫积，或脾胃虚寒等，均可导致腹痛。病理主要是不通则痛，但性质有虚有实。

《内经》对腹痛的认识，以大腹为太阴，脐周属少阴，脐下为小腹属冲任，小腹左右为少腹属厥阴。由于“人身背为阳，腹为阴”，故总的说来腹部皆属阴。正因为腹部属阴，所以腹痛临床寒症为多，热症较少；且“不通则痛，通则不痛”，故治法多取温散辛通。当然，这只是指一般而言。汉张仲景认为：“病者腹满，按之不痛为虚，痛者为实”；隋巢元方始把腹痛独立辨证；金元时李东垣将腹痛又按三阴经及杂病进行辨证论治，提出“痛随利减，当通其经络，则疼痛去矣”，并补充了食滞和气郁腹痛；王清任创瘀在中焦或瘀在下焦辨治。临证体会，食滞腹痛多有脘腹胀痛拒按，恶食，嗳腐，或痛而欲泻，得泻痛减，苔腻，脉象滑实或沉滑，如食滞化热，则胀痛更甚；气郁腹痛乃情志所伤，肝木乘土，脘闷，腹胀疼痛，嗳气，矢气。治法前者宜和中消食，行气导滞；后者宜调理肝脾，和胃降逆，与寒热腹痛等治法迥异。至于阳明腑实、霍乱、虫症、疝气、症瘕积聚、肠痈及妇科疾患所引起之腹痛，则不属本章讨论范围。

第八节　寄生虫病类

概　论

喜怒不适，食饮不节，寒温不时，则寒汁流（一）于肠中，流于肠中则虫寒，虫寒则积聚，守于下管[1]，则肠胃（二）充廓，卫（三）气不营[2]，邪气居之，人食则虫上食，虫上食则下管虚，下管虚则邪气胜之，积聚以留，留则痈成，痈成则下管约。其痈在管内者，即而痛深；其痈在（四）外者，则痈外而痛浮，痈上皮热。（《灵枢·上膈篇》）

【校勘】

（一）流：《甲乙》卷十一第八作“留”。

（二）肠胃：《太素·虫痈》卷二十六作“下管”。

（三）卫：《甲乙》卷十一第八作“胃”。

（四）在：《甲乙》卷十一第八后有“脘”字。

【注释】

[1] 守于下管：此指虫积盘踞在下脘部。管、脘古通用。

[2] 卫气不营：此指脾胃的阳气不能营运。张景岳注：“气，脾气也，脾气不能营运，故邪得聚而居之。”

【译文】

因情志不遂，饮食不节，寒温不调，以致脾胃运化失常，使寒湿流注于肠中，肠中寒湿流注，适宜于寄生虫的滋生。虫喜寒湿则积聚不去，盘踞在下管，因此肠胃形成壅塞，使脾胃阳气不得温通，邪气也就稽留在此。当人在进食的时候，虫闻到气味，便向上求食，虫上行求食，下脘空虚，邪气就此乘虚侵入，积聚在内，稽留日久，肌肉腐蚀，便形成内痈。既成内痈，就会使肠道狭窄，转化不利，所以食后周时，仍会吐出。其痈在下脘里面的，痈的部位较深；痈在下脘外面的，痈的部位浮浅。同时，成痈的部位上的皮肤是发热的。

气为上膈[1]者，食饮入而还出。……虫为下膈，下膈[2]者，食晬时[3]乃出。（《灵枢·上膈篇》）

【注释】

[1] 上膈：病名。食后即吐的噎膈症，俗称膈食。膈，指膈膜上下，壅塞不通。杨上善注："鬲，痈也，气之在于上管，痈而不通，食入还即吐出。"

[2] 下膈：病名。食后经一定时间，仍复吐出的病症，属于反胃之类，但此主要指虫痈之类的一种膈症。

[3] 晬时：即二十四小时的一周时。

【译文】

因气机郁滞于膈膜，导致上下壅塞不通，可出现食入即吐的症状，称为上膈症。……因虫积阻滞在下形成的下膈症，可出现食入后一周时才会吐出的症状。

肘后廉以下三四寸热者，肠中有虫。（《灵枢·论疾诊尺篇》）

【译文】

肘部后缘以下三四寸部位发热的，可能肠中有虫患。

虫痛症

胸胁暴痛，下引小腹，善太息，虫食甘黄，气客于脾。（《素问·气交变大论》）

【译文】

胸胁突然发生疼痛，牵引少腹部作痛，并出现喜欢打呵欠等症状，这是土运不及之年，木之风气反而大行，土运的化气不得施令，虫类喜食味甘色黄的物品，邪气客于脾土所致。

肠中有虫瘕及蛟蛕[一]，皆不可取以小针；心肠[二]痛，憹[三]侬发作痛肿聚，往来上下行[四]，痛有休止[五]，腹热[六]，喜渴[七]涎出者，是蛟蛕也。（《灵枢·厥病篇》）

【校勘】

（一）虫瘕及蛟蛕：《千金要方》卷十三第六无“瘕及”二字，“蛟蛕”作“蛕咬”。

（二）肠：《甲乙》卷九第二、《千金要方》卷十三第六、《脉经》卷六第三、《中藏经》卷上第二十四均作“腹”。

（三）憹：原无，今据《脉经》卷六第三、《千金要方》卷十三第六补。

（四）往来上下行：《中藏经》卷上第二十四上有“气”字，《诸病源候论》卷十八“往”作“气”，无“行”字。

（五）痛有休止：《中藏经》卷上第二十四“有”下有“时”字，《脉经》卷六第三“止”作“作”，《诸病源候论》卷十八“止”作“息”。

（六）腹热：《甲乙》卷九第二、《千金要方》卷十三第六“腹”下有“中”字，《脉经》卷六第三、《中藏经》卷上第二十四作“心腹中热”。

（七）渴：《千金要方》卷十三第六无。《中藏经》卷上第二十四作“水”。

【译文】

肠中患有寄生虫病，或虫聚成瘕，推之能移的，都不宜以小针治疗。虫病常造成心腹疼痛难忍而烦闷，或成为上下移动的肿块，时痛时止，并伴有腹内发热，口渴流涎等症，这是虫聚散所致的。

小　结

《内经》提出的虫症，比较明确的是肠寄生虫，如蛔虫。后世医家则有更多的发现，如《伤寒论》有“蛔厥”一词，指出“蛔厥者，其人当吐蛔。今病者静，而复时烦者，此为脏寒。蛔上入其膈，故烦。须臾复止，得食而吐，又烦者，蛔闻食臭出，其人常自吐蛔。蛔厥者，乌梅丸主之，又主久利。”根据症状的描述，颇类现代的胆道蛔虫病。再如《医统》记载，就有伏虫、蛔虫、白虫、肉虫、肺虫、蝟虫、弱虫、赤虫、蛲虫等九种之多。该书还提出了严重的虫症可以威胁人的生命，如“蛔虫长一尺许，轻则呕吐、腹痛，重则贯心杀人”。

第五章　肝胆系疾病

第一节　黄疸病类

概　论

黄疸……久逆之所生也。（《素问·通评虚实论》）

【译文】

黄疸病的发生，是经气逆上日久所致。

目黄者曰黄疸。（《素问·平人气象论》）

【译文】

眼白睛处发黄的，是黄疸病。

一、脾疸病（脾风）

是故风者百病之长也（一），今风寒客于人，使人毫毛毕直，皮肤闭而为热，当是之时，可汗而发也。或痹不仁肿痛，当是之时，可汤熨及火灸刺而去之。弗治，病入舍于肺，名曰肺痹，发咳上气；弗治，肺即传而行之肝，病名曰肝痹，一名曰厥，胁痛出食，当是之时，可按若刺耳（二）；弗治，肝传之脾，病名曰脾风[1]，发瘅，腹中热，烦心，出黄（三）[2]，当此之时，可按、可药、可浴。（《素问·玉机真脏论》）

【校勘】

（一）长也：《生气通天论》作“始”。

（二）若刺耳：《甲乙》卷八第一上作“可刺”。

（三）出黄：《甲乙》卷八第一上作“汗出黄瘅”。

【注释】

[1] 脾风：王冰注：“肝气应风，木胜乘土，土受风气，故曰脾风，盖为风气通肝而为名也。”

[2] 出黄：诸说不一。吴昆、张景岳认为是指黄瘅身黄，王冰认为是指“出黄色于便泻之所也”，张志聪、丹波元简认为是指小便黄。

【译文】

风为百病之长，风寒之邪开始侵入人体的时候，使人豪毛竖直，毛孔闭塞不通，阳气郁而发热，在这个时候，可用发汗的方法治疗；或风寒之邪阻闭经络，出现痹证、麻木不仁及肿痛等证者，这个时候，可用热汤薰洗或热敷，或用艾灸、针刺等方法治疗，以驱除外邪。如果治疗不及时，病邪就向内传入肺脏，使肺气不利，这叫做肺痹，可出现咳嗽上气等证，此时再不能得到正确的治疗，肺病就会传之于其所胜之肝脏，使肝气不利，病名曰肝痹，又叫做厥，可出现胁痛、呕吐食物等症，在这个时候，可用按摩或针刺等方法治疗。如果仍不及时治疗，肝病就会传之于其所胜的脾脏，叫做脾风病，可出现黄疸、腹中热、心烦、小便黄等证，在这个时候，可用按摩、药物、汤浴等方法治疗。

脾足太阴之脉……是主脾所生病者……水闭，黄疸。（《灵枢·经脉篇》）

【译文】

脾的经脉叫足太阴脾经……本经所主的脾脏发生病变……会出现水闭于内而大小便不通，或一身面目俱黄等证。

溺黄赤，安卧者，黄疸。（《素问·平人气象论》）

【译文】

小便颜色黄赤，又嗜睡的，是得了黄疸病。

安卧，小便黄赤（一），脉小而涩者，不嗜食（二）。（《灵枢·论疾诊尺篇》）

【校勘】

（一）小便黄赤：《脉经》卷五第四“小”作“少”，无“便”字。

（二）不嗜食：《太素·经脉皮部》卷九前有“脾病”二字。

【译文】

嗜睡，小便颜色黄赤，脉象小而涩，又不想吃东西的，是得了运化失职的脾胃病。

二、胃疸症

已食如饥者，胃疸[1]。（《素问·平人气象论》）

【注释】

[1] 胃疸：病名，此指中消病。

【译文】

饮食后又很快觉得饥饿的，是得了胃疸病。

诊血脉者……多赤多黑多青皆见者，寒热（一），身痛而色微黄，齿垢黄，爪甲上黄，黄疸也。（《灵枢·论疾诊尺篇》）

【校勘】

（一）寒热：《诸病源候论·黄疸候》卷十二前有“必”字，《难经本义》

卷下前有“为”字。

【译文】

诊察络脉时……若青、黑、赤都出现较多并兼见的，又发寒热不止，身体疼痛而肤色微黄，牙齿垢黄，指甲上也呈黄色的，是得了黄疸病。

三、肾疸症

肾足少阴之脉……是主肾所生病者，口热，舌干，咽肿上气，嗌干及痛，烦心心痛，黄疸，肠澼。（《灵枢·经脉篇》）

【译文】

肾的经脉叫足少阴经……本经脉所主的肾脏发生的病证，可出现口热舌干，咽部红肿，喘气上逆，喉咙发干而痛，心内烦扰且痛，黄疸病，痢疾病等。

小　结

黄疸是以身黄、目黄、尿黄为主的病证。多由外感湿热、疫毒和内伤酒食所致。病位在肝胆脾胃；其病理变化主要是湿热蕴遏脾胃，肝胆疏泄失常，胆液不循常道，外溢肌肤而发黄。《内经》论黄疸也着重脾胃，没有明确指出病因，后世医家始分寒湿和湿热，并在病名上张仲景分为黄疸、谷疸、酒疸、女劳疸、黑疸五种；张景岳概括为阳黄和阴黄，便于临床辨证。脾胃均属土，土主湿，脾为阴土，从寒化则为寒湿；胃为阳土，从热化则为湿热。

阳黄和阴黄的临床表现有明显区别。阳黄色泽鲜明如桔子色，多伴发热、口渴引饮、胃纳稍减、食后脘次微胀、大便干结、溲黄或黄赤，苔黄腻而干，脉多滑数有力；阴黄则晦暗不泽，或微带青色，多伴畏寒不发热、口淡无味、胃纳不振、食后中满痞胀或呕恶、四肢乏力、大便溏薄或泄泻、小溲自利而色微黄或不黄，间亦有二便不利者，苔白腻微滑，脉沉迟或虚弦或细无力。阳黄以清利湿热为主，阴黄则以温化寒湿为主，参入扶脾。这是一般的治黄原则。

证之临床，阳黄以传染性甲型肝炎为多，但急性胆囊炎亦常表现为阳黄；阴黄多见于某些慢性乙型肝炎，或胆汁性肝硬变、急性黄色肝萎缩及肝胆系统肿瘤等。前者预后尚佳，后者预后较差，常导致不良的转归，尤其是阴黄伴有单腹胀的，治疗上甚感棘手。近几年，治疗传染性肝炎，常采取中西医结合手段，疗效良好。主要方剂选择，不外乎茵陈蒿汤、茵陈蒿汤合甘露消毒丹、茵陈五苓散、茵陈术附汤、栀子柏皮汤、胃苓汤、逍遥散、黄芪建中汤等方加减，退黄迅速，自觉症状亦易控制。笔者体会，治疗肝炎，须重视气、湿、瘀调理，会收到事半功倍之效。

最后值得一提的是，祖国医学在很早以前就已发现黄疸具有传染性，如《千金翼方》里说："凡遇时行热病，多必内瘀著黄"，并提出"时行黄疸"的病名，较之西医竟早一千多年，于此可见古人观察病情的精细了。类似这些经验，现在有很多保留在老中医手里，我们必须很好地继承学习。

第二节　胁痛病类

概　论

肝病者，两胁下痛引小腹，令人善怒。（《素问·脏气法时论》）

【译文】

肝脏有病，如果肝气实，可出现两胁下疼痛牵引到少腹部，并使人多怒。

邪客于足少阳之络，令人胁痛不得息，咳而汗出，刺足小指次指爪甲上，与肉交者各一痏，不得息立已，汗出立止，咳者温衣饮食，一日已。（《素问·缪刺论》）

【译文】

邪气侵入足少阳胆经的络脉，使人胁痛而不得呼吸，咳嗽伴有汗出，应刺足小趾、次趾爪甲上与肉交界处的窍阴穴，各刺一次，不得呼吸的症状可立即痊愈，汗出可立即止住，有咳嗽症状时，要保持衣服饮食的温暖，一天就可以痊愈。

少阳之厥，则暴聋颊肿而热，胁痛，骱[1]不可以运。（《素问·厥论》）

【注释】

[1] 骱：《类篇》："牛脊后骨。"

【译文】

少阳经所发生的厥逆证，可出现突然耳聋，颊部肿起而发热，胁部疼痛，脊椎运转失灵等症状。

胆足少阳之脉……是动则病口苦，善太息，心胁痛不能转侧。(《灵枢·经脉篇》)

【译文】

胆的经脉叫足少阳经……本经脉因外邪侵犯所发生的病症，可出现口苦，时常叹息，胸胁部作痛，不能转动翻身等。

岁金太过，燥气流行，肝木受邪，民病两胁下少腹痛，目赤痛，眦疡，耳无所闻。(《素问·气交变大论》)

【译文】

金运太过之年，燥气流行，金胜克木则肝木受邪。人们易患两胁下及少腹部疼痛，两目红赤疼痛，甚或目眦生疮疡，耳聋听不到声音等病。

阳明司天，燥气下临，肝气上从……胁痛，目赤，掉振鼓栗，筋痿不能久立。(《素问·五常政大论》)

【译文】

卯酉年阳明司天，燥气下临于地气，肝气上从于天气……(肝木受邪则)易发生胁痛，目赤，眩晕，摇动战栗，筋痿不能久立等病。

一、寒胁痛症

厥阴之脉者，络阴器，系于肝，寒气客于脉中，则血泣脉急，故胁肋与少腹相引痛矣。(《素问·举痛论》)

【译文】

足厥阴之脉循股阴入毛中，环阴器抵少腹，布胁肋而属于肝，寒邪侵袭于足厥阴之脉，则血凝涩而脉紧急，所以出现胁肋与少腹牵引作痛等症。

岁火不及，寒乃大行……民病胸中痛，胁支满，两胁痛，膺背肩胛间及两臂内痛。（《素问·气交变大论》）

【译文】

火运不及之年，水之寒气反而大行……人们易患胸中疼痛，胁下支撑胀满，两胁疼痛，膺、背、肩胛间及两臂内侧疼痛等症。

二、暑热胁痛症

岁火太过，炎暑流行，肺金受邪……甚则胸中痛，胁支满胁痛，膺背肩胛间痛，两臂内痛，身热骨（一）痛而为浸淫。（《素问·气交变大论》）

【校勘】

（一）骨：《新校正》云："按《玉机真脏论》云：'心脉太过，则令人身焦而肤痛，为浸淫。'此云'骨痛'者，误也。"

【译文】

火运太过之年，炎暑流行，火胜克金而肺金受邪……若火气太甚，心之络脉煎熬，可发生胸中疼痛，胁部支撑胀满疼痛，膺、背、肩胛间及两臂内侧疼痛；如果身体发热，皮肤疼痛，可发生浸淫疮等症。

三、血瘀胁痛症

邪在肝，则两胁中痛，寒中，恶血在内。（《灵枢·五邪篇》）

【译文】

邪气侵犯于肝，就会发生两胁部疼痛，如果肝气乘脾，木旺土虚，中焦寒气偏盛，可出现脾胃虚寒的寒中症；肝藏血，肝病又可使瘀血留滞体内等。

小　结

胁痛是指以胁肋疼痛为主的病证。病变与肝胆有关，病机特点为肝气郁滞，脉络失和，疏泄不利。性质有虚有实，临床以实证为多。肝脉布胁，胆脉循胁，故《内经》亦以肝胆两经发病为切入点，以在气在血为区别。一般胁痛多属于气，经久不愈则影响及血，故后人有“久痛入络”的说法，即所谓血瘀胁痛。后世治肝脏肿大引起的肝区疼痛，多用柔肝和络法收到良好疗效。巢元方在《内经》重视肝胆的基础上，增加与肾有关理论；孙思邈从临床实际出发，分肝实热与肝虚寒辨治；严用和提出多与情志不遂有关；张景岳执简驭繁，分外感与内伤辨证，继承《内经》病位主要在肝胆。

第三节　厥逆病类

概　论

厥逆为病也，足暴清，胸(一)若将裂(二)，肠(三)若将(四)以刀切之，烦(五)而不能食，脉大小皆涩，暖取足少阴，清取足阳明，清则补之，温则泻之。（《灵枢·癫狂篇》）

【校勘】

（一）胸：《甲乙》卷七第三后有“中”字。

（二）裂：《太素·厥逆》卷三十作“别”。

（三）肠：《甲乙》卷七第三前有“腹”字。《太素·厥逆》卷三十作“腹”，可从。

（四）将：《甲乙》卷七第三无。

（五）烦：《甲乙》卷七第三作“䐜”，可从。

【译文】

厥逆为病，两足突然清冷，胸部好像将要被裂开一样的难受，腹部好像被刀割切一样的疼痛，腹胀不能进食，脉搏不论大小均呈涩象。这样的病，如果身体温暖的，当取刺足少阴经的穴位；如果身体清冷的，当取足阳明经的穴位。总之，清冷的用补法，温暖的用泻法。

厥逆，腹胀满，肠鸣，胸满不得息，取之下胸二胁(一)，咳而动(二)手(三)者，与背腧以手按之立快者是也。（《灵枢·癫狂篇》）

【校勘】

（一）胁：《甲乙》卷七第三、《太素·厥逆》卷三十并作“肋”。

（二）动：《甲乙》卷七第三后有“应”字，是。

（三）手：《甲乙》卷七第三、《太素·厥逆》卷三十并作“指”。

【译文】

厥逆上气，腹部胀满，肠鸣不断，胸部闷满影响呼吸的，当取刺胸下左右两胁部的穴位，让病人咳嗽，动而应手处，即是其穴；再取背部穴位，以手按之有舒快感的部位，即是其穴位。

厥或令人腹满，或令人暴不知人，或至半日远至一日乃知人者何也？……阴气盛于上则下虚，下虚则腹胀满；阳气盛于上（一），则下气重上而邪气逆，逆则阳气乱，阳气乱则不知人也（二）。（《素问·厥论》）

【校勘】

（一）阳气盛于上：《新校正》云：“按《甲乙经》‘阳气盛于上’五字作‘腹满’二字，当从《甲乙经》之说。何以言之？别按《甲乙经》云：‘阳脉下坠，阴脉上争，发尸厥。’焉有阴气盛于上又言阳气盛于上？又按张仲景云：‘少阴脉不至，肾气微，少精血，奔气促迫，上入胸膈，宗气反聚，血结心下，阳气退下，热归阴股，与阴相动，令身不仁，此为尸厥。’仲景言阳气退下，则是阳气不得盛于上，故知当从《甲乙经》也。”查今本《甲乙经》卷七第三同《新校正》。《太素·寒热厥》卷二十六与本经同。《医学读书记·甲乙之误》云：“此二段乃岐伯分答黄帝问‘厥或令人腹满，或令人昏不知人’二语之辞。……《甲乙经》削‘阳气盛于上’五字，而增‘腹满’二字。……林氏云当从《甲乙》，谓未有阴气盛于上而又阳气盛于上者。二公均未体认分答语辞，故其言如此，殆所谓习而弗察者耶。”此说有理，故仍其旧。

（二）不知人也：此后疑有脱文，故《吴注素问》据黄帝问答之语补上“逆之微者半日复，逆之甚者一日复，复者知人矣”十九字。

【译文】

厥证有的使人腹部胀满，有的使人突然不省人事，少者半天，多者一天才能苏醒过来，这是什么原因呢？人的阴气偏盛于上，则上下皆阴盛而阳气虚弱，阳气虚于下则阴气不化，所以导致腹部胀满；人的阳气偏盛于上，则下部阳气虚弱，阴气并重而上行，则为邪气，邪气逆于上，阳气紊乱，神明失守，所以导致突然不省人事。

是以气（一）多少逆皆为厥。（《素问·方盛衰论》）

【校勘】

（一）气：此下《甲乙》卷六第七有“之”字。

【译文】

所以不论阴阳之气的多少盛衰，如果气逆不和的，都有可能成为厥证。

下虚则厥。（《灵枢·卫气篇》）

【译文】

下虚是元阳衰于下，所以容易发生厥证。

清浊相干，……气乱于臂胫，则为四厥；乱于头，则为厥逆，头重眩仆。（《灵枢·五乱篇》）

【译文】

如果清气不能升散，而反居于下部或内部，浊气不能沉降，而反居于上部或外部，这就是经气逆乱、清浊混淆、阴阳反作的现象。如果气乱于四肢，就会造成四肢厥冷；气乱于头，就会发生气逆上冲，头重脚轻，眩晕仆倒的病症。

卧出而风吹之，血凝于肤者为痹，凝于脉者为泣（一），凝于足者为厥，此三者，血行而不得反其空（二），故为痹厥也。（《素问·五脏生成篇》）

【校勘】

（一）泣：《内经辩言》云："凝于脉者为泣，王注曰'泣'为血行不利。樾谨按：字书'泣'字并无此义，'泣'，凝'沍'字之误，《玉篇·水部》：'沍'，……闭塞也，'沍'字右旁之'互'误而为'立'，因改为'立'而成'泣'字矣。上文云'是故多食咸则脉凝泣而变色'，'泣'亦'沍'字之误，故以血行不利说之，正'沍'字之义也。"

（一）空：《黄帝内经素问校释》云："空，同孔，指血气循行之道路，即下文大谷小溪之属。"

【译文】

如果刚睡醒就外出受到邪风吹之，那么血液的循环就会受到影响而凝滞。凝于肌肤的，可发生痹证；凝于经脉的，可出现经络气血运行不利；凝于足部的，可使该部发生厥冷。这三种情况，都是由于气血的运行不能返回组织间隙的孔穴之处，所以造成痹厥等症。

一、寒厥症（阴厥）

阳气衰于下，则为寒厥。（《素问·厥论》）

【译文】

足之三阳脉的阳气衰于下，则阴气盛于下，阴盛则寒，所以发生寒厥证。

寒厥之为寒也，必从五指而上于膝者何也？……阴气起于五指之里，集于膝下而聚于膝上，故阴气胜则从五指至膝上寒，其寒也，不从外，皆从内也。（《素问·厥论》）

【译文】

寒厥证的寒冷，必先从足五趾开始向上冷到膝部，这是什么缘故呢？因为阴气起于足五趾之内侧，集中于膝下而聚会于膝上，今阳气虚而阴气胜，所以寒冷从足五趾蔓延上行到膝部，这种寒冷，不是由于体外侵入的寒邪造成，而是由于体内的阳气虚弱所致。

寒厥何失而然也？……前阴者，宗筋之所聚（一），太阴阳明之所合也。春夏则阳气多而阴气少，秋冬则阴气盛而阳气衰。此人者质壮，以秋冬夺于所用，下气上争不能复[1]，精气溢下，邪气因从之而上也。气因于中（二），阳气衰[2]，不能渗营其经络，阳气日损，阴气独在，故手足为之寒也。（《素问·厥论》）

【校勘】

（一）前阴者，宗筋之所聚：《新校正》云："按《甲乙经》'前阴者，宗筋之所聚'作'厥阴者，众筋之所聚'。全元起云：前阴者，厥阴也。与王注义异，亦自一说。"今本《甲乙》卷七第三同《新校正》。

（二）气因于中：《甲乙》卷七第三作"所中"，《太素·寒热厥》卷十六作"气居于中"。

【注释】

[1] 下气上争不能复：此言在下的肾精亏损过度，在上的脾胃生化补充不及，从而形成肾水不能上蒸而抑心火，心火不能下归而温肾寒的局面。争，《说文》："引也。"段注："凡言争者，谓引之使归于已也。"张景岳注："精虚于下，则取足于上，故下气上争也。去者太过，生者不及，故不能复也。"

[2] 气因于中，阳气衰：此指阴寒邪气逆而上行，停聚于中焦，使阳气日渐虚衰。张景岳注："阳气者，即阳明胃气也。"

【译文】

寒厥是因怎样的失误而造成的呢？前阴是宗筋所聚集的地方，也是足太阴脾经和足阳明胃以二脉所会合的场区。人身的阴阳变化，一般是春夏季节阳气多而阴气少，秋冬季节阴气盛而阳气衰。如果有人自恃体质壮实，在秋冬阴气旺盛的季节里纵欲无度，强夺肾精，使精气虚于下，肾精不能蒸腾化气于上而引火归原，精气失去蒸腾化生之力而泛溢于下，元阳渐衰，阴寒邪气因此乘机跟从上逆。如果此阴寒邪气上逆停聚于中焦，使脾胃阳气逐渐虚衰，不能化水谷精微以渗灌经络、营养四肢、充润肾脏，那么阳气日渐损伤，阴气独霸于内，所以手足因此而发生寒冷。

寒气客于五脏，厥逆上泄，阴气竭，阳气未入，故卒然痛，死不知人，气复返则生矣。（《素问·举痛论》）

【译文】

寒邪侵袭于五脏，迫使五脏之气厥逆而上行，以致脏气上越外泄，形成阴气竭于内，阳气不得入，阴阳暂时相离，所以可发生突然疼痛，如死不知人事。如果阳气复返，阴阳相接，就会苏醒。

二、热厥症（阳厥）

阴气衰于下，则为热厥。（《素问·厥论》）

【译文】

足之三阴脉的阴气衰于下，则阳气盛于下，阳盛则热，所以发生热厥证。

热厥之为热也，必起于足下者何也？……阳气起于足五指之表，阴脉者集于足下而聚于足心，故阳气胜则足下热也。（《素问·厥论》）

【译文】

热厥证的发热，必先起于足下，这是什么原因呢？因为足三阳脉的阳气起于足五趾的表面，足三阴脉的阴气却集中在足下而会聚于足心，今阴气虚而阳气胜，所以足下先发热。

热厥何如而然也？……酒入于胃，则络脉满而经脉虚[1]。脾主为胃行其津液者也，阴气虚则阳气入，阳气入则胃不和，胃不和则精气竭，精气竭则不营其四肢也。此人必数醉，若饱以入房，气聚于脾中不得散，酒气与谷气相薄，热盛于中，故热遍于身，内热而溺赤也。夫酒气盛而慓悍，肾气有(一)衰，阳气独胜，故手足为之热也。(《素问·厥论》)

【校勘】

(一)有：《甲乙》卷七第三作“日”，义胜。

【注释】

[1] 络脉满而经脉虚：酒为熟谷之液，性烈，气悍热，所以入于胃，先从卫气行于皮肤而充溢于络脉。经与络有先后秩序，不能两处同时充实，所以络脉充满，则经脉相对空虚。

【译文】

热厥是这样发生的呢？酒气悍热，入胃以后，从卫气行于皮肤络脉，造成络脉充满而经脉相对空虚，脾主要是为胃输布津液营养的，如果嗜酒损害了胃，胃的阳气盛而阴气虚，阳气乘入，阴阳不调，致使胃气被扰而不和，脾也因之虚衰，脾虚不能化生精微，则精气竭绝，精气竭绝就不能营养四肢。患这种病的人必是经常醉后或饱食后嗜行房事，酒热悍气聚于脾中不得宣散，酒气与谷气相迫，酝酿成热，热熬旺盛于中焦，随中焦转输，流溢于内外，所以全身发热，且因于内热而小便赤色。由于酒气悍热猛烈，所以饮酒过多则热盛，肾气有伤，阴精虚耗，阴虚以致阳气独亢，所以手足因之发热。

胆足少阳之脉，……是动则病口苦，善太息，心胁痛不能转侧(一)，甚则面微有(二)尘[1]，体无膏泽，足外反热，是为阳厥[2]。(《灵枢·经脉篇》)

【校勘】

(一)转侧：《太素·首篇》卷八、《甲乙》卷二第一上、《千金要方》卷十二第一均作“反侧”。

(二)微有：《太素·首篇》卷八、《甲乙》卷二第一上、《千金要方》卷十二第一、《图经》卷一均作“微”；《十四经发挥》卷中却作“有微”，义长。

【注释】

[1] 面微有尘：此形容面色灰暗无光泽，像蒙受尘土一样。

[2] 阳厥：此指足少阳经的经气厥逆所生之病，非广义上的阳厥证、阴厥证。

【译文】

胆的经脉称为足少阳胆经，本经脉因外邪侵袭所发生的病证，可出现口苦，时常叹息，胸胁部作痛，不能转动翻身，病重的面部就像蒙受灰尘一样，暗无光泽，全身皮肤失去柔润，足外侧发热，这是足少阳经厥病。

三、煎厥症

阳气者，烦劳则张（一），精绝辟积[1]于夏，使人煎厥（二）[2]。目盲不可以视，耳闭不可以听，溃溃乎若坏都，汩汩（三）乎不可止[3]。（《素问·生气通天论》）

【校勘】

（一）张：《内经辩言》曰：“‘张’字之上夺‘筋’字，‘筋张精绝’两义相对，今夺‘筋’字，则义不明。”王冰注：“然频扰阳和，劳疲筋骨，动伤神气，耗竭天真，则筋脉䐜胀，精气竭绝。”据其释文，似应以“筋胀”为是。

（二）煎厥：《太素·调阴阳》卷三作“前厥”。

（三）汩汩：《太素·调阴阳》卷三作“滑滑”。

【注释】

[1] 辟积：形容多次重复累积。释辟通襞，襞积，谓衣裙之褶。如《史记·司马相如传》上：“襞积褰绉。”颜师古注：“辟积，即今之裙褶。”。

[2] 煎厥：病名。为阳盛消烁煎熬阴液而致昏厥的病症。大多由于平素烦恼疲劳，扰动阳气亢盛，阴精亏损，复感暑热所致。

[3] 溃溃乎若坏都，汩汩乎不可止：此形容煎厥发病时，神志昏乱，就像都城崩溃、国家大乱势不可当一样。溃溃，乱之义。《诗经·大雅·召旻》：“溃溃回遹。”传：“溃溃，乱也。”都，《释名·释州国》：“国城曰都，都者国君所居。”

汩汩，此指病势发展难以控制。枚乘《七发》："混汩汩兮。"济注："疾流貌。"又可引伸为急乱，如杜甫："汩汩避群盗，攸攸经十年。"马莳注："溃溃乎若都之坏也，真汩汩乎不可止者。都，所以防水。溃溃，坏貌。汩汩，流貌。盖言疾势不可遏也。"但也有释为水泽所聚之湖池。如刘衡如注："按《初学记》卷七引《风俗通》云：'湖，都也，流渎四面所隈都也。'《御览》六十六引文略同。今本《风俗通》山泽第十脱前'都也'二字及后一'都'字。《广雅》释地：'都，池也。'《水经注》卷六文水注：'水泽所聚谓之都，亦曰潴。'此间作水泽所聚之湖池解，与上下文义方合。"

【译文】

人体的阳气，在其烦恼疲劳过度时，就会亢盛外张，并使阴精逐渐耗竭，如此反复，阳愈盛而阴愈亏，积累到夏季，以致不能抵抗暑热的煎熬，便易使人发生煎厥病。

所谓少气善怒者，阳气不治，阳气不治则阳气不得出，肝气当治而未得，故善怒，善怒者，名曰煎厥。（《素问·脉解篇》）

【译文】

所谓少气善怒的，是因为少阳之气不调和，少阳之气不调和，就会影响阳气而不得外出，所以表现少气。少阳之气郁滞于内，肝当疏泄它，如果遇到肝气当疏泄而不疏泄，所以容易发怒，怒则气逆而发生厥症，病名叫做煎厥。

【按语】

关于此处文中"阳气不治"的"阳气"究指什么？杨上善以为指少阴之气，张景岳以为指阳和之气，高士宗以为指君火之气，马莳、张志聪以为指少阳之气。考下文有"肝气当治而未得"之句，当以马、张之说为是。从季节气候变化来看，七月阴气初生，阳气始衰，阴阳交争枢机不利，少阳之气不治，少阳不治则阳气不得外出，故少气。肝主疏泄，与胆相为表里，少阳之气郁滞于内，肝当疏泄之，今肝气当治而未得，气郁不舒，故善怒。怒则气逆，故发为煎厥。

四、薄厥症

阳气者，大怒则形气绝，而血菀于上，使人薄厥。（《素问·生气通天论》）

【译文】

人的阳气，因大怒等情志刺激就会上逆，血随气升而瘀积于上，与身体其他部位阻隔不通，使人发生薄厥病。

五、暴厥症（大厥、尸厥）

脉至如喘，名曰暴厥。暴厥者（一），不知与人言。（《素问·大奇论》）

【校勘】

（一）暴厥者：《太素·五脏脉诊》卷十五作“气厥者”。

【译文】

脉来喘急，突然昏厥不知与人言语的，病名叫做暴厥。

络之与孙脉俱输于经，血与气并，则为实焉。血之与气并走于上，则为大厥，厥则暴死，气复返则生，不返则死。（《素问·调经论》）

【译文】

人身络脉和孙脉均输注于经脉，如果血与气相并，就成为实了。譬如血与气相并而循经上逆，就会发生大厥病，因上盛下虚，根本离绝，使人突然昏厥如死了一样。这种状态，如果气血得以调和，阳气及时下行，就可以醒来而生；如果气血壅于上，阳气不得下行，就醒不来而死亡。

邪客于手足少阴、太阴，足阳明之络，此五络皆会于耳中，上络左角。五络俱竭，令人身脉皆动而形无知也，其状若尸，或曰尸厥。（《素问·缪刺论》）

【译文】

邪气侵入到手少阴心经、足少阴肾经、手太阴肺经，足太阴脾经，以及足阳明胃经的络脉，这五经的络脉均会于两耳中，并向上络于左耳上额角，若这五条络脉的脉气全部衰竭，就会使人全身的经脉虽然都在动，但形体却无知觉，其状象死尸一样，有的把这种现象称为尸厥病。

六、风厥症

二阳一阴[1]发病，主惊骇、背痛、善噫、善欠，名曰风厥[2]。（《素问·阴阳别论》）

【注释】

[1] 二阳一阴：二阳，指阳明，包括足阳明胃和手阳明大肠二经；一阴，指厥阴，包括足厥阴肝和手厥阴心包二经。

[2] 风厥：病名。此处作为惊骇、背痛、善噫、善欠诸症的综合与概括。如张景岳注："风厥之义不一，如本篇（指《评热病论》）者，言太阳少阴病也；其在《阴阳别论》者，云二阳一阴发病名曰风厥，言胃与肝也；……在《五变篇》者，曰人之善病风厥漉汗者，肉不坚腠理疏也。"

【译文】

阳明和厥阴发病，主要出现惊骇、背痛、时常嗳气、经常呵欠，病名叫做风厥病。

人之善病风厥漉汗者（一），何以候之？……肉（二）不坚，腠理疏，故善病风（三）。（《灵枢·五变篇》）

【校勘】

（一）风厥漉汗者：《甲乙》卷十第二上作“风洒洒汗出者”。

（二）肉：《景岳全书·汗证类》卷十二引作“内”。

（三）风：《景岳全书·汗证类》卷十二引后有“厥漉汗”三字。按：据前文有“风厥漉汗”句，似应有“厥漉汗”三字为是。

【译文】

人有时常患风邪内侵而逆于体表，使之汗出不止的，怎样才能从外表把它察看出来呢？这种人肌肉不坚固，腠理较疏松，所以容易患风邪内侵而逆于体表，使之汗出不止。

有病身热，汗出烦满，烦满不为汗解，此为何病？……汗出而身热者风也，汗出而烦满不解者厥[1]也，病名曰风厥。……巨阳受之，故先受邪，少阴与其为表里也，得热则上从之[2]，从之则厥也。……治之奈何？……表里刺之[3]，饮之服汤。（《素问·评热病论》）

【注释】

[1] 厥：此处指少阴之气上逆。

[2] 得热则上从之：张景岳注：“巨阳主气，气言表也。表病则里应，故少阴得热，则阴分之气，亦从阳而上逆，逆则厥矣。”所以此处的“上从之”，是言少阴之气随太阳之气上逆。

[3] 表里刺之：指刺太阳、少阴两经的输穴。张景岳注：“阳邪盛者阴必虚，故当泻太阳之热，补少阴之气，合表里而刺之也。”

【译文】

有的病情是全身发热，汗出，烦闷，其烦闷并不因汗出而缓解，这是什么病呢？汗出而全身发热，是因感受了风邪；汗出而烦闷不解，是因少阴之气上逆所致，病名叫风厥。太阳是诸阳主气，主一身之表，所以风邪侵袭人体太阳首先感受，而少阴与太阳相为表里，表病则里必应之，少阴受太阳发热的影响，其气随之而上逆，上逆便成为厥证。怎样治疗它？治疗时应并刺太阳、少阴表里两经的输穴，即刺太阳以泻风热之邪，刺少阴以降上逆之气，并内服汤药。

七、太阳厥症（踝厥）

巨阳之厥，则肿首头重，足不能行，发为眴仆。（《素问·厥论》）

【译文】

太阳经所发生的厥证，可见头部浮肿而沉重，两足不能行走，若甚者厥气上逆扰乱神明，可发生眩晕仆倒。

太阳厥逆，僵仆，呕血，善衄，治主病者。（《素问·厥论》）

【译文】

足太阳经的经气厥逆，可发生身体僵直仆倒，呕吐血液，经常鼻出血，当取本经主病的俞穴治疗。

手太阳厥逆，耳聋泣出，项不可以顾，腰不可以腑仰，治主病者。（《素问·厥论》）

【译文】

手太阳经的经气厥逆，可出现耳聋不闻，眼中流泪，头项不能左右环顾，腰部不能前后俯仰，当取本经主病的俞穴治疗。

【按语】

关于手太阳厥逆证的症状表现，可从经脉循行所过之处来解释。手太阳小肠之脉，达目内外眦，且入耳中，故厥则耳聋泣出；其支脉从缺盆循颈，故项不可以环顾；《灵枢·四时气篇》云："邪在小肠者，连睾系，属于脊，故腰不可以俯仰"。

膀胱足太阳之脉，……是动则病冲头痛，目似脱，项如（一）拔，脊痛，腰似折，髀[1]不可以曲（二），腘如结，踹如裂，是为踝厥[2]。（《灵枢·经脉篇》）

【校勘】

（一）如：《甲乙》卷二第一上、《脉经》卷六第十、《太素·首篇》卷八、《千金要方》卷二十第一、《图经》卷二、《圣济总录》卷一九一及《十四经发挥》卷中均作“似”。按：《素问·至真要大论》正作“似”。且“如”与“似”义虽同，但前后文对照，作“似”其义较一致，故胜。

（二）曲：《新校正》引《甲乙》作“回”，《太素·首篇》卷八作“迴”。考《素问·至真要大论》亦作“问”，盖“回”与“迴”同。

【注释】

[1] 髀：指股部的上半部分，即大腿部的代称。

[2] 踝厥：指腘如结等证，是因本经经脉之气异常，自踝部上逆所致，故称踝厥。

【译文】

膀胱的经脉是足太阳经，本经脉受外邪侵犯所发生的病证，是气上冲而头痛，眼睛像要脱出似的，颈项象被扯拔一样，脊背、腰部疼痛好像被折断那样，大腿不能屈伸，腘窝部筋脉就像被捆绑一样不能随意运动，小腿肚痛得像裂开来似的：这是得了踝厥病。

八、阳明厥症（骭厥）

阳明之厥，则癫疾欲走呼，腹满不得卧，面赤而热，妄见而妄言。（《素问·厥论》）

【译文】

阳明经所发生的厥证，由于阳热亢盛，扰乱神明，可出现癫狂病而想狂走呼叫，腹部胀满，不得安卧，面赤哄热，以及妄见怪异之物或妄言乱语等症状。

阳明厥逆，喘咳身热，善惊衄呕血。（《素问·厥论》）

【译文】

足阳明经的经气厥逆，由于此经循喉咙，入缺盆，下膈部，所以其经脉厥逆，发生喘息咳嗽；由于阳明主肌肉，胃为阳热之腑，所以病则全身发热；由于热甚可扰神明，所以发惊骇；厥热上逆，血随气上，所以出现鼻衄、呕血之症。

阳明厥则喘而惋[1]，惋则恶人。（《素问·阳明脉解篇》）

【注释】

[1] 惋：言心中烦闷而郁结不舒的意思。丹波元简注："惋，《甲乙》作闷，释音：惋，乌贯切。简按：《集音》：惋、愠、宛、惌同，音郁，心所郁积也。"另，《太素·阳明脉解》卷八作"悗"，义同。

【译文】

阳明经脉所发生的厥证，可出现喘息、烦闷等症状。烦闷则厌恶见人。

胃足阳明之脉，……是动则病洒洒振寒，善呻（一）数欠，颜黑，病至则（二）恶人与火，闻木声（三）则惕然而惊，心欲动（四），独闭户塞（五）牖[1]而处，甚则欲上（六）高而歌，弃衣而走，贲响（七）腹胀，是为骭（八）[2]厥。（《灵枢·经脉篇》）

【校勘】

（一）呻：《甲乙》卷二第一上、《脉经》卷六第六、《太素·首篇》卷八、《千金要方》卷十六第一、《图经》卷二、《十四经发挥》卷中均作"伸"。

（二）则：《脉经》卷六第六、《千金要方》卷十六第一均无。

（三）声：《甲乙》卷二第一上、《脉经》卷六第六、《太素·首篇》卷八、《千金要方》卷十六第一、《图经》卷二、《十四经发挥》卷中均作"音"。考《素问·阳明脉解》正作"音"。

（四）心欲动：《脉经》卷六第六、《千金要方》卷十六第一、《图经》卷二均作“心动，欲”，“欲”字连下读。考《素问·脉解篇》正与《脉经》、《千金》、《图经》同。

（五）塞：《脉经》卷六第六、《太素·首篇》卷八、《千金要方》卷十六第一、《图经》卷二、《圣济总录》均无。考《素问·脉解篇》亦无。

（六）上：《素问·阳明脉解篇》作“登”，《素问·脉解篇》作“乘”。

（七）响：《脉经》卷六第六、《太素·首篇》卷八、《千金要方》卷十六第一、《十四经发挥》并作“向”。

（八）骭：《太素·首篇》卷八、《圣济总录》卷一九一作“胻”。

【注释】

[1] 牖：即窗。《说文》：“穿壁以木为交窻也。”

[2] 骭：胫骨的古称。因足胫部的经气上逆，故称骭厥。

【译文】

胃的经脉是属足阳明经，本经脉受外邪侵入所发生的病证，好像身上被凉水淋洒一样，寒颤发冷，好伸腰挺足，频频打呵欠，额部暗黑，病发作时厌恶见人和火光，听到木头碰击的声音更加惊怕，心跳不安，想要关闭门窗独居屋内。阳盛热极时，热扰心神，就会攀登高处唱歌，脱掉衣服乱跑，且有腹胀肠鸣等症状，这是得了骭厥病。

九、少阳厥症

少阳之厥，则暴聋烦肿而热，胁痛，胻不可以运。（《素问·厥论》）

【译文】

由于足少阳经从耳后入耳中，下颊车，下行身之两侧，过季胁，出膝外廉，循足跗，所以少阳经所发生的厥证，可出现突然耳聋，颊部肿起而发热，胁痛，两腿运转不灵等症状。

少阳厥逆，机关不利。机关不利者，腰不可以行，项不可以顾。发肠痈不可治（一），惊者死。（《素问·厥论》）

【校勘】

（一）肠痈不可治：此五字张琦在《素问释义》中说："肠痈五字衍。"

【译文】

足少阳经的经气厥逆，筋骨关节不利，筋骨关节不利则腰部不能活动，项部不能左右回顾，如果兼发肠痈，就成不可治的危证，如果再发惊骇，就会死亡。

【按语】

关于此段文字的解释，比较难懂。暂依引张景岳注："足之少阳，胆经也。机关者，筋骨要会之所也。胆者，筋其应，少阳厥逆则筋不利，故为此机关腰项之病。肠痈发于少阳厥逆者，相火之结毒也。故不可治。若有惊者，其毒连脏，故当死。"还有清代张琦在《素问释义》中说："肠痈五字衍。"可参。

一〇、太阴厥症（臂厥）

太阴之厥，则腹满䐜胀，后不利，不欲食，食则呕，不得卧。（《素问·厥论》）

【译文】

足太阴经所发生的厥证，可出现腹部胀满，大便不利，不欲饮食，食则呕吐，不得安卧。

太阴厥逆，胻急挛，心痛引腹，治主病者。（《素问·厥论》）

【译文】

足太阴经的经气厥逆，因此经从足上行，循胫骨后，入腹注心中，所以其经脉厥逆，发生小腿拘急痉挛，心痛牵引腹部，当取本经主病的俞穴治疗。

手太阴厥逆，虚满而咳，善呕沫，治主病者。（《素问·厥论》）

【译文】

手太阴经的经气厥逆，由于此经起于中焦，下络大肠，还循胃口，穿膈属肺，所以其经脉厥逆，可发生胸中胀满而咳嗽，常呕吐涎沫，当取本经主病的俞穴治疗。

肺手太阴之脉，……是动则病[1]肺胀满，膨膨[2]而喘咳，缺盆中痛，甚则交两手而瞀，此为臂厥[3]；是主肺所生病[1]者，咳(一)，上气喘渴(二)，烦心胸满，臑臂内前廉痛厥(三)，掌中热。（《灵枢·经脉篇》）

【校勘】

（一）咳：《图经》卷一、《十四经发挥》卷中、《普济方》卷四百十二此下并有“嗽”字。

（二）渴：《甲乙》卷二第一上、《脉经》卷六第七、《千金要方》卷十七第一、《图经》卷一、《圣济总录》卷一九一均作“喝”，义长。

（三）厥：《脉经》卷六第七、《千金要方》卷十七第一、《图经》卷一、《十四经发挥》卷中、《普济方》卷四百十二并无。

【注释】

[1] 是动则病、所生病：张志聪注：“夫是动者，病因于外；所生者，病因于内。”所以可以这么理解：经脉因受外邪侵犯所发生的病证，称为“是动病”；本脏发生的疾病影响到本经的称为“所生病”。此外，还有诸多注释。如《难经·二十二难》说：“经言是动者，气也；所生病者，血也。邪在气，气为是动；邪在血，血为所生病。”又《难经经释》认为：“是动诸病，乃本经之病；所生之病，则以类推而旁及他经者。”张景岳不同意《难经》解释，认为：“动，言变也，变则变常而为病也。如《阴阳应象大论》曰，在变动为握为哕之类，即此之谓。……气主呴之，血之濡之。气留而不行者，为气先病也；血壅而不濡者，为血后病也。故先为是动，后所生也。观此以是动为气，所生为血；先病为气，后病为

血，若乎近理。然细察本篇之义，凡在五脏则各言脏所生病，凡在六腑则或言气或言血、或脉或筋、或骨或津液，其所生病本各有所主，非以血气二字统言十二经者也。难经之言，似非经旨。”

[2] 膨膨：《中医古籍用字研究》云：“鼓声，引申指胀满貌。”因此，前“肺胀满”三字当连读。

[3] 臂厥：病名。肺气厥逆，喘息胀满，两手交叉在胸部以自安，并伴有视物不清等症状。证之临床，肺系疾病严重喘脱阶段，确有此表现。

【译文】

肺的经脉属手太阴经，本经的经脉因受外邪侵犯而发生的病证，可出现肺部胀满而咳嗽气喘，缺盆部疼痛，喘咳严重，病人往往以两手交叉按于胸部作为自安，视物模糊不清，这是臂厥病。肺经本脏发生疾病影响到本经的，就会出现咳嗽，呼吸气逆，喘息喝声，心中烦乱，胸部胀闷，臑臂部内侧前缘疼痛，伴掌心发热。

一一、少阴厥症（臂厥、骨厥）

少阴之厥，则口干溺赤，腹满心痛。（《素问·厥论》）

【译文】

足少阴经所发生的厥证，可出现口干，小便赤，腹满心痛等症。

少阴厥逆，虚满呕变，下泄清，治主病者。（《素问·厥论》）

【译文】

足少阴经的经气厥逆，由于此经属肾，肾为胃之关，所以其经脉厥逆，肾阳衰微，不能为脾胃腐化水谷，胃气逆上则呕吐，脾气下陷则虚满，下泄清稀。当取本经主病的俞穴治疗。

有脉俱沉细数者，少阴厥也。（《素问·脉要精微论》）

【译文】

有病人两手脉象均现沉细数的，沉细为肾之脉体，数为热，所以可发生少阴之阳厥病。

心手少阴之脉，……是动则病嗌干，心痛，渴而欲饮，是为臂厥。（《灵枢·经脉篇》）

【译文】

心的经脉属手少阴经，本经脉因受外邪侵犯所发生的病证，可出现咽喉干燥，心下疼痛，渴欲饮水，并有臂厥病的症状。

肾足少阴之脉，……是动则病饥不欲食，面如漆柴（一）[1]，咳唾则有血，喝喝（二）而喘，坐而欲起，目䀮䀮[2]如无所见，心如（三）悬若饥状，气不足则善恐，心惕惕如人将捕之，是为骨厥[3]。（《灵枢·经脉篇》）

【校勘】

（一）面如漆柴：《太素·首篇》卷八、《圣济总录》卷一九一、《十四经发挥》卷中均作“面黑如地色”。《甲乙》卷二第一上、《脉经》卷六第九、《千金要方》卷十九第一、《图经》卷一均作“面黑如炭色”。

（二）喝喝：《脉经》卷六第九、《千金要方》卷十九第一、《图经》卷一并作“喉鸣”。

（三）如：《脉经》卷六第九、《图经》卷一并无。

【注释】

[1] 面如漆柴：形容面色如黑漆无光泽，骨瘦如柴草无肉丁。

[2] 䀮䀮：视物不清。《玉篇·目部》：“䀮，目不明。”

[3] 骨厥：肾主骨，因肾本经的经脉之气变动上逆为病，故称骨厥。

【译文】

肾的经脉叫足少阴经，本经脉受外邪侵犯所发生的病证，为虽觉饥饿而不想进食，面色晦暗如黑漆，且骨瘦如柴，咳吐带血，喘息有声，不能平卧，刚坐下就想起来，两目视物模糊不清，心象悬吊半空，就象饥饿时那样不安；肾气虚衰的容易发生恐惧，心悸怦怦跳动，好像有人要抓捕一样，这是骨厥病的现象。

一二、厥阴厥症

厥阴之厥，则少腹肿痛，腹胀，泾[一]溲不利，好卧屈膝，阴缩肿[二]，胻内热。（《素问·厥论》）

【校勘】

（一）泾：《太素·经脉厥》卷二十六无。

（二）肿：《甲乙》卷七第三无。

【译文】

厥阴经所发生的厥证，可出现少腹肿痛，腹部胀满，大小便不利，喜欢屈膝而卧，前阴挛缩而肿起，足胫内侧发热等症状。

厥阴厥逆，挛[一]，腰痛，虚满，前闭，谵言，治主病者。（《素问·厥论》）

【校勘】

（一）挛：此上《内经评文》有“急”字。

【译文】

足厥阴经的经气厥逆，由于此经属肝，肝主筋，所以其经脉厥逆，可出现挛急腰痛；如肝邪乘脾，还可见腹部虚满；肝脉环阴器，也可出现小便不通；肝藏魂，邪扰魂乱，表现胡言乱语等。当取本经主病的俞穴治疗。

一三、逆症

或喘而死者，或喘而生者，何也？……厥逆连脏则死，连经则生。（《素问・阳明脉解篇》）

【译文】

有的阳明厥逆证喘息而死，有的阳明厥逆证虽喘促而不死，这是什么原因呢？厥逆连脏则病深重，脏伤神去，所以会死；厥逆连经脉则病轻浅，脏神未伤，所以可生。

三阴俱逆，不得前后，使人手足寒，三日死。（《素问・厥论》）

【译文】

如果足三阴经的经气都发生厥逆，肾的阳气衰败，气不化津，可出现小便不通；脾的阳气衰微，传导无力，可出现大便闭结；脾肾阳虚，不能温煦肢体，可出现手足寒冷；肝脾肾俱衰，所以三天就要死亡。

小　结

厥证又称昏厥，是以突然昏倒，伴有四肢厥冷，短时即能苏醒为特征的病证。临床以气厥、血厥、痰厥等较为常见。气厥多因情志不畅、恼怒惊骇，或由体虚久病、空腹劳累引起；血厥多因素体肝阳偏亢，复因暴怒伤肝，或失血过多所致；痰厥多与痰浊素盛，或嗜食酒酪甘肥有关。病理变化总由气机逆乱，升降失常，阴阳不相顺接。实证为气血上逆或痰随气升，蒙蔽清窍；虚证为气血不能上承，清阳不展。

《内经》所说厥逆有三种意义：一是指四肢逆冷，二是指气血悖逆而引起的狂乱昏厥现象，三是泛指六经不和的症候。厥症首辨寒厥和热厥，其发病机制以“下虚则厥”为总纲。有人认为：这里的下字是指肾经，肾为水火之脏，阴阳之宅，故《中藏经》于卷首首先提出阳厥和阴厥。在罗天益《卫生宝鉴》里细致地叙述了症状：“阳厥手足虽冷，有时或温，脉虽沉伏，按之则滑，或畏热，或渴欲饮水，或扬手掷足，烦躁不得眠，大便秘，小便赤；阴厥则四肢冷，手心亦冷，身无热，有恶心，踡足卧，欲盖被，口不渴，或下利，脉沉微不数。”并初步提出“内伤杂病”和“外感六淫”的不同点。因为主因在肾经，不难推论水亏则火旺，火衰则水盛。虽然《内经》牵及脾胃，都属于次。

还有《内经》厥症中薄厥和暴厥的描写，不少符合于西医所说的脑血管意外（包括脑溢血、脑栓塞及脑动脉血栓形成等），也就是中风的症状。明张景岳以虚实论治厥证，认为“厥者尽也，逆者乱也，即气血败乱之谓”，颇合临床实际。

第六章　肾系疾病

第一节　水肿病类

概　论

诸湿肿满，皆属于脾[1]。（《素问·至真要大论》）

【注释】

[1] 诸湿肿满，皆属于脾：肿，皮肤四肢浮肿；满，脘腹胀满。肿满，指形体浮肿脘腹胀满的症状。脾主运化水湿，与肺肾等脏腑协调合作，共同完成人体内的水液代谢。如李士材所说："脾土主运化，肺主化气，肾主五液。凡五气所化之液，悉属于肾；五液所行之气，悉属于肺；转输二脏，以制水生金，悉属于脾。"若脾的运化失调后，水湿不得转输，潴留于体内，溢于皮下则为四肢皮肤浮肿，停于肠胃则为腹中胀满。如张景岳注："脾属土，其化湿，土气实则湿邪盛行，……土气虚则风木乘之，寒水侮之。"外湿侵袭，先伤营卫皮肉，久则困遏脾阳，使运化水湿的功能减弱，致湿邪泛溢。内湿由脾虚所生，脾运不健，不能化湿，每多造成肿满之症。所以说"诸湿肿满，皆属于脾"。

【译文】

各种湿邪引起的浮肿、腹满的病症，大多与脾有关。

三阴结，谓之水。（《素问·阴阳别论》）

【译文】

邪气郁结于三阴，肺脾肾受病，水道不利可发生水肿病。

颈脉[1]动，喘疾咳，曰水；目裹[2]微肿如卧蚕起之状，曰水。（《素问·平人气象论》）

【注释】

[1] 颈脉：指人迎脉，即颈动脉。

[2] 目裹：即上下眼睑。

【译文】

颈部的动脉搏动较甚，且气喘咳嗽，主水肿病；眼睑微肿，如卧蚕之状，也主水肿病。

脾脉……其软而散，色不泽者，当病足胻（一）肿，若水状也。（《素问·脉要精微论》）

【校勘】

（一）胻：《脉经》卷六第五、《千金要方》卷十五第一均作“骭”。

【译文】

脾脉如果软而散，面色也无光泽的，是脾虚不能运化水湿，当病足胫浮肿像水肿病那样浮肿。

少阴何以主肾，肾何以主水？……肾者至阴也，至阴者盛水也，肺者太阴也（一），少阴者冬脉也，故其本在肾，其末在肺[1]，皆积水也。……肾何以能聚水而生病？……肾者胃之关也（二）[2]，关门不利，故聚水而从其类也。上下溢于皮肤，故为胕肿[3]，胕肿者，聚水而生病也（三）。（《素问·水热穴论》）

【校勘】

（一）肺者太阴也：《太素·气穴》卷十一作“肾者少阴”。注：“一曰肺者，显为不然也。”

（二）关也：《太素·气穴》作“关闭”。

（三）胕肿者，聚水而生病也：《太素·气穴》卷十一无此九字。

【注释】

[1] 其本在肾，其末在肺：此言积水病的标本病机所在。马莳注：“本者，病之根也；末者，病之标也。肾气上逆，则水气客于肺中，此所以皆为积水也。”

[2] 肾者胃之关也：此指水液代谢虽由胃受纳，但其排泄依赖于肾阳的蒸化作用。如张景岳注：“关者，门户要会之处，所以司启闭出入也。肾主下焦，开窍于二阴，水谷入胃，清者由前阴而出，浊者由后阴而出；肾气化则二阴通，肾气不化则二阴闭；肾气壮则二阴调，肾气虚则二阴不禁，故曰肾者胃之关也。”

[3] 胕肿：病名。以水气溢于皮肤而致的浮肿为主。胕，《山海经·东山经》云：“竹山有草焉，其名曰黄雚，浴之已疥，又可以已胕。”郭璞注：“治胕肿也。”

【译文】

少阴为什么主肾？肾又为什么主水呢？肾居下焦属水，为阴中之阴，所以称为至阴之脏；水属阴，而肾主之，所以说至阴者，为主水之脏器；肺为太阴，司气化肃降而通调水道；肾属少阴主水而旺于冬，其脉从肾上贯肝鬲入肺中，所以各种水肿病的发生，其本在肾，其标在肺，肺、肾皆可积水而发生此病。肾为什么能聚水而生病呢？肾居下焦，开窍于二阴，成为胃的开关门，如果关闭不利，就会水气停留，同类相从，也就产生了水病。水气上下泛滥，渗留于皮肤，所以成为浮肿。浮肿的形成，是因水气积聚而成病。

故水病下为胕肿大腹，上为喘呼，不得卧者，标本俱病。故肺为喘呼，肾为水肿，肺为逆，不得卧，分为相输[1]，俱受者（一），水气之所留也。（《素问·水热穴论》）

【校勘】

（一）分为相输，俱受者：《太素·气穴》作“分之相输受者”。

【注释】

[1] 分为相输：此指肺肾标本分别受病，但对水液代谢的输布能相互影响。张景岳注：“言水能分行诸气，相为输应，而俱受病者，正以水气同类，水病则气应，气病则水应，留而不去。即为病。”他解释为水与气同类相输，可参。

【译文】

所以水液泛滥之病，在下部则水失转输而腹以下浮肿，在上部则水气射肺而呼吸喘急，不能平卧，这是肺肾标本俱病。因为肺病则喘呼，肾病则水肿，肺因上逆之水气所迫，故不能平卧。所以肺肾标本俱病，以致水气相互输应，泛滥滞留于皮肤之中。

水（一）始起也，目窠（二）上微肿（三），如新卧起之状（四），其（五）颈脉动，时咳（六），阴股间寒（七），足胫瘇（八），腹乃大，其水已成矣。以手按其腹（九），随手而起，如（一〇）裹水之状，此其候也。（《灵枢·水胀篇》）

【校勘】

（一）水：《甲乙》卷八第四、《千金要方》卷二十一第四此下并有“之”字。

（二）目窠：《金匮要略》卷中第十四、《脉经》卷八第八、《诸病源候论·水肿候》卷二十一“窠”均作“裹”。《太素·胀论》卷二十九、《千金要方》卷二十一第四“窠”均作“果”。《素问·平人气象论》及《外台秘要·水肿门》作“衷”，显为“裹”之误字。杨上善注：“目果，眼脸也。”“果”为“裹”之简体，后人不知此义，误改为“窠”，校勘《甲乙》者又据本书错改为“窠”。

（三）微肿：《金匮要略》卷中第十四、《脉经》卷八第八“肿”作“拥”，《太素·胀论》卷二十九及卷十五均作“痈”。《千金要方》卷二十一第四校注云：“《灵枢》、《太素》作微拥。”亮按：考《灵枢·论疾诊尺篇》“肿”作“痈”，故“肿”应当作“壅”。《素问·评热病论》王冰注：“壅，谓目下壅如卧蚕形也。”

故肿实乃壅之误，而痈、壅、拥音同义通，且《医垒元戎》卷十引文正作“壅”，可证。

（四）新卧起之状：《太素·胀论》卷二十九“新卧起”作“卧新起”。《论疾诊尺篇》无“之”字。

（五）其：《太素·胀论》卷二十九、《甲乙》卷八第四、《诸病源候论·水肿候》卷二十一、《千金要方》卷二十一第四、《外台秘要·水肿候》卷二十均无。

（六）时咳：《素问病机气宜保命集·肿胀论》卷下引无“时”字。

（七）阴股间寒：《诸病源候论·水肿候》卷二十一“寒”作“冷”。《太平圣惠方·水病论》卷五十四作“股间冷”。

（八）足胫瘇：道藏本、马注本“瘇”并作“肿”。按：瘇、肿通用。

（九）其腹：《诸病源候论·水肿候》卷二十一、《太平圣惠方·水病论》卷五十四并作“肿处”。

（一〇）如：《诸病源候论·水肿候》卷二十一后有“物”字，《太平圣惠方·水病论》卷五十四后有“皮”字。

【译文】

水胀病开始发生时，病人的下眼胞皮浮肿，好像刚睡醒起来的样子，头颈部的人迎脉有明显的搏动，并时时咳嗽，在大腿内侧有寒凉的感觉，足胫部浮肿，腹部胀大，出现这些症状，说明水胀病已经形成了。以手按压他的腹部，放手后随手而起，犹如按在裹水的袋子上一样，这就是水胀病的症候特点。

诸病水气者，微肿先见于目下也。……水者阴也，目下亦阴也[1]，腹者至阴之所居，故水在腹者，必使目下肿也。（《素问·评热病论》）

【注释】

[1] 目下亦阴也：《灵枢·大惑论》说：“肌肉之精为约束。”约束即眼胞，脾主肌肉，性质属阴，眼胞既为肌肉之精，所以目下也属阴。张志聪注：“太阴者至阴也，水邪上乘于腹，始伤胃而渐及于脾，故微肿先见于目下，脾主约束也。”

【译文】

凡是患有水气病的人，目下部先出现微肿。水是属阴的，目下部也是属阴的部位，腹部也是至阴所在之处，所以腹中有水的，必使目下部位微肿。

湿胜则濡泄，甚则水闭胕肿。（《素问·六元正纪大论》）

【译文】

湿气胜者可发生湿泻，严重的可致水气闭塞，水道不利，出现浮肿。

太阴所至为重胕肿。（《素问·六元正纪大论》）

【译文】

太阴之气至而为病，是身重浮肿。

一、水胀症（溢饮）

阴阳气道不通，四海闭塞，三焦不[一]泻，津液不化，水谷并行[二]肠胃之中，别于回肠，留于下焦，不得渗膀胱，则下焦胀，水溢则为水胀，此津液五别之逆顺也。（《灵枢·五癃津液别篇》）

【校勘】

（一）不：周本作“下”。

（二）行：周本作“于”。

【译文】

阴阳的气道阻滞不通，四海发生闭塞，三焦不能输泄，津液不得布化，水谷共同在肠胃中传行，分别积在回肠，留于下焦，不能渗泄到膀胱，于是下焦胀满，水气溢于肌肤而形成水胀病。这些就是津液分五路运行的顺逆情况。

邪气内逆，则气为之闭塞而不行，不行则为水胀。（《灵枢·五癃津液别篇》）

【译文】

邪气内阻，阳气闭塞，不能宣散水气，水气不行，就成为水胀。

其脉软而散，色泽者，当病溢饮。溢饮者，渴暴多饮而易（一）入肌皮肠胃之外也。（《素问·脉要精微论》）

【校勘】

（一）易：《甲乙》卷四第一中原校云："一本作溢。"《脉经》卷六第一、《千金要方》卷十一第一均作"溢"。《素问校勘记》云："溢字是。"

【译文】

肝脉软而散，面目颜色又鲜艳光泽的，当要发生溢饮病。溢饮病的发生，有些是因口渴暴饮，水来不及化气，水气流溢于肌肉皮肤之间、肠胃之外所引起的。

二、风水症

面肿曰风，足胫肿曰水。（《素问·平人气象论》）

【译文】

风为阳邪，上先受之，所以面部浮肿，为风邪引起的风水病；水湿为阴邪，下先受之，所以足胫肿，是水湿引起的水肿病。

肾者牝脏[1]也，地气上者属于肾，而生水液也，故曰至阴。勇而劳甚则肾汗出，肾汗出，逢于风，内不得入于脏腑（一），外不得越于皮肤，客于玄府[1]，行于皮里（二），传为胕肿，本之于肾，名曰风水。（《素问·水热穴论》）

【校勘】

（一）腑：《太素·气穴》卷十一无。

（二）里：《太素·气穴》卷十一作“肤”。

【注释】

[1] 牝脏：指阴性的脏器。王冰注：“牝，阴也，亦主阴位，故云牝脏。”

[2] 玄府：大多注家释为汗孔。如王冰注：“汗液色玄，从空而出，以汗聚于里，故谓之玄府。府，聚也。”又马莳注：“汗空虽细微，最为玄远，故曰玄。”按：从其结构与功能上分析，王注训玄为黑，义似牵强，马注训玄为远，义能尚近。玄，在此当含深隐之义，如鼻窍之称玄牝。可见玄府部分似指汗孔，但不够完全。玄府，实际上是指结构上幽远深奥难见、至微至小，内部聚集；功能上流通气液，渗灌血气，运转神机，主于开阖通达畅利，作用至为玄妙的一种遍布机体各处的微观孔隙组织。

【译文】

肾是阴脏，属阴的地气向上蒸腾归于肾，因而化生水液，所以肾也属至阴之脏。如有人逞能称勇而劳力过度，就会逼迫肾汗出。汗出于肾，如果适感风寒，汗孔闭塞，肾中的汗液既不能向内入于脏腑，也不能向外透越于皮肤，而只能停留在玄府，流行于皮肤之中，以致成为浮肿病。此病之本，是在于肾的功能失常，又加感受了风邪所致，所以叫做风水。

有病肾风者，面胕痝然壅，害于言，可刺不？……虚不当刺，不当刺而刺，后五日其气必至[1]。……至必少气时热，时热从胸背上至头，汗出手热，口干苦渴，小便黄，目下肿，腹中鸣，身重难以行，月事不来，烦而不能食，不能正偃[2]，正偃则咳甚，病名曰风水。（《素问·评热病论》）

【注释】

[1] 虚不当刺，不当刺而刺，后五日其气必至：气，在此指病气。至，指病气来至。张景岳注：“虚者本不当刺，若谓肿为实，以针泻之，则真气愈虚，邪必乘虚

而至，后五日者，脏气一周而复至其所伤之脏，病气因而甚矣。”

[2] 正偃：即仰卧。

【译文】

有患肾风的患者，面部浮肿，目下壅起，妨害言语，这种病可用针刺治疗吗？不可！虚证不应当针刺，如果不应当刺而误刺，必然伤到真气，使其脏气更虚，五天以后，则病气复至而病势加重。病气至时，病人必觉得少气，时常发热，经常感到热从胸背上至头，出汗，手热，口干渴甚，不便色黄，目下浮肿，腹中鸣响，身体沉重，行动困难，妇女则月经闭止，心烦而不能饮食，不能仰卧，仰卧就咳嗽得很厉害，这种病叫做风水病。

肾肝……并浮为风水。（《素问·大奇论》）

【译文】

肾脉和肝脉均见浮象，是阴中阳病，可发生风水病。

三、石水症

阴阳结斜（一），多阴少阳，曰石水[2]，少腹肿。（《素问·阴阳别论》）

【校勘】

（一）阴阳结斜：《太素·阴阳杂说》卷三作“阴阳结者针”。

【注释】

[1] 阴阳结斜：斜，即邪。指阴阳两方面都结有邪气，但有多有少，当分别对待。

[2] 石水：水肿病的一种。以腹水、腹部胀满为主症。如《金匮要略》：“石水，其脉自沉，外症腹满不喘。”张景岳注：“石水者，凝结少腹，沉坚在下也。”观其脉症描述，与现在的一些下腹部囊肿类似。

【译文】

邪气郁结于阴经阳经，偏重于阴的，发生石水病，少腹肿胀。

肾脉……微大为石水，起脐以下至少腹（一），腄腄然（二）[1]，上至胃脘，死不治。（《灵枢·邪气脏腑病形篇》）

【校勘】

（一）起脐以下至少腹：《脉经》卷三第五、《千金要方》卷十九第一“以下”并作“下以”。《甲乙》卷四第二下、《中藏经》卷中第三十“脐”下并无“以”字。《普济方·肾藏门总论》卷二十九“腹”下有“肿”字。《诸病源候论·石水候》卷二十一作“肿起脐下至少腹”。

（二）腄腄然：《太素·五脏脉诊》卷十五、《甲乙》卷四第二下、《诸病源候论·贲豚气候》卷十三、《脉经》卷三第三、《千金要方》卷十九第一并作“垂垂然”。唯《脉经》、《千金》在“垂”上有“肿”字。《中藏经》卷中第三十“腄”作“唾”，上有“其肿”二字。

【注释】

[1] 腄腄然：腄，同垂。《说文》：“远边也，从土垂声。”此指囊肿可大至上至胃脘部边缘，下至少腹边缘之处的样子。张景岳注：“垂垂，小腹垂也。”他释为小腹重而下坠的样子，似属可参。证之临床，囊肿患者平时并无下坠的感觉，但肿大至上下腹部边缘确有。

【译文】

肾脉微大脉象，多为石水病。如果水结于少腹，从脐下至小腹部边缘，上至胃脘部胀满，是不易治愈的重症。

肾肝并沉为石水。（《素问·大奇论》）

【译文】

肾脉和肝脉均见沉象，是阴中阴病，可发生石水病。

【按语】

关于风水与石水的脉象，张景岳解释为是。他说："此言水病之有阴阳也。肾肝在下，肝主风，肾主水，肝肾俱沉者，阴中阴病也，当病石水。石水者，凝结少腹，沉坚在下也。肝肾俱浮者，阴中阳病也，当病风水。风水者，游行四体，浮泛于上也。"

四、涌水症

肺移寒于肾，为涌水[1]。涌水者，按(一)腹不坚，水气客于大肠，疾行则鸣濯濯[2]，如囊裹浆，水之病也(二)。（《素问·气厥论》）

【校勘】

（一）按：《甲乙》卷六第十此后有"其"字。

（二）水之病也：《新校正》云："按《甲乙经》水之病也，作治主肺者。"考今本《甲乙》卷六第十、《太素·寒热相移》卷二十六均同《新校正》。

【注释】

[1] 涌水：病名。张景岳注："涌水者，水自下而上，如泉之涌也。水者阴气也，其本在肾，其末在肺，肺移寒于肾，则阳气不化于下，阳气不化，则水泛为邪，而客于大肠，以大肠为肺之合也。"

[2] 濯濯：形容水激荡之声。此指增强的肠鸣音。王冰注："肠鸣则濯濯有声。"

【译文】

肺的寒邪移传于肾，则阳虚水泛为涌水。涌水病，患者的腹部按之不甚坚硬，是水气留居于大肠，故快走时肠中濯濯鸣响，好像用袋子盛满了水一样。这是水气所形成的疾病。

小　结

水肿是指体内水液潴留，泛溢肌肤，引起头面、眼睑、四肢、腹部，甚至全身浮肿的疾病。《内经》对于水肿的发病机制，指出“其本在肾，其末在肺”，又说：“肾者胃之关也，关门不利，故聚水而从其类也”。后人治疗水肿，基本不越此范围。但可从两方面来说，水肿有因阳虚而病起于内，也有因外邪而病起于外。前者如水胀、溢饮，当以脾肾为主；后者如风水，当以肺肾为主。至于前者亦能上迫于肺，后者亦能中累及脾，便当肺脾肾三者兼治。不论病起于内或病起于外，促使水液排除，还须照顾三焦的通道，《内经》所谓“三焦者，决渎之官，水道出焉”；又须通利膀胱的出路，所谓“膀胱者，州都之官，津液藏焉，气化则能出矣”。故又提到“三焦不泻，津液不化”。总之，中医治疗水肿，包括肺、脾、肾、三焦和膀胱，根据具体情况适当配合，而又以肾脏最为重要。肾脏之所以重要，由于中间命门的作用。命门之火能健运中焦，帮助三焦、膀胱的气化，使水湿排除而不再积聚。

水肿病类如按其症脉和体征而言，可以概括西医所指的急、慢性肾炎、心脏性水肿，以及肝病性和营养性、内分泌失调性水肿等。在这些病类中，余瀛鳌对急性肾炎的治疗积累了一定的经验，现介绍如下，作为临床时的参考。

急性肾炎的临床表现接近于风水症。风水的水肿往往先从面部开始，逐渐发展为遍身水肿。其病理机制是：外感风邪，内有水气，水为风激而上行。运用发表祛风利水法比较符合风水的病机。根据这样的原则，拟订出风水第一方（麻黄先煎二钱、苏叶后下三钱、防风三钱、防已三钱、陈皮三钱、炙桑皮三钱、大腹皮三钱、丹皮三钱、茯苓四钱、猪苓三钱、泽泻二钱、木通一钱五分、车前子布包四钱），主治急性肾炎遍体水肿、头痛、血尿等症。但有一部分急性肾炎于发病时兼有较严重的上呼吸道感染症状（如咳嗽、上气等），则须在风水第一方的基础上予以损益，故又拟订了风水第二方（麻黄先煎熬二钱、杏仁三钱、苏叶后下三钱、防风三钱、陈皮三钱、法半夏二钱、炙桑皮三钱、茯苓三钱、丹皮三钱、猪苓三钱、车前子布包四钱），使能达到发表祛风利水兼以宁嗽的治疗目的。俟水肿消退后，即应照顾脾肾。因为脾为水之制，肾为水之本，肿消后应该扶脾温肾，故又以八味肾气丸加减为风水第三方（党参三钱、炙黄芪四钱、熟地三钱、茯苓三钱、泽泻二钱、丹皮二钱、山药三钱、山萸肉三钱、附片先煎半小时一钱五分），以扶脾温肾。临床证明本方有助于肾功能的恢复。

以上是余先生治疗急性肾炎的一些经验体会，证之临床，确实有效。关于慢性肾炎的治疗，其总则不外健脾、温阳、行气、利水、通络诸法。例如腹水显著时宜行气利水为主，体虚者宜扶阳温肾，兼有胃肠症状者宜调中健脾，兼有外感者先治其标，水肿消退后则以补益肾气、通补肾络为主。

另外，常在临床上看到一种轻度浮肿患者，有面晄食减，腹微气胀，四肢无力，容易疲乏等现象，作各种化验多基本正常，大多属于脾胃功能失调所致。故治疗亦多采用调中健脾法，常用方剂为补中益气汤、香砂六君子汤及防已黄芪汤加减，每多获效。

第二节　前阴病类

概　论

前阴者，宗筋之所聚（一），太阴、阳明之所合也。（《素问·厥论》）

【校勘】

（一）前阴者，宗筋之所聚：《新校正》云："按《甲乙经》'前阴者，宗筋之所聚'作'厥阴者，众筋之所聚'。全元起云：前阴者，厥阴也。与王注义异，亦自一说。"今本《甲乙》卷七第三同《新校正》。

【译文】

前阴是宗筋所聚集之处，也是足太阴和足阳明经脉所会的地方。

茎垂（一）者，身中（二）之机，阴精（三）之候，津液之道（四）也。（《灵枢·刺节真邪论》）

【校勘】

（一）垂：《甲乙》卷九第十一作"睾"。

（二）身中：《太素·五节刺》卷二十二作"中身"。

（三）精：《甲乙》卷九第十一作"津"。

（四）道：《甲乙》卷九第十一"道"下有"路"字。

【译文】

茎垂是宗筋所聚集之处，为身中之枢机，精由此泄，溺由此出，是阴精、津液的通道。

一、阴痿症

经筋之病，寒则筋急，热则筋弛纵不收，阴痿不用。（《灵枢·经筋篇》）

【译文】

经筋所致的疾病，遇寒则筋拘急，遇热则筋松弛，收缩无力，阴痿不举。

足厥阴之筋，……其病……阴器不用，伤于内则不起。（《灵枢·经筋篇》）

【译文】

足厥阴肝经之筋，如果发病，可出现前阴不能运用，若房劳过度耗伤阴精则阴痿不举。

太阴司天，湿气下临，肾气上从，黑起水变……胸中不利，阴痿气大衰而不起不用（一），当其时[1]反腰脽[2]痛，动转不便也，厥逆（二）。（《素问·五常政大论》）

【校勘】

（一）不用：《新校正》云："详'不用'二字，当作'水用'。"

（二）厥逆：《新校正》云："详'厥逆'二字，疑当连上文。"

【注释】

[1] 当其时：此指值太阴湿土旺盛之时。

[2] 脽：《广雅》："臀谓之脽。"

【译文】

太阴司天之丑未年，湿气下临于地，肾气上从于天，水气起而变化，火气于是受灾。人们可出现胸中不舒畅、阴痿、阳气大衰、阴器不举不用等病。如果正值土旺之时，反而可发生腰与臀部疼痛，活动不便，甚至有冷气上逆等症。

肾脉……大甚为阴痿。（《灵枢·邪气脏腑病形篇》）

【译文】

肾脉大甚为阴痿不举。

二、阴缩症

足厥阴之筋，……伤于寒则阴缩入。（《灵枢·经筋篇》）

【译文】

足厥阴肝经之筋，如果伤于寒邪，则阴器缩入不举。

肝脉……微大为肝痹，阴缩，咳引小腹。（《灵枢·邪气脏腑病形篇》）

【译文】

肝脉微大可出现因肝气郁滞而造成夜卧多惊，多饮，小便频数，腹部胀满如怀孕一样的肝痹病，以及阴器收缩，咳而牵引小腹作痛等病。

肝悲哀动中则伤魂，魂伤则狂妄不精，不精则不正当，人阴缩而挛筋，两胁骨不举，毛悴色夭，死于秋。（《灵枢·本神篇》）

【译文】

肝藏魂，悲哀太过会伤魂，魂伤会发生狂妄胡来，神明不能精专而善忘，甚至神志妄乱，行为无常，阴器收缩，筋脉拘挛，两胁肋不能随呼吸运动，皮毛憔悴，容颜枯槁，到了秋天金气当旺之时，其病必然加重，甚或死亡。

三、阴纵症

足厥阴之筋，……伤于热则纵挺不收。（《灵枢·经筋篇》）

【译文】

足厥阴肝经之筋，如果伤于热邪则阴器挺长不收。

足厥阴之别，名曰蠡沟，……循经上睾，结于茎。其病……实则挺长。（《灵枢·经脉篇》）

【译文】

足厥阴经的别出络脉，名叫蠡沟，沿本经所循路径达于睾丸，取于阴茎。如果发病因邪气实的，则阴挺出长。

四、阴痒症

足厥阴之别，名曰蠡沟，循经上睾，结于茎，其病……虚则暴痒。（《灵枢·经脉篇》）

【译文】

足厥阴经的别出络脉，名叫蠡沟，沿本经所循路径达于睾丸，取于阴茎。如果发病因正气虚的，则阴部暴痒。

五、阴痛症（卵痛）

足太阴之筋，……其病……阴股引髀而痛，阴器纽痛，上引脐。（《灵枢·经筋篇》）

【译文】

足太阴脾经之筋，如果发病，可出现股内侧牵引髀部作痛，阴器有扭转作痛感，并向上牵引脐部作痛。

男子色在于面王，为小腹痛，下为卵痛，其圜直为茎痛，高为本，下为首，狐疝㿗阴之属也。女子在于面王，为膀胱、子处之病，散为痛，抟为聚，方员左右，各如其色形。（《灵枢·五色篇》）

【译文】

男子病色出现在鼻准上的，主小腹痛，向下牵引到睾丸也痛。如果病色出现在人中沟上，主阴茎作痛；病色出现在人中沟上半部的，主茎根疼痛；出现在下半部的，主茎头痛。这些都是属于狐疝和阴囊肿痛之类的疾病。女子病色出现在鼻准上的，主膀胱和胞宫的病，如果色散而不聚的为无形之气，色抟而不散的，为有形之血凝，可成为积聚病。其积聚或方或圆，或左或右，都和它的病色的形态相似。

六、阴疮症

太阳之胜，凝凓且至，……阴中乃疡，隐曲不利，互引阴股，筋肉拘苛，血脉凝泣，络满色变。（《素问·至真要大论》）

【译文】

太阳寒水之气为胜气时，阴凝凛冽之气至，可出现阴中生疮，房事不利，阴部与大腿内侧互相牵引，筋肉拘急重滞，血脉凝涩，络脉颜色改变等症。

小　结

前阴包括生殖器和尿道两个方面，由于足厥阴之脉环绕阴器，故《内经》对于前阴疾患多从肝经本身考虑，而太阴等经所指仅为外因湿气而已。

根据临床实际，《内经》所论前阴病，一般阴缩、阴痛常因肝经受寒引起，阴痿、阴纵则与命门有关。命门包含真阴真阳，也叫元精元阳。真阳虚能使性欲衰退，阴精虚反使阳亢而为相火妄动，故治阴痿常用壮阳，阴纵常用泻火法。但正因为命门包含阴阳二气，故壮阳中必须滋阴，泻火时不能离开壮水。明代张景岳理虚名言："善补阳者，必于阴中求阳，则阳得阴助而生化无穷；善补阴者，必于阳中求阴，则阴得阳升而泉源不竭。"《齐有堂医案》载有强阳壮精丹治阳痿，用鹿茸、附子、巴戟、肉桂等扶阳，又用熟地、白芍、麦冬等滋阴。据他说："用热药于补水之中，则火起而不愁炎烧之祸。"临床采用此方治疗阳痿患者，也证实了效果明显，且无流弊。

第三节　遗精病类

概　论

肾者主蛰[1]，封藏之本，精之处也，其华在发，其充[2]在骨，为阴中之少阴(一)，通于冬气。(《素问·六节脏象论》)

【校勘】

(一)阴中之少阴：《新校正》云："按全元起本并《甲乙经》、《太素》'少阴'作'太阴'，当作'太阴'。肾在十二经虽为少阴，然在阴分之中，当为太阴。"考《灵枢·阴阳系日月》有文："肾为阴中之太阴。"《五行大义》卷三第四引本文亦作"太阴"。故《新校正》说可参。但《素问集注》云："肾为阴脏，而有坎中之阳，故为阴中之少阴而通于冬气，冬主水也。"亦有道理，故存义。

【注释】

[1] 主蛰：蛰，虫类伏藏于土中，称为蛰。此指闭藏之中而内含生机之意。肾旺于冬，气主闭藏，又为藏精之处，故曰主蛰。

[2] 充：充养之意。肾主骨而生髓，故其充养于骨。

【译文】

肾主冬令，受脏腑之精以藏之，所以肾是以闭藏为本，是人体精气潜藏的处所；发是血之余，血是精所化，肾主骨，所以在肾气旺盛的时候，头发就光泽，骨气也就充实；肾属水，是阴中之少阴，所以其气通于冬。

一、梦遗症

厥气……客于阴器，则梦接内。(《灵枢·淫邪发梦篇》)

【译文】

厥逆邪气因正虚而干扰脏腑，如果侵入到生殖器官，就会发生梦中性交。

二、滑精症

是故心怵惕思虑则伤神，神伤则恐惧，流淫而不止（一）。……恐惧而不解则伤精（二），精伤则骨痠痿厥，精时自下。（《灵枢·本神篇》）

【校勘】

（一）流淫而不止：《太素·首篇》卷六“淫”作“溢”，“止”作“固”。

（二）恐惧而不解则伤精：《甲乙》卷一第一“恐”上有“精气并于肾则恐故”八字，“解”作“改”；《太素·阴阳杂说》卷三杨注“不解”作“不息”。

【译文】

所以惊恐思虑太过，就会伤及神气，神气受损，就会导致五脏所藏的清液失去统摄，从而发生流淫不止之病。如果恐惧日久不解，还会伤精，精伤则筋骨酸软痿弱无力，下肢厥冷，精液时常下流遗出。

小　结

遗精是指成年男子精液不固而自行遗泄的一种症候。有梦而遗的为“梦遗”；无梦而遗，或甚至清醒时精液自出的称“滑遗”。其发病原因，多由心神妄动，劳神过度，恣情纵欲，嗜酒厚味所致。病机主要是肾失封藏，精关不固。病理性质有虚有实：实者为君相火旺，或湿热下注，扰动精室；虚者为肾虚不能固摄。后世医家归之于肝肾两经为病论治，认为有梦而遗是肝经相火旺，无梦滑泄是肾阳不足，精关不固。相火旺则清泻，肾虚则补摄，虚实之间，不能颠倒。

但《内经》有“心怵惕思虑则伤神”之语，故在辨证上还重视心经，称为心肾不交；还吸取道家心为婴孩，肾为姹女，脾为黄婆之说，对心肾不交的治疗，注意到脾经。从临床体会这些方法，用之得当，确有相当疗效。西医所说的神经衰弱、前列腺炎、精囊炎等引起的遗精，可参照辨治。此外，目前临床上常用的金锁固精丸和锁阳固精丸等成方，均有其一定的适应症和效用，如果见到遗精病就用这类药品治疗，效果往往不显著，这也说明了中医治病是着重辨证施治的。

第四节　小便病类

概　论

诸病水液，澄澈清冷，皆属于寒。（《素问·至真要大论》）

【译文】

大凡各种排泄物稀薄清冷呈水液的，多数由于寒邪造成。

诸转反戾，水液浑浊，皆属于热。（《素问·至真要大论》）

【译文】

大凡各种转侧不利，脊背反张，筋脉拘急，排出的水液性质浑浊的，多数与热邪有关。

中气不足，溲便为之变，肠为之苦鸣。（《灵枢·口问篇》）

【译文】

中气不足，会导致升降失司，出现大小便失常，且肠中鸣响。

三焦者，足少阳、太阴（一本作阳）之所将[一]，太阳之别也，上踝五寸，别入贯腨肠，出于委阳，并太阳之正，入络膀胱，约下焦，实则闭癃[二]，虚则遗溺，遗溺则补之，闭癃则泻之。（《灵枢·本输篇》）

【校勘】

（一）足少阳太阴之所将：《太素·本输》卷十一无“足少阳”三字，“太阴”作“太阳”。《景岳全书·遗溺类》引“少阳”作“少阴”。罗树仁《素问灵枢针灸合纂》：“按肾合三焦、膀胱，则三焦为足少阴太阳之所将。少阳太阴必系少阴太阳之误刊无疑。”周学海曰：“太阴之阴，原注一本作阳，今寻本篇文义，非‘阴’误‘阳’，乃‘太’误‘少’也。”

（二）实则闭癃：《太素·本输》卷十一“实”作“盛”。《素问·宣明五气篇》有云：“膀胱不利为癃。”

【译文】

三焦经的脉气，是和足少阳、太阳两经相并行的，自踝上五寸入小腿肚足腹内，上行出于足太阳的别络委阳穴，并足太阳正脉入络膀胱，以约束下焦，所以三焦的实证会出现小便不通的癃闭病，三焦的虚证会出现小便失禁的遗尿病。治疗三焦虚证要用补法，治疗三焦实证当用泻法。

督脉为病……癃，痔，遗溺，嗌干。（《素问·骨空论》）

【译文】

督脉发生病变，可出现小便不通、痔疮、遗尿、食管的上口干燥等症。

肝足厥阴之脉……是主肝所生病者……遗溺，闭癃。（《灵枢·经脉篇》）

【译文】

肝的经脉叫足厥阴经，本经所主的肝脏发生病变，可出现遗尿或小便不通等病证。

膀胱不利为癃，不约为遗溺。（《素问·宣明五气篇》）

【译文】

膀胱之气化不利，可发生癃闭而小便不通；膀胱之机能不能约束，可出现遗尿病。

一、小便不利症

五味入于口也，各有所走，各有所病。酸走筋，多食之，令人癃。（《灵枢·五味篇》）

【译文】

饮食的五味摄入口中之后，各有其所喜欢进入的脏腑经络，也各有其所影响发生的病变。如酸味走筋，多食酸味之品，就会引起小便不通。

酸入于胃，其气涩以收，上之二焦，弗能出入也。不出即留于胃中，胃中和温，则下注膀胱，膀胱之胞，薄以懦（一），得酸则缩绻（二），约而不通，水道不行（三），故癃。（《灵枢·五味论》）

【校勘】

（一）懦：《太素·调食》卷二作“濡”。守山阁校本注云：“原刻误作懦。”《甲乙》卷六第九作“耎”。按：濡、耎二字古通，均含软义。《集韵》：“輭，柔也，或从欠，亦作濡。”杨注训“濡”为“耎”，正与《甲乙》、《集韵》义合。

（二）绻：《太素·调食》卷二、《千金要方·序论一》卷二十六并作“卷”。按：卷，为绻之省假字。《诗经·民劳》：“以谨缱绻。”释文：“绻，一本作卷。”

（三）行：《太素·调食》卷二作“通”，《千金要方·序论》卷二十六、《普济方·食治门杂论》卷二百五十七并作“利”。

【译文】

酸味之品入胃后，它的气味涩滞收敛，只能行走于上中两焦，随气化之出入运行较困难。其气味不能遽行出入，就留在胃中，若胃中调和温煦，功能正常，使之难以久留，促使它下注膀胱，膀胱之皮薄而软，遇到酸味就卷曲而收缩，致使膀胱出口处也约束而紧缩，影响水液的通行，从而形成小便不利的癃病。

有癃者，一日数十溲，此不足也。（《素问·奇病论》）

【译文】

有患癃病的，一天要解数十次小便，这是正气不足的一个现象。

形有余则腹胀，泾溲不利。（《素问·调经论》）

【译文】

形有余的可出现腹胀满，大小便不利等症。

涸流[1]之纪，是谓反阳[2]，藏令不举，化气乃昌，……其病癃閟[3]，邪伤肾也。（《素问·五常政大论》）

【注释】

[1] 涸流：此指水运不及之年。水不及，故水流干涸。

[2] 反阳：《读素问臆断》云："反阳，当作反藏。"

[3] 癃閟：王冰注："癃，小便不通；閟，大便干涩不利也。"但张景岳注云："肾气不化也，閟、闭通。"高士宗注："小便不通。"后人所注，多据此，指小便不通而言。但上文有"主二阴"之说，因此王注义较全面。

【译文】

水运不及之涸流之年，水之藏气不行，则阳气反而得行，称为反阳，藏气不得施用，则水所不胜之土的化气乃得昌盛，水所胜之火反不畏其所制。其发病可出现小便癃闭，大便秘结等，这是由于邪气伤害肾脏的缘故。

内闭不得溲，刺足少阴、太阳与骶上以长针。（《灵枢·癫狂篇》）

【译文】

下焦肾与膀胱的气化功能失常，导致小便不通的，当先取刺足少阴经的穴位和足太阳经的穴位，再取尾骨端的长强穴，用长针刺之。

二、小便黄症

小便黄者，小腹中有热也。（《素问·评热病论》）

【译文】

小便颜色黄的，是小腹中有热邪所致。

肝热病者，小便先黄，腹痛多卧身热。（《素问·刺热论》）

【译文】

肝脏有热邪盘踞的，可先出现小便颜色发黄，腹痛，喜欢睡卧，身体发热等证。

三、遗尿症

肝脉……微滑为遗溺。（《灵枢·邪气脏腑病形篇》）

【译文】

肝的脉象微滑，主遗尿病。

虚则遗溺，遗溺则补之。（《灵枢·本输篇》）

【译文】

三焦的虚证，会出现小便失禁的遗尿病，治三焦虚证采用补法。

四、淋浊症（白淫）

阳明司天……初之气，地气迁，阴始凝，气始肃，水乃冰，寒雨化。其病中热胀，面目浮肿……小便黄赤，甚则淋。(《素问·六元正纪大论》)

【译文】

卯酉年阳明司天当政，初之气，主气为厥阴风木，客气为太阴湿土，上年在泉之气迁移退位，阳明司天燥金用事，阴气开始凝聚，天气肃厉，水乃结成冰，寒雨之气化。其发病为内热胀满，面目浮肿，小便黄赤，甚则淋沥不通。

不远热则热至，……热至则身热，……淋閟之病生矣。帝曰：治之奈何？岐伯曰：时必顺之，犯者治以胜也。(《素问·六元正纪大论》)

【译文】

不避热的时候，热邪就要发生，热邪鸱张时身体出现发热，小便淋沥，或癃闭不通等症。黄帝问：应当怎样治疗呢？岐伯答：主时之气，必须顺从它，触犯了主时之气时，可用相胜之气的药品加以治疗。

少阳在泉，客胜则腰腹痛而反恶寒，甚则下白溺白。（《素问·至真要大论》）

【译文】

少阳在泉之年，客气胜则发生腰痛腹痛而怕冷，严重的可出现大便下白沫，小便也下白沫等病。

思想无穷，所愿不得，意淫于外，入房太甚，宗筋弛纵，发为筋痿，及为白淫。（《素问·痿论》）

【译文】

思想贪欲无穷，愿望又不能实现，意志淫泆于外，房劳过伤于内，致使宗筋弛缓，发为筋痿，以及成为白淫等病。

小　结

小便病类包括淋证、癃闭、遗尿等病证。淋证是以小便频数短涩，滴沥刺痛，欲出未尽，小腹拘急引痛为主的病证，临床有热淋、石淋、气淋、血淋、膏淋、劳淋之分，多因湿热蕴结下焦，膀胱气化不利所致，其病理变化与肾、膀胱有关。癃闭是指小便量少，排尿困难，甚则尿闭不通的一种病证，临床癃与闭又有所区分：小便不畅，点滴短少，病势缓者为癃；小便闭塞，点滴不通，病势急者为闭。多因下焦湿热，膀胱气化受阻；或肺热壅盛，不能通调水道；或劳倦伤脾，清浊升降失调；或七情内伤，肝气失于疏泄；或久病体虚，肾之气化力弱；或瘀血、肿块、砂石阻塞尿道所致。其病理也主要是肾与膀胱气化失常，并与肺脾肝有关。遗尿是指睡中小便自遗，醒后方觉的一种病证，多因肾气不固，下元虚冷，不能制约水道，或脾肺气虚，上虚不能制下，无权约束水道，或肝经郁热，疏泄太过，膀胱不藏所致。

《内经》认为小便虽膀胱所司，但与肝气的疏泄，脾气的运化，三焦之气的决渎，以及肾经和督脉阳气的温养气化有密切关系。在临证时，可结合小便的色、量和次数等诊断，病情可无遁形。事实告诉我们，中医除利湿用通小便方法外，对于其它原因的小便不利或小便失禁，很少用通利或止涩法治疗。例如水肿病的小便不利，实者从三焦理气，虚则从肾脏温化；又如郁结症，小便量少频数，小腹时觉胀滞，常用疏肝法。叶天士在《温热论》里曾提出“通阳不在温，而在利小便”治则，虽针对的不是“小便病类”杂证，而是“酒客”和脾胃湿浊恒多之外感温热病人，但对我们丰富临床治法亦有很大帮助，值得借鉴；后人还有用开提法和开肺法治疗小便不利，则在《内经》的基础上又发展了一步。使我们体会到运用中医理论探讨或治疗疾病时，不能孤立地谈某一实质脏腑的病变，而应从局部联系到相关的脏腑经络、气血津液等，予以全面的考虑，然后再作出适当的处理。

第七章　气血津液系疾病

第一节　气病类

概　论

百病生于气也。怒则气上，喜则气缓，悲则气消，恐则气下，寒则气收，炅[1]则气泄，惊(一)则气乱，劳则气耗，思则气结。(《素问·举痛论》)

【校勘】

(一)惊:《太素·九气》卷二十九、《诸病源候论·九气候》卷十三均作“忧”。

【注释】

[1] 炅：热也。

【译文】

许多疾病的发生，都是因为气机失调引起的。如暴怒会导致气上逆，过喜会导致经气舒缓，悲哀会导致正气消沉，恐惧会导致经气下却，寒冷会导致经气收敛，火热会导致经气外泄，惊吓会导致气机紊乱，过劳会导致经气耗损，思虑会导致气机郁结。

离绝菀结，忧恐喜怒，五脏空虚，血气离守。(《素问·疏五过论》)

【注释】

[1] 离绝菀结：因失去亲爱，断其所怀，但精神上仍思虑抑郁难解。如吴昆注：“离，

谓间其亲爱也。绝，谓断其所怀也。菀，谓思虑郁结也。结，谓怫郁不解也。”

【译文】

因亲爱之人分离而怀念不绝，致情志郁结难解，以及忧思恐惧、喜怒失常等，都可导致五脏空虚，血气离守。

暴怒伤阴，暴喜伤阳。（《素问·疏五过论》）

【译文】

突然发怒会伤阴，突然过喜会伤阳。

暴乐暴苦，始乐后苦，皆伤精气[1]；精气竭绝，形体毁沮[2]。（《素问·疏五过论》）

【注释】

[1] 皆伤精气：乐则喜，过喜则气缓；苦则悲，悲甚则气消。故过度的喜乐或悲苦，或悲喜无常，反复刺激，都可耗损人的精气。

[2] 毁沮：损毁败坏。

【译文】

精神上的突然快乐或突然忧苦，或先乐后苦等情况，都可损伤人的精气。精气耗竭殆绝，形体随之败坏。

忧思伤心……忿怒伤肝。（《灵枢·百病始生篇》）

【译文】

忧愁思虑过度就会首先伤心；忿恨恼怒过度就会首先伤肝。

形乐志苦，病生于脉，治之以灸刺；形苦志乐，病生于筋，治之以熨引[1]；形乐志乐，病生于肉，治之以针石[2]；形苦志苦，病生于咽喝[3]（一），治之以甘（二）药；形数惊恐，筋脉不通，病生于不仁，治之以按摩醪药[4]。（《灵枢·九针论》）

【校勘】

（一）咽喝：《素问·血气形志篇》作"咽嗌"，《甲乙》卷六第二作"困竭"，《太素·知形志所宜》卷十九杨注："喝，肺喘声也，有本作渴。"

（二）甘：《素问·血气形志篇》作"百"，《太素·知形志所宜》卷十九无。

【注释】

[1] 熨引：就是用药温熨导引。

[2] 针石：现称石针，古称砭，是古人切刺皮肤、排脓放血的治疗工具。

[3] 咽喝：喝，音应读噎（ye）或曷（he）：一指声嘶哑、咽如塞；一指喘息气粗。但二义均属肺系症状。肺主气，司呼吸，上通咽喉，形苦过劳易伤气，志苦多忧则气郁，所以病生于咽喝。如杨上善注："形志俱苦劳气，客邪伤，在于咽喝，肺之应也。喝，肺喘声也。"

[4] 醪药：一般指药酒。

【译文】

形体安逸而精神苦闷的人，大多发病在脉络，治法宜采用针灸；形体劳苦而精神快乐的人，大多发病在筋骨，治法宜采用温熨导引；形体安逸而精神舒适的人，大多发病在肌肉，治法宜采用石针刺激；形体劳苦而精神也苦闷的人，大多发病在肺咽，治疗宜采用各种药物调理；身体屡遭惊恐不安的人，往往筋骨与脉络之间气血不通畅，大多发生肢体麻木不仁的症状，治疗宜采用按摩和药酒等方法。

【按语】

本段阐述了五形志生病的大概多发病位，以及与五脏所属相关。比如，心藏神，主血脉，志苦则劳神耗血，所以发病在脉；脾主肌肉，形神过逸则气血运行缓慢，肌肉失养，所以发病在肉；肝主筋，为"罢极之本"，又"乙癸同源（肝肾同源或称精血同源）"，肾主骨，形苦多劳，所以发病在筋骨；肺主气，司呼吸，上通咽喉，“诸气愤郁，皆属于肺”，身体劳苦则伤气，精神忧郁则气郁，所以发病在咽喉引起气喘，即后世常所谓的“金破不鸣”之义；肾在志主恐，“恐则气下”，多恐则大气陷下，营卫不通于筋脉之间，骨失所养，所以发病多麻木不仁，甚则肢体偏瘫。

一、气郁症

心(一)怵惕思虑则伤神[1]，神伤则恐惧自失，破䐃脱肉[2]，毛悴色夭，死于冬[3]。（《灵枢·本神篇》）

【校勘】

（一）心：《素问·宣明五气篇》王注引文及《儒门事亲》引文均无。

【注释】

[1] 心怵惕思虑则伤神：杨上善注：“怵惕，肾来乘心也，思虑则脾来乘心，二邪乘甚，故伤神也。”

[2] 破䐃脱肉：脾主肌肉，脾伤则䐃破肉脱。如王冰注：“䐃者，肉之标，谓膝肘后肉如块者。脾主肉，故肉如脱尽，䐃如破败也。”

[3] 毛悴色夭，死于冬：杨上善注：“毛悴，肺伤；色夭，肝伤也。以神伤则五脏皆伤也。冬，火死时也。”所谓“冬火死时也”，是因水能克火，所以心病死于冬。

【译文】

心藏神，惊恐或思虑太过就会损伤心神，心神受伤则胆小恐惧，甚则失去主宰自身的能力；心主血脉，血脉受伤则肌肉失去营养，形体消瘦，皮毛憔悴，甚则枯槁无华；心属火，到了冬季火不敌寒水，病必加重，甚或死亡。

脾(一)愁忧而不解则伤意，意伤则悗乱[1]，四肢不举[2]，毛悴色夭，死于春[3]。（《灵枢·本神篇》）

【校勘】

（一）脾：《素问·宣明五气篇》王注引文及《素问·五运行大论》“新校正”引文并无。

【注释】

[1] 意伤则悗乱：张景岳注：“忧则脾气不舒，不舒则不能运行，故悗闷而乱。”

[2] 四肢不举：张景岳注：“四肢皆禀气于胃而不得至经，必因于脾，乃得禀也，故脾伤则四肢不举。”

[3] 毛悴色夭，死于春：杨上善注：“春，土死时也。问曰：脾主愁忧。又云：精气并于肝则忧，即肝为忧也。《素问》云：心在变动为忧，即心为忧也。肺在志为忧也，即肺为忧。其义何也？答曰：脾为四脏之本，意主愁忧。故心在变动为忧，即意之忧也。或在肺志为忧，亦意之忧也。若在肾志为忧，亦意之忧也。故愁忧所在，皆属脾也。”

【译文】

脾藏意，如忧愁太过，日久不解就会损伤脾意，意气不抒则胸中烦乱，四肢不能举动，皮毛憔悴，颜色枯槁。脾属土，到了春季木旺可以克土，病必加重，甚至死亡。

愁忧者，气（一）闭塞而不行[1]。（《灵枢·本神篇》）

【校勘】

（一）气：《素问》王注引无，而《太素》卷六首篇及《素问·五运行大论》“新校正”引《灵枢》文并同。

【注释】

[1] 气闭塞而不行：忧愁的心情，导致气机郁积，损伤脾意，故闭塞不行。

【译文】

忧愁太过，会使气机闭塞不通。

思则心有所存，神有所归，正（一）气留而不行，故气结矣。（《素问·举痛论》）

【校勘】

（一）归，正：《甲乙》卷一第一、《太素·九气》卷二九均作“止”。观上下文义，作“止”为胜。

【译文】

思维活动使精力集中，心（大脑）有意识记忆、想象，并产生情感、情绪等，精神集归于一处，以致正气留结而不运行，所以称之为气结了。

二、气逆症

肾（一）盛怒而不止则伤志[1]，志伤则善忘其前言，腰脊（二）不可以俯仰屈伸，毛悴色夭，死于季夏[2]。（《灵枢·本神篇》）

【校勘】

（一）肾：《素问·举痛论》王冰注引无。

（二）脊：《脉经》卷三第五及《千金要方》卷十九第一下均有“痛”字。

【注释】

[1] 肾盛怒而不止则伤志：因肝肾同源，肾为肝母，大怒伤肝，子病犯母而伤肾，肾藏志，肾伤则志伤。杨上善注：“肝木乘肾，故不已伤志也。”

[2] 死于季夏：因土克水，所以说肾病死于季夏。季夏为夏季的最后阶段（农历六月），正属土季。杨上善注：“季夏，水死时也。”

【译文】

肾藏志，如果大怒不止就会伤志，志伤就会记忆力减退，记不起以前说的话，常伴有腰脊不能俯仰屈伸，皮毛憔悴，面色无华；又肾属水，到夏季土旺的时候，土克水，病必加重，甚至死亡。

盛怒者，迷惑而不治[1]。（《灵枢·本神篇》）

【注释】

[1] 盛怒之下，木气特旺，木旺生火，扰动神明，造成神志迷惑，难以自治。

【译文】

盛怒的人，心火暴盛而伤及神志，发生迷惑烦乱而不能自治。

喜怒伤气。（《素问·阴阳应象大论》）

【译文】

过度喜怒可以损伤阴气或阳气。

多阳者多喜，多阴者多怒。（《灵枢·行针篇》）

【译文】

多阳气的人，多数是精神愉快、心情喜悦；多阴气的人，多数为精神抑郁、郁怒不快。

血并于上，气并于下，心烦惋(一)善怒。血并于下，气并于上，乱而喜忘[1]。（《素问·调经论》）

【校勘】

（一）悗：《甲乙》卷六第三作“闷”，《太素·虚实所生》卷二十四作“悗”。

【注释】

[1] 血并于上……乱而喜忘：姚止庵注：“气血运行，上下循环，乃为无病，并则偏于一，而病起矣。血者注于心而藏于肝，血并于上，则血偏盛而气自并于下，下冲其上，心与肝动，故令烦闷善怒也。气者蓄于丹田，则神自清而精自摄，今并于上，则气尽升而血自并于下，上离乎下，精神涣散，故令乱而喜忘也。”古文悗、闷、悗义通。

【译文】

血偏并于上，气偏并于下，则发生心烦闷而易怒；血偏并于下，气偏并于上，则发生精神散乱而善忘。

怒则气逆，甚则呕血及飧泄（一）[1]，故气上矣。（《素问·举痛论》）

【校勘】

（一）飧泄：《甲乙》卷一第一、《太素·九气》卷二均作“食而气逆”。观上下文，似觉义长。

【注释】

[1] 飧泄：完谷不化的泄泻。怒则伤肝，肝气上逆，血随气逆，甚则呕血；肝气横逆，克乘脾土，湿浊不化，渗走肠间，发生飧泄。

【译文】

大怒则使肝气上逆，血随气逆，甚则呕血，或肝气乘脾发生飧泄，所以说它是气上逆证。

怒而多言，刺足少阳（一）。（《灵枢·杂病篇》）

【校勘】

（一）少阳：《甲乙》卷九第九作“少阴”。

【译文】

易怒而且说话多的，是肝胆气盛，应刺足少阳胆经来治疗。

三、气乱症

恐惧者，神（一）荡惮而不收[1]。（《灵枢·本神篇》）

【校勘】

（一）神：《素问·疏五过论》王冰注引、《太素·首篇》卷六均无。

【注释】

[1] 神荡惮而不收：荡惮，动荡恐惧之意；不收，不止、不能自持也。因惧怕某未来之事，故神情动荡而焦虑不安。另一说谓神气动荡耗散而不能收聚，亦通。

【译文】

恐惧过度的人，神情动荡、神气耗损而不能自持。

恐（一）惧而不解（二）则伤精，精伤则骨痠痿厥[1]，精时自下[2]。（《灵枢·本神篇》）

【校勘】

（一）恐：《甲乙》卷一第一“恐”上有“精气并于肾则恐故”八字。

（二）不解：《甲乙》卷一第一作“不改”，《太素·阴阳杂说》卷三作“不息”。

【注释】

[1] 精伤则骨痠痿厥：痠，骨病；痿，软弱无力；厥，气逆或肢冷。精能生髓，精伤则骨髓失充。张景岳注："肾主骨，故精伤则骨痠，痿者阳之萎，厥者阳之衰。"

[2] 精时自下：肾气不固，所以精时常滑脱不禁，即遗精、滑精现象。

【译文】

恐惧日久不解就会伤精，精伤多了就会发生骨节酸疼、足部萎软无力而厥冷，并时有遗精、滑精等症状出现。

恐则精（一）却[1]，却则上焦闭，闭则气还，还则下焦胀，故气不行（二）[2]矣。（《素问·举痛论》）

【校勘】

（一）精：《甲乙》卷一第一作"神"。

（二）气不行：《新校正》云："详'气不行'当作'气下行'也。"

【注释】

[1] 恐则精却：却，退也。恐则伤肾，所以精气退缩而不得下行其事。张景岳注："恐惧伤肾则伤精，故致精却。却者，退也。"

[2] 气不行：气，指胃气；行，即流行。《内经》将胃脘部分为上、中、下三焦，胃脘部的上下焦失其协调，临床上常出现"闭""胀"等气机运行不畅的消化道症状。但历代医家均因文衍义，解释模糊，如高士宗注："恐伤肾而上下不交，故气不行。不行者，不行于上也。恐则气下，以此故也。"

【译文】

恐惧会使肾之精气下却而不得上行，胃气失其充养，导致脾胃升降失司而上脘闭塞，胃气不下行而还归于下脘，产生脘痞胀气、（嗳气吞酸）等现象，所以叫做气不行，即胃气不降而上逆。

【按语】

此处的“上焦”、“下焦”，历代医家都解释含糊，多数把经文释为上焦属心肺、下焦为肝肾，但心肺怎么会“闭”呢？肝肾又怎么会“胀”呢？详阅上下文，结合临床实际，倒不如释为胃脘部本身的上下焦为妥。由于恐惧太过，不仅使肾精耗损，而且还可影响到中焦脾胃，引起闭塞不通，脘痞胀气等消化道症状。这样解释，既切合经旨，又符合临床实际，文义也一目了然。

惊(一)则心无所倚，神无所归，虑无所定，故气乱矣。（《素问·举痛论》）

【校勘】

（一）惊:《太素·九气》卷二十九、《诸病源候论·气候》卷三十九均作“忧”。

【译文】

惊骇使人心悸而无所依附，神志无所归宿，思虑无所决定，所以叫做气乱，即心气动荡而奔乱。

四、气消症

肝悲哀动中则伤魂[1]，魂伤则狂忘(一)不精[2]，不精则不正[3]，当人(二)阴缩而挛筋[4]，两胁骨不举[5]。（《灵枢·本神篇》）

【校勘】

（一）忘：《太素·首篇》卷六作“妄”。

（二）不精则不正，当人：《太素·首篇》卷六、《脉经》卷三第一均作“不敢正当人”。《甲乙》卷一第一、《千金要方》卷十一第一并无“不精则不正当”六字，“人”上并有“令”字。

【注释】

[1] 伤魂：悲哀太过，会动摇内脏，伤及肝魂。张景岳注："肝藏魂，悲哀过甚则伤魂。"

[2] 狂忘不精：忘通妄，精即精明。狂妄不精，即精神失常，办事不精明。悲哀太过，不能自解，导致精神失常，做事马虎不精明。张景岳注："魂伤则为狂为忘，而不精明。"

[3] 不正：指神志妄乱，言行无常规。张景岳注："精明失，则邪妄不正。"

[4] 阴缩而挛筋：肝的经脉环阴器，又主筋，肝伤，所以阴器收缩，筋脉拘急。

[5] 两胁骨不举：举，抬举。肝的经脉布两胁，肝病影响两胁，所以两胁骨不能抬举。

【译文】

肝藏魂，悲哀太过会扰动内脏，伤及魂灵，魂灵受伤，使人狂妄迷乱而办事不精明，甚至言行失常；久则令人前阴萎缩，筋脉拘急，两胁肋不能抬举。

因（一）悲哀动中者，竭（二）绝而失生。（《灵枢·本神篇》）

【校勘】

（一）因：《太素·首篇》卷六无。

（二）竭：《甲乙》卷一第一前有"则"字。

【译文】

因悲哀太过而扰动内脏的，可以使神气衰竭，甚至危及生命。

悲则心系急[1]，肺布叶举[2]，而上（一）焦不通[3]，营卫不散，热气在中，故气消[4]矣。（《素问·举痛论》）

【校勘】

（一）上：《甲乙》卷一第一、《太素·九气》卷二均作"两"。

【注释】

[1] 心系急：指心与肺相连的脉络拘急。

[2] 肺布叶举：布，张也；举，起也。谓肺叶胀大。张志聪注：“肺脏布大，而肺叶上举。”

[3] 上焦不通：心肺同居上焦，心与肺的脉络拘急，肺叶上举，所以使上焦之气不得宣通。

[4] 热气在中，故气消：消，通销，销烁之意。营卫不散，郁于中焦，胃气热烁，薰于胸中，产生内热伤气，所以说是气消。

【译文】

悲哀太过，会使心系拘急，肺叶胀大上举，上焦之气不得宣通，营卫之气不得散布，以致郁于中焦，脾胃之气热烁，薰于胸中，发生内热，所以说是“悲则气消”呀。

小　结

气，在古人看来是宇宙间的一种自然现象。早在春秋战国时期的唯物主义哲学家，就提出气是构成宇宙的本原；世界上的一切物质，都是气运动变化、发展的结果。《内经》极其重视气，认为气是构成人体和维持人体生命活动的最基本物质。在生理上，气由肾中精气、脾胃运化而来水谷精气和肺吸入的清气所组成，在肾、脾胃、肺等生理功能的综合作用下所生成，并升降出入充沛于全身而无处不到。同时名称繁多，有脏腑之气、经络之气，以及元气、宗气、营气、卫气、谷气、胃气等分别。在病理上主张在外因以“风为百病之长”，在内因强调“百病皆生于气”，还认为外因发病往往导致气血不和而产生复杂病变。后世根据《内经》这些观点，概括为气虚、气滞、气逆、气陷、气闭和气脱等，症状上有气中、气厥、气膈、气胀等名称，治疗上提出理气、疏气、提气、降气、益气等法则。

但是，气究竟是什么？在浩如烟海的中医文献里，诸说不一，有些地方似乎是代表一种功能，有些地方又似指一种物质，很难得到明确的定义。《内经知要浅解》里，秦伯未曾提出他个人的看法，他说：“前人把气和血对待，血是物质，气也应该是物质。气所生的作用，就是所谓能力。中国古代唯物主义哲学都认为气血是最根本的原始物质，那么古人看到了有形的血，可能觉察还有充满在血液里的、最细微的、肉眼不能看到的一种物质，这种物质的作用，能改善血液的功能和帮助血液的正常流行，就称作气。如果气受到心理上、环境上的刺激，不论情志方面的喜、怒、悲、恐、惊、思，气候方面的寒、热，以及工作方面的劳、逸，都会影响到血。”后世把这种气血之间的密切关系，归纳为“气为血之帅，血为气之母”。

还有“七情引起的气病，究竟是内因还是外因？”余瀛鳌有自己的看法：“七情病是外在因素引起的精神刺激，可以说是外因，但与一般的外因发病又显然有所不同。临床证明，七情刺激的反映，对患者的体质和敏感及健康情况有密切关系。七情病过程的缓急，病理上并不一致，根据久暂来治疗，用药也有相当距离，尤其因素消失以后，病情未必好转，甚或还会发展。我们看中医临证时，或从因素治疗，如受惊用镇静剂；或结合内脏治疗；如发怒用平肝降火剂；或单纯治疗内脏，如忧思用健脾舒气剂等。诸如此类，说明中医认识到七情属于内因的一面，也认识到通过内因以后有不同的变化，必须依据具体情况处理。”笔者在《试论〈内经〉论‘气’的哲学基础》一文里，曾从多角度考察气的实质，提到“《内经》论‘气’，是通过承认气为物质世界的本原、万物由气所构成来坚持物质为第一性的，并在此基础上阐明了万物产生的原理是‘形气相感’，表明了人是物质世界的一部分；同时提出气这种物质是在不断地运动着，运动的基本形式是‘升降出入，无器不有’；运动的源泉是气本身具有克制和反克制的能力所致。因此在《内经》看来，宇宙的一切都是‘无形无患’之气运动的结果，所以物质是既不能创造，也不能消灭的。还有气不仅是一种物质实体，而更为重要的是作为一种信息的载体，通过全身经络系统的调节、控制、传导而实现具体的功能。因此《内经》在论‘气’方面，是在物质观、恒动观、辩证观的哲学基础上，自发地运用辩证唯物主义的基本原理，初步萌发出信息论、控制论的萌芽。”[1]

总之，西医不谈气，而中医极其重视气，并有其完整独特的治气长处。

1　陈倩亮：《试述〈内经〉论“气”的哲学基础》，中医研究，2000(02)：2—3。

第二节　血病类

概　论

水火寒热持于气交[1]而为病始也，热病生于上，清病生于下，寒热凌犯而争于中，民病咳喘、血溢、血泄。（《素问·六元正纪大论》）

【注释】

[1] 水火寒热持于气交：吴昆注："火太过则水来复。"张景岳注："少阴司天，阳明在泉，上火下金，故水火寒热持于气交之中。"张志聪注："岁前之终气乃少阳相火，今岁之初气乃太阳之寒水，故为寒交暑而水火寒热持于气交。"按：综观前后文义，当以张志聪注为长，此处无非对上文"寒交暑"的进一步说明。

【译文】

如果水之寒气与火之热气相持于气交，那么有可能成为疾病发生的起因。热性病变一般发在上部，凉性病变大多发生在下部，寒热上下交争常常影响中部，气逆而发生咳喘，甚至血上溢，或气下泄而泻血。

心脉……微缓为伏梁[1]，在心下，上下行(一)，时唾血(二)。……微涩为血溢。（《灵枢·邪气脏腑病形篇》）

【校勘】

（一）上下行：《太素·五脏脉诊》卷十五"下"后无"行"字。

（二）时唾血：《甲乙》卷四第二上、《千金要方》卷十三第一"时"前均有"有"字。

【注释】

[1] 伏梁：病名，为心之积，在心下。杨上善注："心脉微缓，即知心下热聚，以为伏梁之病，大如人臂，从齐上至于心，伏在心下，下至于齐，如彼桥梁，故曰伏梁。"按：根据文中描述，有胸口上下堵得慌，有时唾血（即粉红色痰）等表现，证之临床，实与西医的左心衰症状相当。

【译文】

左寸心脉微缓，是热聚心下，久则积成伏梁顽疾，在心下部位，自觉上下行动，有时发生唾血。左寸心脉微涩，可能发生吐血或衄血。

肺脉……微滑为上下出血。（《灵枢·邪气脏腑病形篇》）

【译文】

右寸肺脉微滑，是热伤血络，在上则发生衄血，在下则尿血或便血。

卒然多食饮，则脉满（一），起居不节，用力过度，则络脉伤，阳络伤则血外溢，血外（二）溢则衄血；阴络伤则血内溢，血内（三）溢则后（四）血。（《灵枢·百病始生篇》）

【校勘】

（一）脉满：原作"肠满"。依《太素·邪传》卷二十七、《甲乙》卷八第二改。按：《素问·经脉别论》曰："食气入胃，浊气归心，淫精于脉。"突然增多饮食，致使脉满，甚合经义。

（二）血外：《太素·邪传》卷二十七无"血"字，《甲乙》卷八第二无"血外"二字。

（三）血内：《太素·邪传》卷二十七无"血"字，《甲乙》卷八第二无"血内"二字。

（四）后：《太素·邪传》卷二十七、《甲乙》卷八第二并作"便"。

【译文】

突然暴饮暴食，使脉络过于充满而受伤；生活起居没有规律，用力过度，细小的络脉受到损伤。如果伤在阳络，就会发生血液外溢，出现衄血；如果伤在阴络，就会发生血内溢，出现便血。

一、吐血症

少阳司天，火淫所胜，……民病……咳唾血。（《素问·至真要大论》）

【译文】

少阳司天之年，火气偏胜，气候炎热，人们易患咳嗽唾血等出血病。

少阴司天，热淫所胜，……民病……唾血，血泄，鼽衄。（《素问·至真要大论》）

【译文】

少阴司天之年，热气偏胜，人们易患唾血、便血、溲血、鼻出血等出血病。

肺脉搏（一）坚而长，当病唾血。（《素问·脉要精微论》）

【校勘】

（一）搏：《太素·五脏脉诊》卷十五、《甲乙》卷四第一中均作“揣”。

【译文】

肺脉搏击指下，坚而却长，是火邪伤肺，当病痰中带血。

肺脉……微急为肺寒热，怠惰（一），咳唾血，引（二）腰背胸。（《灵枢·邪气脏腑病形篇》）

【校勘】

（一）惰：《千金要方》卷十七第一作“堕”。

（二）引：《普济方·肺脏门·总论》卷二十六前有“痛”字。

【译文】

右寸肺脉微急是肺有寒热，出现倦怠乏力、咳嗽唾血，甚则牵引胸部和腰背部作痛。

二、呕血症

怒则气逆，甚则呕血。（《素问·举痛论》）

【译文】

大怒能使肝气上逆，血随气逆，甚则呕血。

肺脉……涩甚为呕（一）血。（《灵枢·邪气脏腑病形篇》）

【校勘】

（一）呕：《太素·五脏脉诊》卷十五作“欧”。考“欧”字，古代与“呕”通。《说文·欠部》：“欧，吐也。”徐灏《笺》曰：“字又作呕”。

【译文】

右寸肺脉涩甚的，主呕血。

太阳司天，寒淫所胜，则寒气反至……民病厥心痛，呕血，血泄，鼽衄。（《素问·至真要大论》）

【译文】

太阳寒水司天之年，寒气偏胜，那么寒气反至，人们易患厥心痛、呕血、大小便出血、鼻寒衄血。

三、鼻衄症

春气者，病在头。……故春善病鼽衄[1]。（《素问·金匮真言论》）

【注释】

[1] 鼽衄：鼻塞称为鼽，鼻出血谓之衄。但山东中医学院李今庸教授认为："鼽字虽可解为鼻塞，但此处与衄字连用而称鼽衄，此字样在《内经》中颇多，而鼻塞与鼻出血又无必然联系，故甚费解，杨上善释鼽为'鼻形'，则鼽衄当为鼻出血之谓。"

【译文】

春季邪气伤人，多数病在头部。所以春季容易发生鼻塞和鼻出血的疾患。

暴瘅（一）内逆[1]，肝肺相搏，血溢鼻口，取天府。（《灵枢·寒热病篇》）

【校勘】

（一）瘅：《甲乙》卷十二第七校注引《灵枢》文作"痹"。

【注释】

[1] 内逆：此指热邪不从外解，而是由表入里，逆传内脏。如叶天士《外感温热论》所言"温邪上受，首先犯肺，逆传心包"。

【译文】

突然患上热性病，热邪内传入络，由表及里，使肝肺二经内蕴的火邪相搏击，迫血妄行，可引起口鼻出血，治疗取天府穴。

脾移热于肝，则为惊衄。（《素问·气厥论》）

【译文】

如果脾的热邪移传于肝，那么风热交炽，可发生惊厥、鼻出血等疾病。

少阴所至，为悲妄衄蔑（一）[1]。（《素问·六元正纪大论》）

【校勘】

（一）蔑：此字后“道藏本”有“行劲”二字。

【注释】

[1] 蔑：本义为劈成条的竹片，此处形容衄血程度的严重性。

【译文】

少阴之气至而为病，可发生悲哀、精神错乱、衄血如劈成条的竹片一样。

衄而不止（一），衃血流[1]，取足太阳；衄血（二），取手太阳；不已，刺宛骨下[2]；不已，刺腘中出血。（《灵枢·杂病篇》）

【校勘】

（一）衄而不止：《太素·衄血》卷三十、《圣济总录·治鼻疾灸刺法》卷一百九十三并无“止”字，连下“衃”字为句。

（二）衄血：《甲乙》卷十二第七上有“大衄”二字。《太素·衄血》卷三十无“血”字。

【注释】

[1] 衃（pēi）：凝血。

[2] 宛骨下：宛，同腕。宛骨下，指手太阳小肠经的腕骨穴。

【译文】

鼻中出血不止，并流出血块，应刺足太阳膀胱经穴位；若出血不多而兼有血块的，应刺手太阳小肠经穴位；如果仍不止的，可刺手太阳小肠经的腕骨穴；若再不止，可刺足太阳膀胱经委中穴出血。

脉至而搏，血衄身热者，死。（《素问·大奇论》）

【译文】

脉来搏动有力，出现衄血而身发热不退的症状，是真阴败脱的难治症。

衄而不止，脉大，三逆也。（《灵枢·玉版论》）

【译文】

衄血不止，脉大，是阴虚邪实，为第三个逆症。

阳络伤则血外溢，血外（一）溢则衄血。（《灵枢·百病始生》）

【校勘】

（一）血外：《太素·邪传》卷二十七无“血”字，《甲乙》卷八第二无“血外”二字。

【译文】

阳络受到损伤，则血向上向外溢出，而出现衄血。

四、尿血症

胞[1]移热于膀胱，则癃，溺血。（《素问·气厥论》）

【注释】

[1] 胞：杨上善注："胞，女子胞也。女子胞中有热，传于膀胱尿胞。"王冰注："膀胱为津液之府，胞为受纳之司，故热入膀胱，胞中外热，阴络内溢，故不得小便而溺血也。"马莳注："王安道曰：膀胱固为津液之府，又有胞居膀胱之中。《灵枢·五味篇》曰：膀胱之胞薄以懦。《类纂》曰：膀胱者胞之室。今胞中热极，乃移热于膀胱。"据以上诸说，《内经》论"胞"，当有女子之胞和膀胱之胞的分别，这里析上下文义，似指后者。

【译文】

胞的热邪移变于膀胱，水被火灼，就可发生小便不利或出现尿血。

悲哀太甚则胞（一）络绝[1]，胞络绝则阳气内动，发则心下崩，数溲血[2]也。（《素问·痿论》）

【校勘】

（一）胞：《新校正》云："按杨上善云：胞络者，心之胞络之脉也。详经注中'胞'字俱当作'包'，全本'胞'又作'肌'也。"又《素问直解》云："'包'旧本讹'胞'，今改。"此说可通。

【注释】

[1] 胞络绝：即心包络阻绝不通。胞络，历来说法不一，杨上善、王冰、高士宗释为心包络；马莳、吴昆、张景岳指为女子胞宫络脉；张志聪认为冲脉。分析原文，当以心包络解为是。

[2] 数溲血：诸注各异。如杨上善注："心悲哀太甚，则令心上胞络脉绝，手少阳气内动有伤，心下崩损，血循手少阳脉下尿血。"王冰注："悲则心系急，肺布叶举，而上焦不通，荣卫不散，热气在中，故胞络绝而阳气内鼓动，发则心下崩数溲血也。心下崩，谓心包内崩而下血也。"高士宗注："悲哀太甚，则心气内伤，故包络绝。包络，心包之络也。包络绝，则血外溢，而阳热之气内动，其发病也，则心气下崩，下崩则数溲血也。"《论语·阳货》有"三年不为乐，乐必崩"之说，参之如合，故此处从高士宗注。

【译文】

悲哀太过则心系急，心包之络脉阻绝不通，则阳气不能外达而鼓动于内，导致心下崩损，络血内溢，从而发生时常小便出血。

少阴……涩则病积，溲血[1]。（《素问·四时刺逆从论》）

【注释】

[1]涩则病积溲血：张景岳注："涩为心血不足，故经滞而为积聚，血乱而为溲血也。"

【译文】

少阴心脉，如果诊到涩象，则发生积聚病或尿血症。

五、便血症

岁火太过，炎暑流行，肺金受邪……民病……血溢血泄注下。（《素问·气交变大论》）

【译文】

火运太过之年，炎暑流行，火胜克金而肺金受邪，人们易患血外溢或血内溢下泄如注之病。

岁金不及，炎火乃行，民病……血便注下。（《素问·气交变大论》）

【译文】

金运不及之年，则金所不胜的炎火之气反而大行，人们易患大便出血，甚则泄泻如注。

结阴者，便血一升，再结二升，三结三升[1]。（《素问·阴阳别论》）

【注释】

[1] 三结三升：马莳注："营气属阴，营气化血，以奉生身，唯阴经既结，则血必瘀积，而初结则一升，再结则二升，三结则三升，结以渐而加，则血以渐而多矣。"《圣济总录》亦注："夫邪在五脏，则阴脉不和，阴脉不和则血留之。结阴之病，以阴气内结，不得外行，血无所禀，渗入肠间，故便血也。"二说均以阴结而血瘀于内为释，互相发明，可参。

【译文】

阴邪内结，会出现便血，开始时较轻的便血一升，继则稍重的便血二升，进一步加重的便血三升。

阴络伤则血内溢，血内溢（一）则后（二）血。（《灵枢·百病始生篇》）

【校勘】

（一）内溢：《甲乙》卷八第二无"内溢"二字。

（二）后：《太素·邪传》卷二十七、《甲乙》卷八第二并作"便"。

【译文】

阴络受到损伤，则血向下向内溢出，而出现便血。

附：瘀血症

肝脉搏（一）坚而长，色不青（二），当病坠若搏，因血在胁下，令人喘逆。（《素问·脉要精微论》）

【校勘】

（一）搏：《甲乙》卷四第一中、《太素·五脏脉诊》卷十五均作"揣"。

（二）色不青：《读素问钞》作"其色青"。

【译文】

肝脉坚而长，搏击指下，其面色当青，今反不青，知其病非由内而生，应为跌坠或搏击所伤。因为瘀血积于胁下，阻碍肺气升降，所以使人喘息气逆。

血气未并[1]，五脏安定，孙络水（一）溢，则经（二）有留血[2]。（《素问·调经论》）

【校勘】

（一）水：《甲乙》卷六第三、《太素·虚实补泻》卷二十四均作“外”。顾尚之《素问校勘记》云：“水字误，当依《甲乙经》作外。”按：络脉受邪，其血盛满，故外溢为是。

（二）经：《甲乙》卷六第三作“络”，当是。

【注释】

[1] 血气未并：并，偏聚，偏盛。血与气是相协调的，若任何一方出现偏盛，必然会引起另一方的不足而偏衰。血气未并，即气血还没有出现偏盛偏衰的现象，亦即气血运行尚未紊乱。高士宗注：“夫血气相并，内动五脏，为病则甚。若血气未并，五脏安定之时，虽邪客于形身，洒淅起于豪毛，是为微邪，未入于经络也。”

[2] 经有留血：经，应作络。孙络受邪而不通畅，故致血盛满，必外溢至络脉，以致络脉有血液留滞。张景岳注：“此肝经之表邪也。邪不在脏而在经，但察其孙络之脉有外溢者，则知其大经之内，有留止之血也。”

【译文】

如果在气血没有相并，五脏安定之时，即使有邪气侵袭，也不过仅客于孙络。孙络盛满外溢，逐渐流于络脉，则络脉有血液留滞。

人有所堕坠，恶血留内，腹中满胀，不得前后[1]，先饮利药[2]，此上伤厥阴之脉，下伤少阴之络[3]，刺足内踝之下，然骨之前血脉出血（一），刺足跗上动脉[4]，不已，刺三毛上[5]各一痏，见血立已，左刺右，右刺左。

（《素问·缪刺论》）

【校勘】

（一）血脉出血：《新校正》云：“‘脉’字疑是‘络’字。”

【注释】

[1] 不得前后：即大、小便不通。

[2] 先饮利药：即先服通便破瘀之药。如杨上善注：“可饮破血之汤，利而出之。”

[3] 上伤厥阴之脉，下伤少阴之络：张景岳注：“凡堕坠者，必病在筋骨，故上伤厥阴之脉，肝主筋也，下伤少阴之络，肾主骨也。”

[4] 跗上动脉：王冰注：“谓冲阳穴，胃之原也。刺可入同身寸之三分，留十呼。若灸者，可灸三壮，主腹大不嗜食，以腹胀满，故而取之。”吴昆、马莳、张志聪等皆从此说。张景岳注：“足厥阴之俞，太冲穴也。”两说不一，可互参。

[5] 三毛上：即大敦穴。王冰注：“谓大敦穴，厥阴之井也。”

【译文】

若人由于堕坠跌伤，致瘀血停留于体内，感觉腹中胀满，大、小便不通，治疗时应先服通便逐瘀之药，这是因为堕坠上伤了足厥阴肝经之脉，下伤了足少阴肾经之络，可刺足内踝之下然骨之前的血脉出血，并刺足背上动脉处的太冲穴。如果刺后不愈，可再刺足大趾上三毛处的大敦穴，各刺一次，见血之后病即痊愈。用左病刺右，右病刺左的方法。

小　结

本篇所论述的血症，实际以出血为主。《内经》提出血溢、血泄、吐血、呕血、咳血、唾血、鼻血、尿血、便血、瘀血等症候，主要因素有三个方面：一是血得热而妄行，一是气逆迫血离经，一是气不摄血。但在时间方面，或指出血前，或指出血时，或指出血后；脉象方面分清阶段，或说滑，或说搏坚而长，或说微涩或涩甚。治疗方面，有先用利药、后用缪刺等，不主张见血即止血，而是辨证施治。后世医家继承《内经》这一原则，如《金匮要略》针对不同因素，载有泻心汤、柏叶汤、黄土汤等；缪仲淳发挥经旨，提出治血三要诀："宜行血不宜止血。血不循经络者，气逆上壅也，行血令循经络，不止自止；止之则血凝，血凝必发热，胸胁痛，病日痼矣。宜补肝不宜伐肝。经云'五脏者，藏精气而不泻'，肝主藏血，吐血者，肝失其职也，养肝则肝气平而血有所归，伐肝则肝气虚不能藏血，血愈不止矣。宜降气不宜降火。气有余便是火，气降则火降，火降则气不上升，血随气行，无溢出上窍之患矣，且降火必用寒凉之剂，反使胃气伤，胃气伤则脾不能统血，血愈不能归经矣。"张景岳概括为"火盛"及"气虚"两个方面辨治；唐容川《血证论》提出治血四法：止血、消瘀、宁血、补虚。这些观点，其实都以《内经》基础理论为依托，临床非常实用。

第三节　虚弱病类

概　论

邪之所在，皆为（一）不足。故上气不足，脑为之不满，耳为之苦（二）鸣，头为之苦（三）倾，目为之眩（四）。中气不足，溲便为之变（五），肠为之苦鸣。下气不足，则乃为痿厥心悗（六）。（《灵枢·口问篇》）

【校勘】

（一）为：《太素·十二邪》卷二十七“为”下有“之”字。

（二）苦：《太素·十二邪》卷二十七、《甲乙》卷十二第一并作“善”。

（三）苦：《太素·十二邪》卷二十七、《甲乙》卷十二第一并无，《脾胃论·卷中·三焦元气衰旺》条引同。

（四）眩：《灵枢宝要》前有“苦”字，《循经考穴编·足太阳·昆仑穴》注引作“演”。

（五）溲便为之变：熊本、统本、金陵本“便”并作“使”，周本“溲便”作“胃使”，《素问·脏气法时论》王注引作“则腹为之善满”。

（六）则乃为痿厥心悗：悗，闷之古字。《太素·十二邪》卷二十七“则”下无“乃”字，“心悗”作“足闷”。

【译文】

邪气之所以能侵入这些部位，都是正气不足所致。所以上气不足，脑髓不充满，头感空虚，苦于耳鸣，苦于头部无力挺直，两目因此昏眩。中气不足，升降障碍，二便因此发生异常。下气不足，肾精亏损，两足痿软无力而厥冷，阳气不得舒展而觉心胸窒闷。

五脏主藏精者也，不可伤，伤则失守而（一）阴虚，阴虚则无气，无

气则死矣。（《灵枢·本神篇》）

【校勘】

（一）而：《甲乙》卷一第一无。

【译文】

五脏主藏精不泻，是生命的物质基础，不可损伤，伤则精失去藏守而阴虚，阴虚不能恋阳而化生阳气，阳气没有了，生命也就终止。

肝藏血，血舍魂[1]，肝气虚则恐，实则怒[2]。脾藏营（一），营舍意，脾气虚则四肢不用，五脏不安，实则腹胀，经（二）溲不利。心藏脉，脉舍神，心气虚则悲（三），实则笑不休。肺藏气，气舍魄，肺气虚则鼻塞不（四）利，少气，实则喘喝，胸盈（五）仰息[3]。肾藏精，精舍志（六），肾气虚则厥（七）[4]，实则胀（八），五脏不安（九）[5]。（《灵枢·本神篇》）

【校勘】

（一）营：《医经正本书》第一作“肉”。

（二）经：《甲乙》卷一第一、《脉经》卷六第五、《千金要方》卷十五第一、《素问·调经论》王注引《针经》文均作“泾”。王冰释：“泾，大便；溲，小便也。”唯《太素·首篇》卷六正作“经”，杨释：“经，女子经水也。”按：脾气壅滞为实，实则水谷不能运化，故而产生腹胀，大小便不利等症状。由此可以认为前者作“泾”为是。

（三）悲：《新校正》云：“按《甲乙经》及《太素》并全元起注本并作‘忧’。”考今本《太素》作“悲”，《甲乙》“悲”下有“忧”字，与林校俱不合。《脉经》卷六第三、《千金要方》卷十三第一“悲”下并有“不已”二字。

（四）鼻塞不：《甲乙》卷一第一“塞”作“息”。《素问·调经论》王注引《针经》文、《脉经》卷六第七、《千金要方》卷十七第一“塞不”并作“息”字。《太素·首篇》卷六“鼻塞不”作“息”。

（五）盈：《素问·调经论》王注引《针经》文、《甲乙》卷一第一、《脉经》卷六第七、《太素·首篇》卷六、《千金要方》卷十七第一、《普济方》卷二十六引并作“凭”。按：盈，凭义同，古可通用。《广雅·释诂》：“盈，满也。”《文选·西京赋》薛注：“凭，满也。”

（六）志：《甲乙》卷一第一作“气”。

（七）厥：《脉经》卷六第九、《千金要方》卷十九第一，此下并有“逆”字。

（八）胀：《脉经》卷六第九、《千金要方》卷十九第一，此下并有“满”字。

（九）五脏不安：《脉经》卷六第九、《千金要方》卷十九第一，并作“四肢正黑”。

【注释】

[1] 肝藏血，血舍魂：舍，居、寓之义。魂为肝之神，肝藏血，故神藏舍于血中，若肝血虚，或肝有实邪，均可影响魂而出现魂不守舍的症状，如多梦等。

[2] 肝气虚则恐，实则怒：可从三个方面来理解。1. 肝肾同源。故肝血虚，肾精必亏，而恐为肾志，肾精亏而见恐惧之症。怒为肝志，故肝气实则多怒。2. 肝肾为子母。杨上善注云：“肾为水脏，主于恐惧；肝为本脏，主怒也。水以生木，故肝子虚者，肾母乘之，故肝虚则恐也。”3. 肝胆相表里。胆主决断，肝虚及胆，则不能主决断，故惕惕如人将捕之而恐惧。实则肝胆火盛，肝气上逆，故急躁善怒，如肝阳上亢、肝火上炎常表现出情绪急躁，易发脾气等症状。

[3] 实则喘喝，胸盈仰息：喝，像声词，言喘之声。如《经脉篇》之“喝喝而喘”。仰息，仰面呼吸，张口抬肩，呼吸困难之状。邪实于肺，肺气壅塞不降，呼吸不利而作喘，气满胸中而胸盈胀满。

[4] 肾气虚则厥：厥，此指手足厥冷之寒厥。肾居下焦，内藏真阳，为一身阳气之根。肾阳虚不能温煦肢体，故见手足厥冷。

[5] 实则胀，五脏不安：肾为胃关，今肾有实邪壅滞，故关门不利而为胀；肾为五脏阴阳之根，肾病可致五脏不和。

【译文】

肝有藏血和调节血量的功能，精神活动中的魂，是寄附于血液的。所以肝气虚，肝血少，魂无所依，就会产生恐惧不安；肝气盛，就容易发怒。脾有生化和贮藏营气的功能，精神活动中的意念，是寄附于营气的。脾气虚弱，不能输化精气，就会使手足失养而不能随意运用，五脏气血失荣而不能调和；脾气壅滞，就会使腹部发胀、二便不利，女子月经不行。心是主持人体血脉运行的，神是寄附于血脉的，所以心气虚弱，便产生悲哀；心气盛，就会出现喜笑不止。肺主一身之气，魄是寄附于肺气的。肺气虚弱，便会产生鼻塞呼吸不利，少气不足以息；肺气壅滞，肺气上逆，就会发生喘喝，胸部胀满，仰面呼吸。肾是五脏六腑精气贮存之处，而人的意志是寄附于精气的。肾气虚弱，就会发生手足厥冷；肾水邪实，就会发生下腹胀满，五脏也不安和。

肝病者，两胁下痛引少腹，令人善怒；虚则目𥆨𥆨无所见[1]，耳无所闻，善恐，如人将捕之。心病者，胸中痛，胁支满，胁（一）下痛，膺背肩甲间痛，两臂内痛；虚则胸腹大，胁下与腰（二）相引而痛。脾病者，身重善肌（三）肉痿，足不收，行善瘈（四）脚下痛[2]；虚则腹满肠鸣，飧泄食不化。肺病者，喘咳逆气，肩（五）背痛，汗出，尻[3]阴股膝（六）髀腨胻[4]足皆痛；虚则少气，不能报息[5]，耳聋嗌干。肾病者，腹大胫肿（七），喘咳身重，寝汗出[6]憎风[7]；虚则胸中痛，大腹小腹痛，清厥[8]，意不乐。（《素问·脏气法时论》）

【校勘】

（一）胁：《脉经》卷六第三、《千金要方》卷十三第一均作“两胁”，《甲乙》卷六第九作“两胠”。

（二）腰：《脉经》卷六第三、《千金要方》卷十三第一后有“背”字。

（三）肌：当从《脉经》卷六第五、《甲乙》卷六第九、《千金要方》卷十五第一及《气交变大论》、《新校正》作“饥”。

（四）足不收，行善瘈：原读作“足不收引，善瘈”，王注亦同，与义难通。参《气交变大论》、《脉经》卷六第五、《甲乙》卷六第九、《千金要方》卷十五第一改。

（五）肩：《脉经》卷六第七、《千金要方》卷十七第一后有“息”字。

（六）膝：《脉经》卷六第一、《甲乙》卷六第九、《千金要方》卷十七第一后有“挛”字。

（七）肿：《脉经》卷六第九、《甲乙》卷六第九、《千金要方》卷十九第一后有“痛”字。

【注释】

[1] 目眈眈无所见：指眼睛昏花而视物不明。眈，《玉篇》："目不明也。"

[2] 脾病者……脚下痛：此脾经邪实所发之病状。脾属土，主肌肉，故使人身重易饥肉痿，肉痿则痹，麻木不仁；脾主肌肉，故足不收，行善瘈。瘈，同瘛，拘挛、抽搐之意。脾脉起于足大趾，过核骨以上内踝，故脚下痛。

[3] 尻：尾骨处。

[4] 髀腨胻：髀，指股骨部；腨，指腓肠肌；胻，指胫部。

[5] 不能报息：指呼吸气短而难于接续。如张景岳注："报，复也。不能报息，谓呼吸气短，难于接续也。"

[6] 寝汗出：睡眠时出汗。王冰注："肾邪攻肺，心气内微，心液为汗，故寝汗出也。"又，李今庸认为："寝汗当是浸汗，寝，古浸字。"可参。

[7] 憎风：恶风。憎，恶也。张景岳注："凡汗多者表必虚，表虚者，阳必衰，故恶风也。"

[8] 清厥：清冷而气逆。王冰注："清，谓气清冷；厥，谓气逆也。"

【译文】

肝脏有病，则两胁下隐痛牵引少腹，使人多怒，这些症状一般见于肝实证。如果肝气虚则出现两目昏花而视物不明，两耳也听不见声音，多恐惧，好像有人要逮捕他一样。心脏有病，则出现胸中痛，胁部支撑胀满，胁下痛，胸膺部、背部及肩胛间疼痛，两臂内侧疼痛，这些症状一般见于心实证。如果心虚证，则出现胸腹部胀大，胁下和腰部牵引作痛。脾脏有病，则身体沉重，易饥，肌肉痿软无力，两足弛缓不收，行走时容易抽搐，脚下疼痛，这些症状一般见于脾实证。如果脾虚则出现腹部胀满、肠鸣、泄下而食物不化。肺脏有病，则喘咳气逆，肩背部疼痛，出汗，尻、阴、股、膝、髀、腨、胻、足等部皆疼痛，这些症状一般而论见于肺实证。如果肺虚，则出现少气，呼吸困难而难于接续，耳聋，咽干。肾脏有病，则腹部胀大，胫部浮肿，气喘，咳嗽，身体沉重，睡后汗出，恶风，这些症状一般见于肾实证。如果肾虚，则出现胸中疼痛，大腹和小腹疼痛，清冷气逆而心中不乐。

手太阴……虚则欠劫[1]，小便遗数。手少阴……虚则不能言。手心主[2]……虚则为烦心（一）。手太阳……虚则生肬[3]，小者如指痂疥[4]。手阳明……虚则齿寒痹（二）隔[5]。手少阳……虚则不收。足太阳……虚则鼽衄。足少阳……虚则痿躄[6]，坐不能起。足阳明……虚则足不收，胫枯。足太阴……虚则鼓胀。足少阴……虚则腰痛。足厥阴……虚则暴痒。任脉……虚则痒搔。督脉……虚则头重高摇之。脾之大络……虚则百节尽(三)皆纵。(《灵枢·经脉篇》)

【校勘】

(一)烦心：原作“头强”，据《甲乙》卷二第一下、《脉经》卷六第三、《千金要方》卷十三第一，并参考《太素·络脉》卷九十五、《圣济总录》卷一九一(仅作一‘烦’字)改。查《甲乙》卷七第一下、《图经·内关主治》卷五、《外台秘要·内关条》卷三十九第九正作“烦心”。

(二)痹：《太素·络脉》卷九十五作“瘴”。《甲乙》卷二第一下、卷十二第二、《外台秘要·偏历》卷三十九并作“痹”，与此正合。

(三)百节尽：《甲乙》卷二第一下“节”作“脉”，《太素·络脉》卷九十五、《圣济总录》卷一九一、《普济方》卷四百十二并无“尽”字。

【注释】

[1] 欠却：欠，呵欠；却，同呿，张口的样子。

[2] 手心主：即手厥阴心包络经。

[3] 肬：同疣，系皮上赘肉。

[4] 小者如指痂疥：丹波元简注：“此指肬之多生，如指间痂疥也。”

[5] 痹隔：形容膈间闭塞不畅。

[6] 痿躄：指下肢萎软无力不能行走。痿，萎软无力；躄，足不能行。

【译文】

手太阴肺经之气虚弱的病人，张口呵欠，小便不禁或频数。手少阴心经之气虚弱的病人，不能言语。手厥阴心包络经之气虚弱的病人，心中烦乱。手太阳小肠经之气虚弱的病人，气血不行，皮上生赘肉，大小如指间痂疥一样。手阳明大肠经之气虚弱的病人，牙齿寒冷，膈间闭塞不畅。手少阳三焦经之气虚弱的病人，肘部弛缓无力。足太阳膀胱经之气虚弱的病人，鼻塞流涕或出血。足少阳胆经之气虚弱的病人，下肢痿软无力而不能行走，坐后不能起立。足阳明胃经之气虚弱的病人，两足弛缓不收，附着胫骨的肌肉枯萎。足太阴脾经之气虚弱的病人，腹胀如鼓。足少阴肾经之气虚弱的病人，腰痛。足厥阴肝经之气虚弱的病人，突然阴部作痒。任脉之气虚弱的病人，腹面骚痒。督脉之气虚弱的病人，头部沉重，摇动不停。脾之大络之气虚弱的病人，正气不足，周身骨节皆弛缓无力。

五脏者，中之守（一）也[1]。中盛脏（二）满[2]，气胜伤恐[3]者（三），声如从室中言，是中气之湿也[4]；言而微，终日乃复言者，此夺气也[5]；衣被不敛，言语善恶不避亲疏者，此神明之乱也；仓廪不藏者，是门户不要也[6]；水泉不止[7]者，是膀胱不藏也。得守者生，失守者死。夫五脏（四）者，身之强[8]也。头者，精明之府[9]，头倾视深[10]，精神将夺矣；背者，胸中之府[11]，背曲肩随[12]（五），府将坏矣；腰者，肾之府，转摇不能，肾将惫矣；膝者，筋之府[13]，屈伸不能，行则偻附[14]（六），筋将惫矣；骨者，髓之府[15]，不能久立，行则振掉[16]（七），骨将惫矣。得强则生，失强则死[17]。（《素问·脉脉要精微论》）

【校勘】

（一）守：《新校正》云：“按《甲乙经》及《太素》‘守’作‘府’。”考今本《甲乙》卷六第十一、《太素·杂诊》卷十六均同《新校正》。

（二）脏：《太素·杂诊》卷十六无。

（三）气盛伤恐者：《太素·杂诊》卷六第十一作“气伤恐”。《素问释义》云：“五字衍文。”《素问识》云：“者字当在言下。”《三因方》引本文无此五字。

（四）五脏：《吴注素问》改作“五府”。

（五）肩随：《医学纲目》作“肩垂”。

（六）附：《新校正》云：“按别本‘附’一作‘俯’，《太素》作‘跗’。”考今本《太素·杂诊》卷十六同《新校正》。按：前后参照，当作“俯”义长。

（七）振掉：《甲乙》卷六第十一作“掉栗”。《太素·杂诊》卷十六作“掉标”。

【注释】

[1] 五脏者，中之守也：谓五脏主藏精气，各有职守。脏为阴，属里，故曰中。守，

职守。姚止庵注："腑为阳，属表；脏为阴，属里，唯属里故曰中。守者，王注云五神安守之所，是矣。"张景岳注："五脏者，各有所藏，藏而勿失，则精神完固，故为中之守也。"

[2] 中盛脏满：指胸腹脏气壅塞而胀满。中，这里指胸腹。盛、满，是互词，胀急之义。吴昆注："脏满，脏气壅塞而满也。"

[3] 气盛伤恐：张琦注："气胜五字衍文。湿伤脾土，故中满盛。"王冰注："气胜，谓胜于呼吸而喘息变易也。夫腹中气盛，肺脏充满，气胜息变，善伤于恐。"

[4] 声如从室中言，是中气之湿也：指说话的声音好像从室内传出语音重浊不清，这是中焦有湿。吴昆注："湿淫于内，吐气难而声不显也。"

[5] 言而微，终日乃复言者，此夺气也：此句有两种解释。一说病者气虚，语声不相接续，说话无力，故一日之中，才又复言。如张志聪注："五脏之精气虚，而发声之如是也。微者，声气微弱也。终日复言者，声不接续也。"二说复言为重复其言，意谓病人整天自言自语，反复重复，断断续续，这是气虚之极，为肺脏"失守"之征。这里与下文"言语善恶不避亲疏"相对为文。《伤寒论》里概括为：前者叫"虚则郑声"，后者叫"实则谵语"。

[6] 仓廪不藏者，是门户不要也：脾胃为仓廪之官，故仓廪实指脾胃。门户，指肛门。要，约束之义，古同音通假字。张景岳注："要，约束也，幽门、阑门、魄门，皆仓廪之门户，门户不能固则肠胃不能藏，所以泄利不禁，脾脏之失守也。"

[7] 水泉不止：即小便失禁。王冰注："谓前阴之流注也。"

[8] 五脏者，身之强也：即五脏为身体之本。身，形体。张景岳注："此下言形气之不守而内应乎五脏也。脏气充则体强，故五脏为身之强。"

[9] 头者，精明之府：即头为精气神明聚集的处所。高士宗注："人身精气上会于头，神明上出于目，故头者精明之府。"

[10] 头倾视深：头倾，头低垂不能举；视深，两目深陷而无神。张志聪注："髓海不足，则头为之倾，神气衰微，则视深目陷。"

[11] 背者，胸中之府：心肺居胸中，其俞在肩背，故背为胸中之府。马莳注："胸在前，背在后，而背悬五脏，实为胸中之府。"

[12] 背曲肩随：随，同垂。背部弯曲而两肩下垂，是心肺之气衰惫。

[13] 膝者，筋之府：诸筋汇聚于膝窝，所以称膝为筋之府。张景岳注："筋虽主于肝，而维络关节以立此身者，唯膝腘之筋为最，故膝为筋之府。"

[14] 行则偻附：形容行走时背曲扶杖而行。偻，曲身不能直；附，依附于他物。吴昆注："偻，曲其身也，附，不能自步，附物而行也。"又附作俯解，偻府为弯腰前曲的样子。

[15] 骨者，髓之府：张志聪注：“髓藏于骨，故骨为髓之府。”

[16] 行则振掉：形容行走时动摇不停。《广雅·释诂》：“振，动也。”《说文》：“掉，摇也。”

[17] 得强则生，失强则死：疾病的转归都取决于五脏精气的是否强盛，强盛者虽病可生，脏气不能复强者，病难换回则死。

【译文】

五脏是人身精气藏守之所。如果脘腹胀满痞闷，说话的声音重浊不扬，好像从密室里发出一样，这是中焦失权而有湿邪抑遏中气的缘故。如果说话的声音低微，大半天才说上一句话的，这是中气不足的表现。如果病人不知敛盖衣被，言语错乱善恶不分，亲疏远近不辨，这是心神被扰乱的现象。如果脾胃不能藏纳水谷精微，大便泄利不禁的，这是脾胃不调，门户失去约束的表现。如果小便不禁，这是肾虚而膀胱不能贮藏津液的缘故。总之，五脏精气如能藏守，虽病也有好转的希望，反之，得病比较难治。

五脏是保持形体强健的根本。具体来说，头是精气神明所居之处，所以见到头倾斜低垂，目凹陷无光，是精神衰败的表现。背是构成胸腔的主要支柱，所以为胸中之府，如果见到背弯曲而肩下垂的，便可测知胸中脏气行将败坏。腰为两肾所居之处，如果见到身躯不能转侧，便可测知肾脏精气将要衰惫。膝为诸筋的聚会之处，如果见到下肢屈伸不便，并且要扶物行走的，便可知道筋的功能将要衰惫。骨为藏髓之处，如果见到站立不能持久，行走时摇摆不稳，这是骨将衰惫的表现。所以，五脏精气充沛，形体强壮，即使患病也预后良好；而形体困惫，脏气衰败的，得病就会难治。

一、气虚症

气脱者目不明。（《灵枢·决气篇》）

【译文】

气虚的，两眼看不清东西。

少气，身漯漯[1]也，言吸吸[2]也，骨痠体重，懈惰不能动，补足少阴。

（《灵枢·癫狂篇》）

【注释】

[1] 身漯漯：身体寒栗的样子。张景岳注："身漯漯，寒栗也。"

[2] 言吸吸：气虚声怯，言语时续时断，不能连接。张景岳注："言吸吸，气怯也。"

【译文】

少气的病人，身体发寒战，言语断断续续不能连接，骨节酸疼，身体困重，四肢乏力，懒于动作，治疗当取刺足少阴经的穴位，施以补法。

短气，息短不属，动作气索[1]，补足少阴，去血络也。（《灵枢·癫狂篇》）

【注释】

[1] 索：消索。张志聪注："短气者，气上而短，故息短而不能连属，若有动作，则气更消索矣。"

【译文】

短气的患者，呼吸迫促而不能接续，动作时呼吸更觉困难，治疗时亦当取足少阴经，施以补法。如有血络的，则当针刺去血。

气海不足，则气少不足以言。（《灵枢·海论》）

【译文】

气海不足是膻中肺气虚弱，可出现呼吸短弱，少气而说话无力。

肺病者，……虚则少气，不能报息[1]，耳聋嗌干。（《素问·脏气法时论》）

【注释】

[1] 不能报息：呼吸气短而难于接续。张景岳注："报，复也。不能报息，谓呼吸气短，难于接续也。"

【译文】

肺脏有病，如果属肺虚的，则出现少气，呼吸困难而难于接续，耳聋，咽干。

火郁之发，……民病少气。（《素问·六元正纪大论》）

【译文】

火气郁而发作的状况，是人们易患少气的病。

人一呼脉一动，一吸脉一动，曰少气。（《素问·平人气象论》）

【译文】

如果一呼一吸，脉搏跳动各一次，是正气衰少，叫做少气。

脾脉搏(一)[1]坚而长，其色黄[2]，当病少气[3]。（《素问·脉要精微论》）

【校勘】

（一）搏：《甲乙》卷四第一中、《太素·五脏脉诊》卷十五均作"揣"。

【注释】

[1] 搏坚而长：搏坚，指脉来应指搏击而坚挺。长，指脉体而言。搏坚而长之脉，皆是邪盛所致。如张景岳注："搏击之脉，皆肝邪盛也。"但脾脉搏坚而长，也有虚证。

[2] 色黄：邪盛于脾，土气外浮，所以见色黄。

[3] 少气：脾虚生化之源不足，气血失养，故少气。

【译文】

脾脉搏击指下，坚劲有力而长，面部色黄，是湿热困脾，脾气少运，生化乏源，故病少气。

二、血虚症

血脱者，色白，夭然不泽[1]，其(一)脉空虚。（《灵枢・决气篇》）

【校勘】

（一）其：《甲乙》卷一第十二此前有“脉脱者”三字。《灵枢识》：“本经脱‘脉脱者’三字，当补。若不然，则六脱之候不备。”可参。

【注释】

[1] 夭然不泽：指面色枯涩无神。

【译文】

血虚的人，面色苍白，皮肤枯槁，脉道也空虚不充。

血海不足，常想其身小，狭然不知其所病。（《灵枢・海论》）

【校勘】

（一）狭：日抄本作“挟”。

【注释】

[1] 狭然：狭，隘狭也。这是病人的自我感觉身小。

【译文】

血海不足，便自觉身体空虚瘦小，紧敛不舒，却不知道病在何处。

臂多青脉，曰脱血[1]。……安卧脉盛(一)，谓之脱血[2]。(《素问·平人气象论》)

【校勘】

(一)安卧脉盛:《太素·尺寸诊》卷十五“安卧”二字从上句读，脉前有“尺”字。刘衡如云：“《太素》‘尺’字之后，疑脱一‘热’字。‘尺热脉盛’与‘尺热脉细’为对文，‘尺缓脉涩’与‘尺涩脉滑’为对文。‘安卧’二字当是后人沾注，误入正文。加以整理，则四句排列整齐，文义具胜。从杨、王二注观之，则脱误早在隋、唐以前矣。”按：可据《太素》文及刘说，“安卧”二字当从上句读，并补“尺热”二字，改成“尺热脉盛”甚妥，且与《灵枢·论疾诊尺篇》中“尺炬然热，人迎大者，当夺血”之文义亦相通。

【注释】

[1] 臂多青脉，曰脱血：此言诊尺肤结合观察经脉。青为肝之色，肝不藏血，故可出现“脱血”之症。

[2] 脉盛，谓之脱血：脉盛，应作“尺热脉盛”解。阳热之气迫于血脉，则尺热脉盛，故可见脱血之证。如马莳注：“脉盛者，火愈炽也。火热则血妄行，故亦谓之脱血。盖上文脱血，有数脱之义，非一时火盛而暴脱，故其不盛，其脉当青；此曰脱血者，有火盛而暴脱之义，其脉亦未必不青也。”

【译文】

臂多青脉，是因失血而脉络空虚，外寒袭入，络脉凝滞所致，所以叫做脱血。尺肤发热而脉象盛大，是因火热盛于内，迫血妄行，主有大脱血。

肾脉……其软而散者，当病少血，至令不复也。(《素问·脉要精微论》)

【译文】

肾脉软而散，主病精血少，而肾的精血亏损是不易恢复的。

脱血而脉实，病在中脉实坚，病在外脉不实坚者，皆难治。（《素问·玉机真脏论》）

【译文】

脱血的人，脉象应该芤虚而反实强的；病在中焦属内伤脾胃之证，脉象应该虚软而反坚实的；病在外面表卫的属病邪盛于外正气鼓动抗邪之时，脉象应该坚实而反不坚实的，这些脉证相反之例，都因正气匮乏而属于难治之证。

三、津液虚症

津脱者，腠理开，汗大泄。（《灵枢·决气篇》）

【译文】

津虚的人，腠理开泄，大量出汗。

液脱者，骨属屈伸不利，色夭，脑髓消，胫痠，耳数（一）鸣。（《灵枢·决气篇》）

【校勘】

（一）数：《卫生宝鉴》卷二十二、《普济方》卷一百一十七无。

【译文】

液虚的人，骨胳及其连结处的关节屈伸不利，肤色枯槁无华，脑髓不充实而脑力不足，腿胫发痠，时作耳鸣等。

【按语】

本文中提到的几个词语，理解起来有点不易，现作补充解释。色夭，指肤色枯槁无华，有的解释为面色无华，亦通。消，消削，亏虚的意思。数，多次、累次，经常之意。液的功能是注骨益髓，润泽皮肤，所以液虚则关节干涩而屈伸不利，皮肤失润而枯槁不泽，骨髓不充而腿胫痠软，脑髓不足而眩晕耳鸣。

四、脑虚症

脑为髓之海，……髓海不足，则脑转耳鸣，胫痠，眩冒，目无所见，懈怠安卧。（《灵枢·海论》）

【译文】

脑是髓的汇聚之处，所以称为髓海。髓海不足，就可出现自觉头脑旋转，耳鸣，腿胫痠软，眼睛看不清东西而感到昏闷，精神萎靡不振而身体懈怠懒动，常想静卧。

五、善忘症

上气不足，下气有余，肠胃实而心肺（一）虚[1]，虚则营卫留于下，久之不以时上，故善忘。（《灵枢·大惑论》）

【校勘】

（一）肺：《医学纲目》卷十六引作“气”。

【注释】

[1] 上气不足……心肺虚：上，指心肺；下，指肠胃。有余、不足，相对而言，即言营卫之气滞于肠胃而不上达心肺，故云“上气不足”“心肺虚”“下气有余”“肠胃实”。心肺虚则神气不充而善忘。杨上善注：“心肺虚，上气不足也；肠胃实，下气有余也。”张景岳注：“下气有余，对上气不足而言，非谓下之真实也。心肺虚于上，营卫留于下，则神气不能相周，故为善忘，阳衰于上之兆也。”

【译文】

上气不足，是心肺虚；下气有余，是肠胃实。也就是肠胃之气壅塞而致心肺之气不足，心肺气虚会使营卫之气积留于肠胃间，久而不能按时向上宣达，因而神气失养不能周全，所以发生健忘。

血并[1]于下，气并于上，乱而喜忘[2]。（《素问·调经论》）

【注释】

[1] 并：偏聚。

[2] 乱而喜忘：是言血偏聚于下，心神失养；气偏聚于上，则扰乱心神，故乱而喜忘。实为阴阳不相交通，气血离散，神志紊乱的表现。姚止庵注："气血运行，上下循环，乃为无病。并则偏于一，而病起矣。血者注于心而藏于肝，血并于上，则血偏盛而气自并于下，下冲其上，心与肝动，故令烦惋善怒也。气者蓄于丹田，则神自清而精自摄，今并于上，则气尽升而血自并于下，上离乎下，精神涣散，故令乱而喜忘也。"

【译文】

血偏聚于下，气偏聚于上，则可发生精神散乱而善忘。

秋刺经脉，血气上逆，令人善忘。（《素问·四时刺逆从论》）

【译文】

秋季误刺经脉，导致血气上逆，扰乱心神，使人容易发生健忘。

冬刺肌肉，阳气竭绝，令人善忘。（《素问·四时刺逆从论》）

【译文】

冬季误刺肌肉，导致阳气竭绝，心阳不振，使人容易发生健忘。

六、多梦症

是以少气(一)之厥，令人妄梦，其极至迷。（《素问·方盛衰论》）

【校勘】

（一）少气：《吴注素问》、《素问注证发微》、《类经》十八卷第八十四均作“少阴”。

【译文】

所以少气所致的厥，使人做梦多谎诞妄为，这是虚极的表现，甚至可使人迷乱昏昧。

【按语】

笔者认为这里的“极”字，是指虚极之意，非盛极之义。如姚止庵注：“少气之人，阴阳并虚，梦多诞妄。若虚之极，则不但妄梦，而且至于昏迷不省人事矣。”

是以肺气虚，则使人梦见白物，见人斩血借借[1]，得其时则梦见兵战；肾气虚，则使人梦见舟船溺人，得其时则梦伏水中，若有畏恐；肝气虚，则梦见菌香（一）生草[2]，得其时则梦伏树下不敢起；心气虚，则梦救火阳物[3]，得其时则梦燔灼；脾气虚，则梦饮食不足，得其时则梦筑垣盖屋。此皆五脏气虚，阳气有余，阴气不足，合之五诊，调之阴阳，以[4]在（《经脉》）。（《素问·方盛衰论》）

【校勘】

（一）菌香：《脉经》卷六第一、《千金要方》卷十一第一均作“园苑”。

【注释】

[1] 借借：杂乱众多。借，通“藉”。

[2] 菌香生草：即草木之类的植物。王冰注：“草木之类也。肝合草木，故梦见之。”《新校正》云：“按全元起本云：菌香是桂。”

[3] 阳物：张志聪注：“阳物，龙也，乃龙雷之火游行也。”

[4] 以：同“已”。

【译文】

所以肺气虚的人，容易使人梦见白色物品，及见杀人而流血狼藉，若得金旺之时，则梦见战争。肾气虚的人，容易使人梦见舟船溺人，若得水旺之时，则梦潜伏水中，似有畏恐之事。肝气虚的人，容易使人梦见菌香草木，若得木旺之时，，则梦伏于树下而不敢起。心气虚的人，容易使人梦见救火及雷电，若得火旺之时，则梦见大火燃烧。脾气虚的人，容易使人梦饮食不足，若得土旺之时，则梦筑墙盖屋。这都是五脏之气虚弱，阳气有余，阴气不足所致。应参合五脏的见证，调和其阴阳，这些内容已在《经脉》篇中论述。

厥（一）气客于心，则梦见丘山烟火（二）；客于肺，则梦飞扬，见金铁之（三）奇物；客于肝，则梦见山林树木（四）；客于脾，则梦见（五）丘陵大泽，坏屋（六）风雨；客于肾，则梦临渊（七），没居水中（八）；客于膀胱，则梦游行；客于胃，则梦饮食；客于大肠，则梦田野；客于小肠，则梦聚邑冲衢（九）[1]；客于胆，则梦斗讼自刳（一〇）[2]；客于阴器（一一），则梦接内（一二）；客于项，则梦（一三）斩首；客于胫（一四），则梦行走而不能前（一五），及居深地窌苑[3]中（一六）；客于股肱（一七），则梦礼节拜起（一八）；客于胞殖（一九）[4]，则梦溲便（二〇）。凡此十五（二一）不足者，至（二二）而补之立已也。（《灵枢·淫邪发梦篇》）

【校勘】

（一）厥：《中藏经》卷上第二十二作“邪”。

（二）则梦见丘山烟火：《中藏经》卷上第二十二无“见”字，《诸病源候论·虚劳》卷四“丘山烟火”作“山岩熛火”，《太平御览》卷三十九引“烟”作“爓”。

（三）之：《甲乙》卷六第八后有“器及”二字，《脉经》卷六第七、《诸病源候论·虚劳喜梦候》卷四、《千金要方》卷一第四此下并有“器”字。

（四）树木：《中藏经》卷上第二十二作“茂盛”。

（五）见：《脉经》卷六第五、《中藏经》卷上第二十六并无“见”字，《天中记》引同。

（六）坏屋：《中藏经》卷上第二十六无此两字。

（七）渊：《中藏经》卷中第三十、《诸病原候论·虚劳喜病候》卷四并作“深”。

（八）没居水中：《中藏经》卷中第三十作“投水中”，《诸病原候论·虚劳喜病候》卷四“没居”作“没于”。

（九）则梦聚邑冲衢：《诸病原候论·虚劳喜梦候》卷四“梦”下有“游”字，“冲”作“街”。《脉经》卷六第四、《千金要方》卷一第四、《太平御览》卷三十九引“冲衢”并作“街衢”。

（一〇）自刳：《脉经》卷六第二、《中藏经》卷上第二十三并无此两字。《诸病源候论·虚劳喜梦候》卷四“刳”作“割”。

（一一）器：《诸病源候论·虚劳喜梦候》卷四无，《太平御览》卷三十九引同。

（一二）则梦接内：《千金要方》卷一第四作“则梦交接斗内”。

（一三）梦：《诸病源候论·虚劳喜梦候》卷四后有“多”。

（一四）胫：《千金要方》卷一第四作“跨”，《太平御览》卷三十九引作“足”。

（一五）前：《千金要方》卷一第四后有“进”字，《太平御览》卷三十九引无。

（一六）及居深地窌苑中：《千金要方》卷一第四作“池渠穽窌中居”，《诸病源候论·虚劳喜梦候》卷四作“又居深地中”。

（一七）肱：《诸病源候论·虚劳喜梦候》卷四、《千金要方》卷一第四并无。

（一八）起：《甲乙》卷六第八及《千金要方》卷一第四并作“跪”。

（一九）殖：《诸病源候论·虚劳喜梦候》卷四无。

（二〇）则梦溲便：《甲乙》卷六第八“便”下有“利”字。《天中记》引无“便”字。《千金要方》卷一第四作“则梦溲溺便利”。

（二一）十五：统本、金陵本、道藏本并作“有数”，《医统》作“数”。

（二二）至：《诸病源候论·虚劳喜梦候》卷四无。

【注释】

[1] 聚邑冲衢：聚邑，指聚集着很多人的地方；冲衢，指交通要冲。

[2] 刳（kū）：剖割之义。

[3] 窌（jiào）：同“窖”，地窖。苑：古代养禽兽、植林木的地方。

[4] 胞殖：胞，指膀胱之下的尿路而言；殖，即直肠。

【译文】

邪气乘虚而侵入手少阴心，就会梦见山丘烟火弥漫；侵入手太阴肺，就会梦见飞扬腾越，或看到金属一类的奇怪东西；侵入足厥阴肝，就会梦见山林树木；侵入足太阴脾，就会梦见连绵丘陵和巨大的湖沼，以及风吹雨淋之中的破漏房屋；

侵入足少阴肾，就会梦见身临深渊或浸没于水中；侵入足太阳膀胱，就会梦见到处游荡不定；侵入足阳明胃，就会梦见饮食；侵入手阳明大肠，就会梦见广阔的田野；侵入手太阳小肠，就会梦见人物聚集的交通要冲；侵入足少阳胆，就会梦见与人斗殴、打官司，或愤怒中剖割自己；侵入生殖器官，就会梦见与人性交；侵入项部，就会梦见杀头；侵入足胫，就会梦见想要行走却不能前进，或者梦见被困于地窖、苑囿之中；侵入股肱，就会梦见在梦中行跪拜的礼节；侵入尿道和直肠，就会梦见大小便。大凡上述这十五种因正气虚弱而致邪扰的症状，可根据梦境察出其因虚致邪的脏腑或部位，针刺时，在相应的地方施以补法，病可痊愈。

七、解亦症

尺肉弱者（一），解亦[1]。（《灵枢·论疾诊尺篇》）

【校勘】

（一）尺肉弱者：《脉经》卷四第一作“尺内弱”三字。

【注释】

[1] 解亦：指身体困倦，四肢懈怠乏力的样子。

【译文】

尺部肌肉松软柔弱的人，是患了身体困倦、四肢懈怠乏力的解亦病。

尺缓脉涩（一），谓之解亦（二）安卧。（《素问·平人气象论》）

【校勘】

（一）尺缓脉涩：原作“尺脉缓涩”，据后文“尺涩脉滑”“尺寒脉细”例改，以与本段尺肤诊及脉诊结合之文符。

（二）解亦安卧：原作“安卧脉盛”，《太素·尺寸诊》卷十五“安卧”二字从上句读，脉前有“尺”字。刘衡如云：“《太素》‘尺’字之后，疑脱一‘热’字。‘尺热脉盛’与‘尺热脉细’为对文，‘尺缓脉涩’与‘尺涩脉滑’为对文。

'安卧'二字当是后人沾注，误入正文。加以整理，则四句排例整齐，文义俱胜。从杨、王二注观之，则脱误早在隋唐以前矣。"今参《太素》文及刘说，"安卧"二字从上句读，则与《灵枢·论疾诊尺篇》"尺炬然热，人迎大者，当夺血"之文义亦相近。

【译文】

尺肤松散而脉来涩滞，主气血不足，这是得了一种叫做解亦病，即四肢懈怠，懒于行动，喜欢安闲的病。

冬脉……太过，令人解亦，脊脉（一）痛而少气不欲言。（《素问·玉机真脏论》）

【校勘】

（一）脊脉：《太素·四时脉形》卷十四作"腹"。

【译文】

冬脉太过会使人懈怠无力，脊中疼痛，少气不足以息。

八、体惰症（弹症）

身有所伤，血出多及中风寒，若有所堕坠，四肢懈惰（一）[1]不收，名曰体解（二），取其小（三）腹脐下三结交[2]。三结交者，阳明、太阴也，脐下三寸关元也。（《灵枢·寒热病篇》）

【校勘】

（一）懈惰：《甲乙》卷十第二下、《太素·寒热杂说》卷二十六并作"解亦"。

（二）解：原作"惰"，据《甲乙》卷十第二下及《太素·寒热杂说》卷二十六。

（三）小：《甲乙》卷十第二下、《太素·寒热杂说》并作"少"。

【注释】

[1] 懈惰：《太素》、《甲乙》均作“解（xiè）亦”，义胜。“解”通“懈”，懈怠，困倦。指人体感觉困倦和肢体骨节懈怠的症状，可见于虚损、消渴或热性病后，属肝肾虚弱、精血不足所致。《素问·刺要论》王注：“解亦，谓强不强，弱不弱，热不热，寒不寒，解解亦亦然，不可名之也。”

[2] 取其小腹脐下三结交：马莳注：“盖本经为任脉，而足阳明胃、足太阴脾经之脉，亦结于此，故谓之三结交也，即脐下三寸关元穴耳。”

【译文】

身体有破伤，出血很多，又受了风寒的侵袭，或从高处坠落跌伤，导致肢体懈怠无力，这叫体解病，治疗可采取针灸脐下小腹部的三结交。所谓三结交，就是足阳明胃经、足太阴脾经及任脉三经相交处的关元穴。

人之亸（一）[1]者，……胃不实则诸脉虚，诸脉虚则筋脉懈惰，筋脉懈惰则（二）行阴用力，气不能复，故为亸。因其所在（三），补分肉间。（《灵枢·口问篇》）

【校勘】

（一）亸：《太素·十二邪》卷二十七作“撣”，《甲乙》卷十二第一作“弹”。

（二）则：《太素·十二邪》卷二十七无。

（三）因其所在：《太素·十二邪》卷二十七无此四字。杨注云：“筋脉皆虚，故取病所在分肉间补之。”据此分析，“因其所在”四字似属注文，疑后人传刻误混入正文。

【注释】

[1] 亸（duǒ）：下垂的样子。此指肢体疲困、全身无力的懈惰状态。

【译文】

人如果发生全身无力、疲困懈惰的亸症，是什么原因？岐伯说：胃气虚弱，不能供给各经脉以充足的营养，以致各经脉皆虚。经脉的虚衰，就可导致筋骨肌肉的懈惰无力。在这样的情况下，若再强力入房，则元气损耗而不能迅速恢复，于是出现了懈惰无力的亸症。治疗时应根据病变发生的重点部位，在分肉间施以补法。

九、脱营症（失精症）

尝贵后贱，虽不中邪（一），病从内生，名曰脱营[1]；尝富后贫，名曰失精[2]，五气留连，病有所并[3]。（《素问·疏五过论》）

【校勘】

（一）虽不中邪，病从内生：《医心方》“邪”上有“外”字。《素问释义》疑此二句应在“名曰失精”之下。义胜，今从之。

【注释】

[1] 脱营：病名，系因情志抑郁不舒而血少脉弱之证。吴昆注：“贵者尊荣，贱者屈辱，既屈且辱，虽不中邪，忧惶内生，则心志不乐，血无以生，脉气虚减，名曰脱营。”

[2] 失精：病名，系因情志抑郁而营养不足、精气虚少之证。张景岳注：“尝富后贫者，忧煎日切，奉养日廉，故其五脏之精日加消败，是为失精。”

[3] 五气留连，病有所并：因情志抑郁，精失气衰，致五脏之气留聚不运，气血不行，气积血并而为病。

【译文】

病人的生活改变，如果是先贵后贱，得了病就叫“脱营症”；如果是先富后贫，得了病就叫“失精症”。这两种病，虽然没有感受外邪，疾病也会从内发生。因为情志抑郁，可以引起五脏六腑之气留连不运而发生气滞血瘀之类的疾病，也可导致血少脉弱或精气耗损的虚弱病。

小　结

《内经》论述的虚弱症范围很广，包括气、血、精、神、津液等亏损现象，很大一部分相当于现在中医所说的虚损证。由于虚弱的病理变化，虽错综复杂，总不外阳虚、阴虚和阴阳两虚，气虚、血虚和气血两虚等辨证，然而临床上遇到最多的情况是，或本虚而复感外邪，或邪羁久延致损。在病情发展方面，还有上损及下或下损及上之变。对于这些复杂病症的治疗方面，《内经》一般着重补先后天，具体可概括为十种方法：如补肺阴、补肺气、补脾气、生胃津、养肝血、补心神、固精关、补脑髓、补肾阴、补肾阳。当然，这是一些原则性的大法，具体运用时并不那么简单。

《难经·十四难》提出五损，即皮毛、血脉、肌肉、筋、骨，后世《金匮要略》明确阴虚、阳虚、阴阳两虚，《诸病源候论》有五劳、六极、七伤，李东垣长于甘温补中，朱丹溪滋阴降火，张景岳重视阴阳互根，李中梓强调脾胃，绮石《理虚元鉴》总结为“治虚有三本，肺脾肾是也”，认为“肺为五脏之天，脾为百骸之母，肾为性命之根，治脾治肺治肾，治虚之道毕矣”。

第四节　汗病类

概　论

阳加于阴，谓之汗。（《素问·阴阳别论》）

【译文】

阳脉出现于阴位，主汗出。

营卫者精气也，血者神气也（一），故血之与气，异名同类焉。故（二）夺（三）血者无汗（四），夺（三）汗者无血。（《灵枢·营卫生会篇》）

【校勘】

（一）营卫者精气也，血者神气也：《外台秘要·中焦热及寒泄痢方》卷六引《删繁》作“卫是精气，营是神气”。

（二）故：《千金要方》卷二十第五作“而”。

（三）夺：《千金要方》卷二十第五作“脱”。

（四）汗：《太素·首篇》卷十二作“气”。

【译文】

营气与卫气都是由水谷的精气化生的，血液也是由水谷的精微经心的作用化赤而成的，所以血与气名称虽不同，但来源同属于一类，因此，血液耗伤过度的人，不可再发其汗，汗出过多的人，不可再伤其血。

五脏化液，心为汗。（《素问·宣明五气篇》）

【译文】

五脏化生的液体，心的液体化生为汗液。

诸过者切之，涩者阳气有余也，滑者阴气有余也。阳气有余，为身热无汗；阴气有余，为多汗身寒；阴阳有余，则无汗而寒。（《素问·脉要精微论》）

【译文】

诊察到各种有病的脉象，切按时，如果切到涩脉，是阳气有余；滑脉，是阴气有余。阳气有余，则发热无汗；阴气有余，则多汗身寒；阴气阳气都有余，则无汗身寒。

天暑衣厚则腠理开，故汗出。（《灵枢·五癃津液别篇》）

【译文】

暑期天热穿衣服较厚，皮肤腠理开泄，所以容易出汗。

阴虚者阳必凑之，故少气时热而汗出也。（《素问·评热病论》）

【译文】

肾为阴脏，风属阳邪，肾精不足，风阳便乘虚而入，所以会出现少气乏力、时时发热、经常出汗等症状。

【按语】

从文中“阴虚者，阳必凑之”分析，经旨是指肾脏阴精不足而偶感风邪所致，《内经》把它形象地称为“肾风”。至于该病的病机，根据经文记载，可概括为三：一是阴精虚而阳偏亢：阳偏亢则发热，鼓动阴液外出则多汗，有热则口苦舌干，伤津则尿少而色黄。二是肾为胃之关，肾受邪则关门不利：关门不利则聚水而为病，故有身肿，目下肿尤为明显，涉及脾胃则有食不下、肠鸣、不能正偃（仰卧）；

又因胃脉络于心，胃受病则心易惊；却胞宫属心，心气不得下通，故月事不来；胃脉循足，故见身重难以行。三是肾经注肺中，肾风则病及于肺：故仰卧则邪气逆于肺而咳嗽，或咳出清水。

故饮食饱甚，汗出于胃；惊而夺精，汗出于心；持重远行，汗出于肾；疾走恐惧，汗出于肝；摇体劳苦，汗出于脾。故春秋冬夏，四时阴阳，生病起于过用，此为常也。（《素问·经脉别论》）

【译文】

所以在饮食过饱之时，因食气蒸发而汗出于胃；惊恐之时，因神气浮越，心气受伤而汗出于心；负重远行之时，因骨劳气越，肾气受伤而汗出于肾；疾走或恐惧之时，因疾走伤筋、恐惧伤魂，肝气受伤而汗出于肝；劳力过度之时，因脾主肌肉四肢，脾气受伤而汗出于脾。所以春夏秋冬四季阴阳的变化都有其常度，如果人在这些变化中发生疾病，就是因为对身体的劳用过度所致，这是通常的道理。

汗出而风热者，风也。汗出而烦满不解者，厥也。病名曰风厥。（《素问·评热病论》）

【译文】

发热出汗是由于感受风邪，汗虽出而仍烦闷不除的，是肾气上逆的缘故，病名叫做“风厥”。

【按语】

关于“风厥”，《内经新识》的作者解释是：“风厥的病机应是少阴虚寒，太阳伤风。太阳伤风则汗出恶风，脉缓者，名为中风。”少阴虚寒，阴寒之气上逆则烦满，又与“少阴病，吐利，手足厥冷，烦躁欲死者，吴茱萸汤主之”相仿。考之临床，如果把风厥病理解为太阳中风，少阴寒气上逆所致，那么其症当有发热、汗出、恶风、烦满不为汗解，手足冷，脉沉缓等表现，可用桂枝汤合吴茱萸汤加减。这样和营卫以祛太阳之风，温少阴以逐少阴之寒，再配合针刺太阳之风门、合谷、曲池以祛风泻热，刺少阴之太溪以补虚降逆。两解太少，内外并施，风厥可治。这是正治。如果太阳表证过汗伤阳，表气虚动引动冲气上逆，从少腹上冲心胸，发为奔豚之病。那就依据《金匮》记载，按奔豚病治疗。《金匮要略·奔豚气病脉证治第八》上说："发汗后烧针令其汗，针处被寒，核起而赤者，必发奔豚，气从少腹上至心，灸其核各一壮，与桂枝加桂汤主之。"此条病机亦与风厥基本相似。其治法亦内外并用。内服桂枝加桂汤助阳气以制冲逆，外灸核上以解寒邪。近代张锡纯据此认为"桂枝有降冲逆的作用，凡属阴寒之气上逆者恒用之"。

一、多汗症

尺涩脉滑，谓之多汗。（《素问·平人气象论》）

【译文】

尺肤涩而脉来滑，是阳气有余于内，所以多汗。

肺脉……缓甚为多汗。（《灵枢·邪气脏腑病形篇》）

【译文】

肺脉缓甚的，往往是气虚多汗。

肺脉……其软而散者，当病灌汗[1]。（《素问·脉要精微论》）

【注释】

[1] 灌汗：指汗出如水浇灌。姚止奄注："灌汗者，汗出浸淫，有如浇灌。"

【译文】

肺脉软而散的，是肺气不足，出汗如水浇灌。

人有热饮食下胃，其气未定[1]，汗则出，或出于面，或出于背(一)，或出于身半（二），其不循卫气之道而出何也？……此外伤于风，内开腠理[2]，毛蒸理泄[3]，卫气走之，固（三）不得循其道[4]；此气慓悍滑疾，见开而出，故不得从其道，故命曰漏泄（四）[5]。（《灵枢·营卫生会篇》）

【校勘】

（一）出于背：《千金要方》卷二十第五后有“身中皆热”四字。

（二）半：《外台·三焦脉病》卷六引《删繁》作“手”。

（三）固：张注本、《甲乙》卷一第十一及《外台秘要·三焦脉病》卷六引《删繁》并作“故”。

（四）命曰漏泄：《千金要方》卷二十第五作“名曰漏气”，《甲乙》卷一第十一“命”作“名”。

【注释】

[1] 其气未定：指热饮食入胃后，尚未转化生成精微之气。

[2] 内开腠理：体内因热饮食的薰蒸，使腠理开泄。

[3] 毛蒸理泄：皮毛被风热之邪所蒸而腠理开泄。《素问·举痛论》载：“炅则腠理开，营卫通，汗大泄，故气泄。”《素问·经脉别论》载：“饮食饱甚，汗出于胃。”《素问·风论》则以“多汗”为感受风邪的典型症状。

[4] 不得循其道：由于感受风邪和热饮食薰蒸，腠理开泄，故卫气不能循其常道，汗或出于面，或出于背，或出于身半。张志聪注：“卫气者，水谷之悍气，其性慓悍滑疾，如腠理不密，即见开而出，故不得从其道。”

[5] 漏泄：是汗出的一种情况。因皮腠为风邪所伤，卫气不能固表，汗出如漏外泄。

【译文】

人在热饮食入胃后，还没有化为精气，身上的汗液就出来了，有的出于面部，有的出于背部，也有的出于半身。它并没有沿着卫气运行的道路而出，这是什么缘故呢？这是因为在外被风邪所伤，表虚不固，在内又因热饮食之气的薰蒸，致使腠理开泄，毛孔热气蒸发，卫气就从此外出，而不能循其常道。因卫气性质慓悍滑利而迅速，腠理一旦开泄，就因势而出，所以它就不能循着原来的运行途径了。这种出汗如漏外泄，所以称它漏泄。

津脱者，腠理开，汗大泄。（《灵枢·决气篇》）

【译文】

津虚弱的人，大多因表气不固，腠理开泄，大量出汗造成。

二、盗汗症

肾病者，腹大胫肿（一），喘咳身重，寝汗出，憎风。（《素问·脏气法时论》）

【校勘】

（一）肿：《脉经》卷六第九、《甲乙》卷六第九、《千金要方》卷十九第一后有“痛”字。按：证之临床，慢性支气管炎伴有肺气肿，或慢性肺源性心脏病，反复难愈的支气管哮喘患者，确有“腹大胫肿痛，喘咳身重，寝汗出，憎风”等症状，故此当脱一“痛”字。

【译文】

久病及肾的人，往往水液代谢紊乱，出现腹部胀大，胫浮肿，气喘、咳嗽，身体沉重，睡后出汗，恶风等症状。

太阳所至为寝汗，痉。（《素问·六元正纪大论》）

【译文】

太阳之气至而致病，为睡后汗出，并有时发痉病。

岁水太过……甚则腹大胫肿，喘咳，寝汗出，憎风。（《素问·气交变大论》）

【译文】

水运太过之年，若寒气过甚，水液代谢紊乱，出现腹胀大，胫浮肿，喘息、咳嗽，睡后汗出，恶风等症状。

小　结

汗证是指全身或局部汗出异常，多因脏腑失调，阴阳偏盛或偏衰，营卫失和，腠理开阖不利，津液外泄所致。《内经》把汗症大体分为多汗、寝汗两类，相当于后世所称的自汗、盗汗。从阴阳学说分析，盗汗多属阴虚，自汗多为阳虚。但结合临床实际情况，无论阳虚还是阴虚，如果没有内热及虚火烦扰，不会迫使汗液渗泌。换句话说，阴虚或阳虚导致异常出汗，必然有其另一条件方可发生。这个条件，《内经》认为就是“阳加于阴”，或“阴虚者阳必凑之”。临床证明，阴虚多汗的患者确会常伴微热，或到傍晚升火、烦热汗出等。所以《内经》这里所说的阳，当是指内热、虚火一类的条件。

在《内经》这个基础上，后来历代医家对汗症作了深入的研究，全身汗出常分为自汗、盗汗、脱汗、战汗、黄汗等，除全身汗出外，又分局部如头汗、胸汗、手足汗、腰以上汗或腰以下汗、偏左或偏右汗出等，结合具体症状来诊断，都是极有意义的。叶天士提出的“阳虚自汗治宜补气以卫外，阴虚盗汗治当补阴以营内”的观点，临床非常实用。

第五节　消渴病类

概　论

五脏皆柔弱者，善病消瘅。……此人薄皮肤而目坚固以深者，长衡（一）直扬[1]，其心刚，刚则多怒，怒则气上逆，胸中蓄积，血气逆留，臗皮充肌（二）[2]，血脉不行，转而为热，热则消肌肤（三），故为消瘅[3]。（《灵枢·五变篇》）

【校勘】

（一）衡：《甲乙》卷十一第六作“衡”。查《灵枢·论勇篇》正作“衡”。

（二）臗皮充肌：《甲乙》卷十一第六作“腹充皮肤”。

（三）肤：《甲乙》卷十一第六无。

【注释】

[1] 长衡直扬：指眉毛上挑，长而且直，形容横眉瞪眼的样子。衡，眉上的部位。扬，原指眉毛及其上下部分。

[2] 臗皮充肌：指皮肤肌肉充胀。臗，同宽。

[3] 消瘅：即消渴病。消，含津液消耗而瘦之义；瘅，含内热之意。消瘅，原指内热盛于内。此指津液消灼而成的多饮多食而消瘦的消渴病。

【译文】

五脏都柔弱的人，最容易患消渴病。这种人皮肤薄弱，两目转动不灵活，目眶深陷，眉毛上扬，长而且直，好像随时带着怒目一样，而且性情刚烈，容易发怒，发怒多了就会使气上逆，血随气上，积怨胸中，导致皮肤肌肉充胀，气血通行不利，郁久化热，内热能消灼津液而使肌肤逐渐瘦薄，所以成为消渴病。

心脆则善病消瘅热中。……肺脆则苦病消瘅易伤（一）。……肝脆则善病消瘅易伤。……脾脆则善病消瘅易伤。……肾脆则善（二）病消瘅易伤。（《灵枢·本脏篇》）

【校勘】

（一）肺脆则苦病消瘅易伤：《甲乙》卷一第五、《太素·五脏命分》卷六及《明堂》残本“苦”作“善”。《甲乙》校注云：“一云易伤于热，喘息鼻衄。”《千金要方》卷十七第一作“脆则易伤于热，喘息鼻衄。”

（二）善：胡本、熊本、周本、统本、金陵本、明本、道藏本、日抄本并作“苦”。

【译文】

心脏脆弱的人，则内守不固而心火易动，易患消瘅病和中焦的热症。肺脏脆弱的人，则气机宣达不畅而肺气郁滞，容易化热而患消瘅病，极易被外邪所伤。肝脏脆弱的人，则疏泄不利而肝气郁滞，容易郁热内发而患消瘅病，极易被外邪所伤。脾脏脆弱的人，则运化失健而清浊紊乱，容易浊水化热而患消瘅病，极易被外邪所伤。肾脏脆弱的人，则阴精不足而相火妄动，易患消瘅病，极易被外邪所伤。

凡治消瘅，仆击，偏枯，痿，厥，气满发逆，甘肥贵人，则膏粱之疾也。（《素问·通评虚实论》）

【译文】

凡诊治消渴、卒中风、半身不遂、两脚萎软无力、四肢厥冷、气粗喘逆等疾病，如果是肥胖或富贵之人得这些病，那多半是贪吃了肉食滋腻、厚味甜食等过多所致。

有病口甘者，病名为何？岐伯曰：此五气[1]之溢也，名曰脾瘅[2]。夫五味入口，藏于胃，脾为之行其精气，津液在脾，故令人口甘也，此肥美之所发（一）也，此人必数食甘美而多肥也，肥者令人内热，甘者令人中满[3]，故其气上溢，转为消渴（二）。治之以兰，除陈气也[4]。（《素

问·奇病论》）

【校勘】

（一）发：《太素·脾瘅消渴》卷三十作“致”。

（二）渴：《甲乙》卷十一第六作“瘅”。

【注释】

[1] 五气：诸说不一：一、王冰、马莳以为五脏之气。如王冰注：“脾热则四脏同禀，故五气上溢也。”马莳注：“五气者，五脏之气也。”二、吴昆以为：“五气，腥、焦、香、臊、腐也。”三、张志聪、高士宗以为脾土之气。如张志聪注：“五气者，土气也，土为中央，在数为五，……在脏为脾，……脾气溢而证见外窍也。”四、杨上善、张景岳以为五味、五谷之气。如张景岳注：“五气，五味之所化也。”

[2] 脾瘅：瘅，热的意思。口甘之病，为脾热精气上溢所致，故名脾瘅。

[3] 肥者令人内热，甘者令人中满：肥者味厚助阳，阳气郁而不畅，故内热；甘者性缓不散，留滞于中，故中满。

[4] 治之以兰，除陈气也：兰，兰草，《本草纲目》云：“辛，平，无毒。……其气清香，生津止渴，润肌肉，治消渴胆瘅。”除，去除。陈，陈腐。兰草气味芳香，能醒脾化湿，清暑辟浊，过食肥甘而致消渴者，可用此排除陈故郁热之气。

【译文】

有患者出现口中发甜的症状，病名叫什么？岐伯回答说：这是由于五味的精气向上泛溢所致，病名叫脾瘅。五味进入口里，下落到胃部，研磨消化，其精气部分上输于脾，由脾为胃输送饮食物的精华，如果因病其中的津液停留在脾，致使脾气向上泛溢，所以使人口中发生甘甜。这是由于贪食肥甘美味所引起的疾病。患这种病的人，必然贪吃气味甘美而肥腻的食物。因为肥腻能使人生内热，甘味能使人中满，所以脾运失常，内热熏蒸，精气上泛，逐渐转为消渴病。本病初期可用兰草治疗，以排除陈故郁热之气。

一、上消症（鬲消、肺消、肺痺）

心移热于肺，传为鬲消[1]。（《素问・气厥论》）

【注释】

[1] 鬲消：病名。张景岳注："肺属金，其化本燥，心复以热移之，则燥愈甚而传为鬲消。鬲消者，鬲上焦烦，饮水多而善消也。"

【译文】

心的热邪移传于肺，是火克金，肺金津液耗伤，可转变为鬲消。

心脉……微小为消瘅。……肺脉……微小为消瘅。（《灵枢・邪气脏腑病形篇》）

【译文】

心脉微小，为心阴血虚弱，内热渐生，消灼精气，成为消瘅病。肺脉微小，为肺阴不足，内热消灼，成为消瘅病。

心移寒于肺，肺消，肺消者饮一溲二，死不治。（《素问・气厥论》）

【译文】

心的寒邪移传于肺，则肺气郁滞化热，成为肺消。肺消的症状是饮水一分而小便两分，属比较难治的重病。

二、中消症（食亦）

瘅成为消中。（《素问・脉要精微论》）

【译文】

瘅热既久，可成为消中病。

二阳结，谓之消。（《素问·阴阳别论》）

【译文】

邪气郁结于二阳，肠胃受病，消渴善饥，可发生消渴病。

胃中热则消谷，令人县心[1]善饥，脐以上皮热。（《灵枢·师传篇》）

【注释】

[1] 县心：形容胃脘空虚的感觉。县，同悬。

【译文】

胃中有热，就会使谷食容易消化而常有饥饿感，胃脘空虚难忍，脐以上的皮肤发热。

邪在脾胃，则病肌肉痛，阳气有余，阴气不足，则热中善饥。（《灵枢·五邪篇》）

【译文】

邪气留在脾胃，因为脾主肌肉，故可发生肌肉疼痛。如果阳气有余，阴气不足，阳邪入于胃腑，胃热过盛，则出现进食不久就感饥饿感的症状。

胃足阳明之脉……气盛则身以前皆热，其有余于胃，则消谷善饥，溺色黄。（《灵枢·经脉篇》）

【译文】

胃的经脉叫足阳明经，如果本经的气有余，多数为实证，身前、胸腹部都发热，胃热有余，消灼水谷，易于饥饿，溲色变黄。

人之善饥而不嗜食者，何气使然？岐伯曰：精气并于脾，热气留于胃，胃热则消谷，谷消故善饥；胃气逆上则胃脘寒(一)，故不嗜食也。（《灵枢·大惑论》）

【校勘】

（一）寒：《甲乙》卷十二第一作“塞”。丹波元简云：“胃脘寒故不嗜食之句，岂有胃热而胃脘寒之理乎？当以《甲乙》塞字为正。盖胃热则善饥，胃脘寒故不嗜食。”

【译文】

人如果容易饥饿而不思饮食，是什么原因使得这样呢？岐伯回答说：饮食入胃，化生精气，归并于脾，邪热之气留滞于胃，如果胃中燥热过盛，消化力增强，所以容易饥饿；再由于胃气不降反而逆上，胃脘塞滞，难以受纳，所以不想吃饮食。

脾脉……微小为消瘅。（《灵枢·邪气脏腑病形篇》）

【译文】

脾脉微小，是脾运失健，湿滞化热，可形成内热消渴病。

中热消瘅[1]则便[2]寒。（《灵枢·师传篇》）

【注释】

[1] 中热消瘅：因热而致的消渴病，具体分上、中、下三消，此指中消，主要症状是多食易饥。如杨上善注：“中，肠胃中也。肠胃中热，多消饮食，即消瘅病也。瘅，热也，热中宜以寒调。”王冰注：“消，谓内消；瘅，谓伏热。”

[2] 便：适宜的意思。病人之所便，是指如何使病人更安适、更减少痛苦的条件和要求。如“中热消瘅则便寒”，是说患内热消瘅的病人多喜寒冷，此寒即是病人之所便。张景岳注：“便者，相宜也，有居处之宜否？有动静之宜否？有阴阳之宜否？有寒热之宜否？有性情之宜否？有气味之宜否？临病人而失其宜，施治必相左矣！故必部病人之所便，是皆取顺之道也。”

【译文】

中消是因脾胃内热而致多食易饥的消渴病，病人适宜寒冷，得寒则舒。

夫子数言热中消中[1]，不可服膏粱(一)、芳草、石药[2]，石药发瘨(二)，芳草发狂[3]。夫热中消中者，皆富贵人也，今禁膏粱(一)，是不合其心，禁芳草药石，是病不愈，愿闻其说。岐伯曰：夫芳草之气美，石药之气悍，二者其气急疾坚劲，故非缓心和人，不可以服此二者[4]。……不可以服此二者，何以然？……夫热气慓悍，药气亦然，二者相遇，恐内伤脾[5]。（《素问·腹中论》）

【校勘】

（一）膏粱：原作“高粱”，今据《甲乙》卷十一第六改。

（二）瘨：《甲乙》卷十一第六作“疽”。

【注释】

[1] 热中消中：王冰注：“多饮数溲，谓之热中；多食数溲，谓之消中。”

[2] 膏粱、芳草、石药：张景岳注：“高粱，厚味也；芳草，辛香之品也；石药，煅炼金石之类也，三者皆能助热，亦能消阴，凡病热者，所当禁用。”

[3] 石药发瘨，芳草发狂：瘨，同癫。癫狂均系精神错杂失常的疾病。王冰注：“多喜曰瘨，多怒曰狂。”张志聪注：“芳草之气，升散为阳，故令人发狂；金石之药，沉重为阴，故令人发癫也。”

[4] 故非缓心和人，不可以服此二者：王冰注：“脾气溢而生病，气美则重盛于脾，消热之气躁疾气悍，则又滋其热。若人性和心缓，气候舒匀，不与物争，释然宽泰，则神不躁迫，无惧内伤。故非缓心和人，不可以服此二者。”

[5] 恐内伤脾：张景岳注：“脾者，阴中之至阴，阳盛则伤阴，故二热合气，必至伤脾。”

【译文】

先生屡次说患热中消中病的，不能吃肥甘厚味，也不能吃芳香药草和金石药，因为金石药物能使人发癫，芳草药物能使人发狂。患热中消中病的，多为富贵之人，现在如果硬要禁止他们吃肥甘厚味，那不适他们的心理。不使用芳草药石，又治不好他们的病，这种情况如何处理呢？我愿意听听你的意见。岐伯回答说：芳草之气多香窜，石药之气多猛悍，这两类药物的性能都是急疾坚劲的，故不是性情和缓的人不能服用这两类药物。那么不能服用这两类药物的人，是什么原因呢？因为这类人平素嗜食肥甘厚味而生内热。内热之气本身是慓悍的，药物的性能也是这样，两者遇在一起，恐怕会损伤人的脾气。

大肠移热于胃，善食而瘦入（一），谓之食亦[1]。胃移热于胆，亦曰食亦。（《素问·气厥论》）

【校勘】

（一）入：《新校正》云：“按《甲乙》入作又……读连下文。”考今本《甲乙》卷六第十却无“又”字。

【注释】

[1] 食亦：病名。以消谷善食而身体消瘦无力为主症。张志聪注：“胃主受纳水谷，大肠为传导之官，大肠热邪反逆乘于胃，是以胃热则消谷善食，阳明燥热，则营卫津液不生，故虽能食而瘦，亦懈㑊也。”

【译文】

大肠的热邪移传于胃，胃内燥热而消谷善食，但虽能食却肌肉消瘦，病名叫食亦。胃的热邪移传于胆，胆热熏蒸而消谷善食，却肌肉消瘦，病名也叫食亦。

三、下消症

肝脉……微小为消瘅。……肾脉……微小为消瘅。（《灵枢·邪气脏腑病形篇》）

【译文】

肝脉微小为善食善饥的消渴病。肾脉微小为善食善饥的消渴病。

四、逆症

消瘅……脉实大，病久可治；脉悬[一]小坚，病久不可治[二]。（《素问·通评虚实论》）

【校勘】

（一）悬：《甲乙》卷十一第六后有“绝”字。

（二）病久不可治：王玉川云：“王注云：‘久病血气衰，脉不当实，故不可治。’并置后二句不释。以此观之，王氏所据本必无后二句，而‘可治’作‘不可治’。今本作‘可治’当系传抄之误，而后人添‘脉悬小坚，病久不可治’句也。”

【译文】

消渴病脉象实大的，为真气未伤，病虽久亦可治愈；脉象悬小而坚的，为胃气已绝，病久则不可治。

小　结

消渴是以多饮、多食、多尿、消瘦疲惫，以及尿有甜味为特征的病。多由素体阴亏，复加饮食不节、情志失调、劳欲过度等因素所致。西医学的糖尿病、甲状腺机能亢进、尿崩症等，可参考辨治。宋以后中医将消渴依三多症状之轻重不同的发展阶段，结合《内经》、《难经》，宋元之杨玄操、李杲、王好古的“三段三焦说”观点，分为上、中、下三消，但在临床上有时不可能分得那么清楚，毕竟中西医的看法有差别，不能混为一谈。

消渴的致病因素，《内经》以膏梁、肥甘为主，《千金》、《外台》等又认识到小便甜、易生痈疽等，这与西医所说接近。

至于消渴病的治疗，首先要明辨虚实寒热。中国医学科学院首都医院祝谌予教授认为："本病虽有热在肺、胃、肾之分，其病理则均为阴虚火盛，其病本则在肾，因为肾藏精、主水，为水之本。"所以他根据老师施今墨先生的经验，以增液汤、生脉散合玉锁丹，再加苍术配元参、黄芪配山药两个对药为基本方，从肺、脾、肾三脏着手，尤以脾肾为重点，着重先后天两方面滋养培本论治，收效甚显。[1]

目前对于尿崩症的治疗，仍尚缺乏经验，但根据症状和体征，一般说来，多数表现为脾肾虚弱，故宜先滋养肾阴、调理脾胃，适当配合生津、固涩方法。秦伯未曾治一浮肿、神疲、口大渴、溲频的尿崩症，尿量每日 8000 毫升左右，尿比重为 1.005。经根据上述消渴病的治疗法则辨证论治，不到两个月，尿量减至每日 2800 毫升左右，尿比重也恢复正常，临床症状也基本缓解。[2]

1　中医研究院中医研究生班整理:《中医专题讲座选第 2 集》，人民卫生出版社 1983 年版，123。

2　秦伯未原编，余瀛鰲重订：《内经类证》，科学技术出版社 1962 年版，53。

第八章　经络肢体系疾病

第一节　腰痛病类

概　论

腰者肾之府，转摇不能，肾将惫矣。（《素问·脉要精微论》）

【译文】

肾位居在腰部，所以说腰是肾的府宅，如果见到腰不能转侧摇动的，就说明肾气将要衰惫了。

感于寒则病人关节禁固，腰脽痛，寒湿推于气交而为疾也。（《素问·六元正纪大论》）

【译文】

感受寒邪，则病人易患关节强急，活动不灵，腰部与臀部疼痛等病，这是由于寒湿之气相持于气交所致。

凡此少阴司天之政，……初之气，地气迁，暑将去，寒乃始，蛰复藏，水乃冰，霜复降，风乃冽，阳气郁，民反周密，关节禁固，腰脽痛。（《素问·六元正纪大论》）

【译文】

凡此子午年少阴司天之政，其初之气，主气为厥阴风木，客气为太阳寒水，上年在泉之气迁移退位，少阳之暑气将要退去，寒冷之气始至，蛰虫重又归藏，水结为冰，霜害降下，主气之风受客气的影响而凛冽寒冷，阳气因而被郁，不得宣发，人们反而居处周密，以避寒气，此时易患关节强硬，活动不灵，腰部与臂部疼痛等病。

腰痛，上寒刺足太阳、阳明，上热刺足厥阴，不可以俯仰刺足少阳。（《素问·刺腰痛论》）

【译文】

腰痛时，上部有寒冷感觉的，应刺足太阳膀胱经和足阳明胃经的输穴，以散阳分之阴邪；上部有炎热感觉的，应刺足厥阴肝经的输穴，以去阴中之风热；腰痛不能俯仰的，应刺足少阳胆经的输穴，以转枢机关。

腰痛，上寒不可顾刺足阳明，上热刺足太阴。（《素问·刺腰痛论》）

【译文】

腰痛时，感觉上部寒冷，头项拘急不能回顾的，就刺足阳明胃经的输穴；感觉上部炎热的，就刺足太阴脾经的输穴。

腰痛不可以转摇，急引阴卵[1]，刺八髎[2]与痛上，八髎在腰尻分间。（《素问·骨空论》）

【注释】

[1] 阴卵：此指阴部和睾丸。

[2] 八髎：指上髎、次髎、中髎、下髎，左右八穴的总称。但《太素·骨空》卷十一作“九窌”，不知据何处而来。

【译文】

腰痛不能转侧动摇，痛急时会牵引下面的阴部或睾丸。治疗时可刺八髎穴与痛处的上面，八髎穴在腰骶部的两侧分肉间的孔中。

一、太阳腰痛症

巨阳虚则腰背头项痛。（《素问·疟论》）

【译文】

太阳经之经气虚弱，就会发生腰背头项疼痛。

太阳所至为腰痛。（《素问·六元正纪大论》）

【译文】

太阳之气至而为病，是足太阳膀胱之经脉不利，可发生腰痛病。

足太阳脉令人腰痛，引项脊尻背如重状，刺其郄中，太阳正经出血，春无见血。（《素问·刺腰痛论》）

【译文】

足太阳膀胱经脉发病使人腰痛，痛时牵引至项脊尻背，好像担负着沉重的东西一样，治疗时就刺其合穴委中穴，即在足太阳正处的昆仑穴或委中穴刺出其恶血。如果在春季因太阳合于肾，而肾旺于冬，水衰于春，所以在春季应遵因时制宜而不要刺其见血。

膀胱足太阳之脉，……挟脊抵腰，入循膂，络肾属膀胱。……是动则病……脊痛，腰似折。（《灵枢·经脉篇》）

【译文】

膀胱的经脉叫足太阳经，挟行脊柱两旁到达腰部，入深层，沿着脊旁肌肉行走，联络与本经相表里的肾脏，会属本腑膀胱。本经脉受外邪侵犯发生的病证，可出现脊背疼痛，腰痛好像被折断一样。

腰痛挟脊而痛至头，几几然（一），目𥆨𥆨欲僵仆，刺足太阳郄中出血。（《素问·刺腰痛论》）

【校勘】

（一）几几然：《太素·腰痛》卷三十作“沉沉然”。

【译文】

腰痛挟脊背而痛，痛时上连头部，拘挛不舒，眼睛昏花，时欲跌仆，治疗应取刺足太阳膀胱经的委中穴出血。

会阴之脉[1]令人腰痛，痛上漯漯然（一）[2]汗出，汗干令人欲饮，饮已欲走，刺直阳（二）之脉[3]上三痏，在跷上郄下五寸（三）横居[4]，视其盛者出血。（《素问·刺腰痛论》）

【校勘】

（一）漯漯然：《甲乙》卷九第八作“濈然”，原校作“濈濈然”。

（二）直阳：《太素·腰痛》卷三十注：“刺直阳者，有本作会阳，乔上郄下横络也。”

（三）五寸：《太素·腰痛》卷三十作“三寸所”，《甲乙》卷九第八作“三所”。

【注释】

[1] 会阴之脉：有二说：一是指足太阳之中经，以王冰、姚止庵等为代表。如王冰注：“足太阳之中经也，其脉循腰下会于后阴，故曰会阴之脉。”二是指任督之脉，以马莳、高士宗、吴昆、张景岳、张志聪等为代表。如高士宗注：“会阴在大便之前，小便之后，任督二脉相会于前后二阴间，故曰会阴。”

[2] 漯漯然：此指连续不断的样子。

[3] 直阳之脉：有三说：一是指太阳之脉，以王冰、马莳、吴昆、张景岳、姚止庵等为代表。如王冰注：“直阳一脉则太阳之脉，侠脊下行贯臂，下至腘中，下

循腨，过外踝之后，条直而行者，故曰直阳之脉也。”二是指督脉，如张志聪注：“直阳之脉，督脉也，督脉总督一身之阳，贯脊直上，故曰直阳。”三是指太阳与督脉相合之脉，如高士宗注：“直阳，太阳与督脉相合之脉也。”

[4] 跷上郄下五寸横居：有二说：一是指承筋穴，如王冰注：“跷为阳跷所生申脉穴，在外踝下也。郄下，则腘下也。言此刺处在腘下同身寸之五寸，上承郄中之穴，下当申脉之位，是谓承筋穴，即腨中央如外陷者中也，太阳脉气所发，禁不可刺，可灸三壮。今云刺者，谓刺其血络之盛满者也。”张景岳同此说。二是指承山穴傍的诸多络脉，如高士宗注：“跷上郄下，各相去五寸之承山，皆有血络横居，视其盛者，刺出其血。……不必拘于穴也。”

【译文】

会阴之脉发病使人腰痛，痛处连续不断汗出。汗出停止则想要饮水，饮水后又欲奔走，治疗时应刺直阳之脉上三次，其部位在阳跷申脉穴上，足太阳郄中穴下五寸的承筋穴处，视其左右有络脉横居，血络盛满的，刺出其血。

解脉令人腰痛，痛引肩，目䀮䀮然，时遗溲，刺解脉，在膝筋肉分间郄外廉之横脉出血，血变而止。（《素问·刺腰痛论》）

【译文】

解脉发病使人腰痛，痛时会牵引到肩部，眼睛视物不清，时常遗尿，治疗时应取解脉针刺，解脉的位置在膝后大筋分肉之间的委中（郄中）穴外侧的委阳穴处，可看到有血络横现，紫黑盛满的地方，针刺其出血，直至血色由紫黑变红才停止。

解脉（一）令人腰痛如引带（二），常如折腰状，善恐（三），刺解脉，在郄中结络如黍米，刺之血射以黑，见赤血而已。（《素问·刺腰痛论》）

【校勘】

（一）解脉：《新校正》云：“按全元起云：有两解脉，病源各异，恐误未详。”《医学读书记》云：“详本篇备举诸经腰痛，乃独遗带脉，而重出解脉，按带脉起于少腹之侧，季胁之下，环身一周，如束带然，则此所谓腰痛如引带，常如折腰状者，自是带脉为病，云解脉者，传写之误也。"

（二）引带：《甲乙》卷九第八作"裂"，《太素·腰痛》卷三十作"别"。

（三）恐：《甲乙》卷九第八、《太素·腰痛》卷三十均作"怒"。

【译文】

解脉发病使人腰痛，痛时好像有带子牵引一样，常感觉腰部好像要被折断一样，并且时常有恐惧的感觉，治疗时应刺解脉，其位置在委中穴的络脉有结滞如黍米的地方，刺之则有黑色血液射出，等到血色变红时即停止。

衡络（一）[1]之脉令人腰痛，不可以俯仰（二），仰则恐仆，得之举重伤腰，衡络绝（三），恶血归之，刺之在郄阳筋之间（四），上郄数寸，衡居（五）为二痏出血[2]。（《素问·刺腰痛论》）

【校勘】

（一）衡络：《太素·腰痛》卷三十作"冲绝"。王冰云："一经作冲绝之脉，传写鱼鲁之误也。若是冲脉，《中诰》不应取太阳脉委阳、殷门之穴也。"

（二）不可以俯仰：《甲乙》卷九第八作"得俯不得仰"，据下文"仰则恐仆"，义胜。

（三）衡络绝：《太素·腰痛》卷三十作"冲络绝"，《甲乙》卷九第八作"衡络绝伤"。

（四）筋之间：《甲乙》卷九第八作"之筋间"。

（五）衡居：《太素·腰痛》卷三十作"冲居"。

【注释】

[1] 衡络：王冰注："衡，横也，谓太阳之外络，自腰中横入髀外后廉，而下与中经合于腘中者。"

[2] 郄阳筋之间，上郄数寸，衡居为二痏出血：郄阳，指委阳穴。衡，横也。郄阳筋间上行数寸，乃殷门穴处。当视其血络横居盛满者，针刺二次，使之出血。殷门，《外台秘要·膀胱腑人》卷三十九第十一载："主腰痛得俯不得仰，仰则痛，得之举重，恶血归之。"正与本文合。

【译文】

衡络之脉发病使人腰痛，不可以前俯和后仰，后仰恐怕会跌倒，这种病大多因用力举重伤及腰部所致，此处横络阻绝不通，瘀血留滞在里。治疗时应刺委阳穴处大筋间上行数寸处的殷门穴，视其血络横居盛满者针刺二次，令其出血。

二、阳明腰痛症

阳明令人腰痛，不可以顾，顾如有见者，善悲，刺阳明于骱(一)前三痏，上下和之出血[1]，秋无见血[2]。（《素问·刺腰痛论》）

【校勘】

（一）骱：《新校正》云："按《甲乙经》'骱'作'骭'。"今本《甲乙》卷九第八仍作"骱"。《太素·腰痛》卷三十作"骭"。按：考《说文》无"骱"字，只收"骭"，故本处应作"骭"为是。骭，《说文》"骹也"；骹，《说文》"胫骨也"。骱、骹、骭三字同义。

【注释】

[1] 刺阳明于骭前三痏，上下和之出：诸注不同：杨上善注："足阳明……下循胻外廉，故刺之以和上下。"王冰注："刺骱前三痏，则正三里穴也。"马莳同此注。张景岳注："骱前三痏，即三里也，上下和之，兼上下巨虚而言也。"高士宗注："骱前三痏，三里、上廉、下廉也。故曰上下和之，乃三里合上廉、下廉以和之，而出其血也。"足三里穴，在膝下三寸，胫骨外侧两筋之间。上巨虚，即巨虚上廉，在足三里穴下三寸处。下巨虚，即巨虚下廉，在足三里穴下六寸处。

[2] 秋无见血：王冰注："阳明合脾，脾旺长夏，土衰于秋，故秋无见血。"

【译文】

阳明经脉发病使人腰痛，颈项不能转动回顾，如果回顾就会像看见怪异那样而神乱眼花，并且时常感到悲伤。治疗时应刺足阳明胃经在胫骨前的足三里穴三次，并配合上、下巨虚穴刺出其血。如果在秋季，因土气旺于长夏，衰于秋季，所以在秋季不要刺出其血。

三、少阳腰痛症

少阳令人腰痛，如以针刺其皮中，循循然不可以俯仰，不可以顾，刺少阳成骨[1]之端出血，成骨在膝外廉之骨独起者，夏无见血[2]。（《素问·刺腰痛论》）

【注释】

[1] 成骨：即胫骨，又名骭骨。因能成立其身，故名成骨。

[2] 夏无见血：王冰注："少阳合肝，肝旺于春，木衰于夏，故无见血。"

【译文】

足少阳经脉发病使人腰痛，好像用针刺中皮肤一样疼痛，腰痛逐渐逐渐加重，以致不能前后俯仰，并且不能左右回顾。治疗时应刺足少阳经在成骨的起点出血，成骨即外侧高骨独起处。如果在夏季，因木气旺于春，衰于夏季，所以在夏季不要刺出其血。

同阴之脉[1]令人腰痛，痛如小锤居其中，怫然肿[2]，刺同阴之脉，在外踝上绝骨之端[3]，为三痏。（《素问·刺腰痛论》）

【注释】

[1] 同阴之脉：王冰注："足少阳之别络也，并少阳经上行，去足外踝上同身寸之五寸，乃别走厥阴，并经下络足跗，故曰同阴脉也。"

[2] 怫然肿：形容肿起的样子。

[3] 绝骨之端：指足少阳经之阳辅穴，在足外踝上四寸。

【译文】

同阴之脉发病使人腰痛，痛时好像有小锤刺在里面一样，痛处郁闷沉重肿胀。治疗时应刺同阴之脉络，其脉在外踝上绝骨之端的阳辅穴处，针刺三次。

肉里之脉[1]令人腰痛，不可以咳，咳则筋缩急（一），刺肉里之脉为

二痏，在太阳之外，少阳绝骨之后（二）[2]。（《素问·刺腰痛论》）

【校勘】

（一）筋缩急：《甲乙》卷九第八作“筋挛”，《太素·腰痛》卷三十作“筋挛急”。

（二）后：《甲乙》卷九第八作“端”。

【注释】

[1] 肉里之脉：王冰注：“肉里之脉，少阳所生，则阳维之脉气所发也。”

[2] 在太阳之外，少阳绝骨之后：是指足少阳经之脉在足太阳经的外侧前，故曰“在太阳之外”。以太阳经而论，则分肉穴又在少阳绝骨之后了。

【译文】

肉里之脉发病使人腰痛，痛时影响循胸过季胁的少阳经，所以痛得不能咳嗽，咳嗽则筋脉拘急挛缩。治疗时应刺肉里之脉二次，其穴在足太阳的外前方，足少阳绝骨之端的后面。

四、太阴腰痛症

邪客于足太阴之络，令人腰痛，引少腹控眇[1]，不可以抑息，刺腰尻之解，两胂之上[2]，是腰俞（一），以月死生为痏数，发针立已。（《素问·缪刺论》）

【校勘】

（一）是腰俞：《新校正》云：“此特多‘是腰俞’三字耳。别按全元起本，旧无此三字。”《太素·量缪刺》卷二十三无此三字。按：此三字恐衍文。理由有二：1. 本篇各节均未提及穴名，而此独具穴名，与上下文例不合；2. 腰俞穴是督脉所辖，无左右之分。

【注释】

[1] 控眇：控，引，牵引之意；眇，季胁之下空软处。

[2] 腰尻之解，两胂之上：解，腰骶骨间的孔；胂，挟脊之肌肉。王冰注："腰尻骨间曰解，当中有腰俞，……《中诰孔穴经》云：左取右，右取左。穴当中，不应尔也。次腰下侠尻有骨空各四，皆主腰痛，下髎主与经同，是足太阴、厥阴、少阴所结。刺可入同身寸之二寸，留十呼，若炙者可灸三壮。"

【译文】

邪气侵入足太阴脾经的络脉，使人腰痛，牵引到少腹部和季胁之下，并且不能仰身呼吸，应刺腰尻部骨缝中挟脊两旁肌肉上的下髎穴，并根据月亮的圆缺决定针刺的次数，起针后病可立即痊愈。

散脉[1]令人腰痛而热，热甚生烦，腰下如有横木居其中，甚则遗溲，刺散脉，在膝前骨肉分间，络外廉[2]，束脉为三痏。(《素问·刺腰痛论》)

【注释】

[1] 散脉：诸说不一。一是指足厥阴、足少阳之脉，如杨上善注："散脉在膝前肉分间者，十二经脉中唯足厥阴、足少阳在膝前，主溲，故当是此二经之别名。"二是指足太阴之别络，如王冰注："散脉，足太阴之别也，散行而上，故以名也。"又张景岳注同此说。三是指冲脉，如张志聪注："冲脉者，起于胞中，上循背里，为经络之海，其浮而外者，循腹右上行至胸中，而散灌于皮肤，渗于脉外，故名散脉也。"又高士宗同此说。四是指阳明别络，如吴昆注："散脉，阳明别络之散行者也。"

[2] 在膝前骨肉分间，络外廉：张志聪注："其俞上在于大杼，下出于巨虚之上下廉，故取膝前外廉者，取冲脉之下俞也。"巨虚上下廉，即上下巨虚穴，其穴在膝前下方外侧骨肉分间。

【译文】

散脉发病使人腰痛，痛时发热，热甚则生心烦，腰下好像有一块横木梗阻在里面一样，严重的可并发遗尿。治疗时应刺散脉下俞的巨虚上廉和巨虚下廉，其穴在膝前外侧骨肉分间，看到有青筋缠束的脉络，即用针刺三次。

五、少阴腰痛症

足少阴令人腰痛，痛引脊内廉^(一)，刺少阴^(二)于内踝上二痏，春无见血；出血太多，不可复也。（《素问·刺腰痛论》）

【校勘】

（一）廉：《新校正》云："按全元起本'脊内廉'作'脊内痛'。《太素》亦同。"今本《太素·腰痛》卷三十同《新校正》。

（二）少阴：《甲乙》卷九第八、《太素·腰痛》卷三十前有"足"字。

【译文】

足少阴脉发病使人腰痛，痛时牵引到脊骨的内侧。治疗时应刺足少阴经在内踝上的复溜穴两次，若在春季因木旺水衰，所以不要刺出其血。如果出血太多，就会导致肾气损伤而不易恢复。

肾盛怒而不止则伤志^(一)，志伤则喜忘其前言，腰脊^(二)不可以俯仰屈伸，毛悴色夭，死于季夏。（《灵枢·本神篇》）

【校勘】

（一）肾：《素问·举痛论》王冰注引无。

（二）脊：《脉经》卷三第五、《千金要方》卷十九第一下均有"痛"字。

【译文】

肾藏志，如果大怒不止就会伤志，志伤就会记忆减退，好忘以前说过的话，腰背不能俯仰屈伸，皮毛憔悴，容颜枯槁。肾属水，到季夏土旺的时候，病会加重，甚至死亡。

有病厥者，诊右脉沉而紧(一)，左脉浮而迟，……冬诊之，右脉固当沉紧(一)，此应四时；左脉浮而迟，此逆四时。在左当主病(二)在肾，颇关(三)在肺，当腰痛也。……少阴脉贯肾(四)络肺，今得肺脉，肾为之病，故肾为腰痛之病也。（《素问·病能论》）

【校勘】

（一）紧：《甲乙》卷九第八作“坚”。

（二）主病：《甲乙》卷九第八“主”作“生”，“病”后有“诊”字，《太素·杂诊》卷十六“病”后亦有“诊”字。

（三）关：《甲乙》卷九第八、《太素·杂诊》均无。

（四）贯肾：《太素·杂诊》卷十六后有“上胃肓”三字。

【译文】

有患气逆厥病的，诊得右脉沉而紧，左脉浮而迟，因为是在冬天诊察其脉象，右脉本来应当沉紧，这是与四时相应的正常脉象，但左脉浮而迟，这是逆四时的反常脉象。因病脉现于左手，又是冬季，所以当主病在肾，浮迟为肺脉，所以与肺脏关联。腰为肾之府，故当有腰痛的症状。少阴的经脉贯肾络于肺，现于冬季肾脉部位诊得了浮迟的肺脉，这是肾气不足的表现，虽与肺有关，但主要是肾病，故肾病当主现腰痛。

肾脉搏坚而长，其色黄而赤者，当病折腰。（《素问·脉要精微论》）

【译文】

肾脉坚长，搏击指下，面部黄而带赤，是心脾之邪盛侵犯于肾，肾受邪伤，当病腰痛好像被折断一样。

足少阴之别，……虚则腰痛。（《灵枢·经脉篇》）

【译文】

足少阴经的别出络脉，正气虚弱的会发生腰痛病。

六、厥阴腰痛症

厥阴[一]之脉令人腰痛，腰中如张弓弩弦，刺厥阴之脉[二]，在腨踵鱼腹之外，循之累累然乃刺之；其病令人善言[三]，默默然不慧，刺之三痏。（《素问·刺腰痛论》）

【校勘】

（一）厥阴：《太素·腰痛》卷三十作“居阴”。王冰注：“厥阴一经作居阴，是传写草书厥字为居也。”

（二）脉：《新校正》云：“按经云‘厥阴之脉令人腰痛’，次言‘刺厥阴之脉’，注言‘刺厥阴之络’，经注相违，疑经中‘脉’字，乃‘络’字之误也。”

（三）善言：《太素·腰痛》卷三十无“善”字。《新校正》云：“按经云‘善言默默然不慧’，详‘善言’与‘默默’二病难相兼，全元起本无‘善’字，于义为允。”

（四）其病令人言默默然不慧，刺之三痏：《素问识》云：“其病云云以下十五字，与前四经腰痛之例不同，恐是衍文。”

【译文】

厥阴经脉发病使人腰痛，腰部强急如新张的弓弩弦一样，治疗时应刺足厥阴的经脉，其部位在腿肚和足跟之间鱼腹之外的蠡沟穴处，摸之有结络连续不断而不平的地方，就用针刺之。这种病常使人沉默寡言而精神抑郁不爽，可以针刺三次。

肝足厥阴之脉，……是动则病腰痛，不可以俯仰。（《灵枢·经脉篇》）

【译文】

肝的经脉叫足厥阴经，如果本经脉因受外邪侵犯而发生的病症，可出现腰痛不能俯仰等症。

七、跷脉腰痛症

昌阳之脉[1]令人腰痛，痛引膺，目䀮䀮然，甚则反折，舌卷不能言，刺内筋[2]为二痏，在内踝上大筋前，太阴后，上踝二寸所。（《素问·刺腰痛论》）

【注释】

[1] 昌阳之脉：马莳注："昌阳，系足少阴肾经穴名，又名复溜。"张景岳、吴昆同此说，《甲乙》卷三第三十二注："复溜者，金也，一名伏白，一名昌阳。"但王冰、高士宗认为是阳跷脉，未知据何。

[2] 内筋：张景岳注："内筋，筋之内也，即复溜穴，在足太阴经之后，内踝上二寸所。"

【译文】

昌阳之脉发病使人腰痛，痛时牵引胸膺部，眼睛视物昏花，严重时腰背向后反折，舌卷短不能言语，治疗时应取筋内侧的复溜穴刺二次，其穴位在内踝上大筋的前面，足太阴经的后面，内踝上二寸处。

八、维脉腰痛症

阳维之脉令人腰痛，痛上怫然肿，刺阳维之脉，脉与太阳合腨下间，去地一尺所。（《素问·刺腰痛论》）

【译文】

阳维之脉发病使人腰痛，痛处沉重闷胀，应刺阳维脉的承山穴。其穴在阳维脉与足太阳脉会合于腿肚下端的中间，即离地约一尺左右之处。

飞阳(一)之脉[1]令人腰痛，痛上拂拂然(二)，甚则悲与恐，刺飞阳之脉，在内踝上五寸(三)，少阴之前，与阳维之会。（《素问·刺腰痛论》）

【校勘】

（一）飞阳：《太素・腰痛》卷三十："有本'飞'作'蜚'。"按：飞、蜚，同音通假，古代通用。

（二）拂拂然：《甲乙》卷九第八作"怫然"，《太素・腰痛》卷三十作"弗弗然"。另，吴昆、张景岳、高士宗等均作"怫怫然"，义胜。

（三）五寸：《甲乙》卷九第八、《太素・腰痛》卷三十均作"二寸"，义胜。又，王冰注："内踝后上同身寸之五寸复溜穴。"复溜穴，王冰注《气穴论》云："在足内踝上同身寸之二寸。"本注"五寸"乃"二寸"之误。另，王冰注提到"复溜"与"筑宾"二穴。筑宾，取其"与阴维之会"，之所以并有复溜穴者，经文"五寸"，原亦当是"二寸"，故《新校正》云："今此经注都与《甲乙》不合者，疑经注中'五寸'字当作'二寸'。"

【注释】

[1] 飞阳之脉：诸说不一。杨上善注："足太阳别，名曰飞阳。""此太阳络，别走向少阴经，迅疾如飞，故名飞阳也。"王冰注："是阴维之脉也，去内踝上同身寸之二寸腨分中，并少阴经而上也。"张景岳注："飞阳，足太阳之络穴，别走少阴者也。"丹波元简注："考经脉篇，飞阳在去踝七寸，且在少阴之后，而下文云，在内踝上五寸，又云少阴之前，乃知飞阳非太阳经之飞阳也。下文云阴维之会，亦知飞阳是非阴维之脉也。盖此指足厥阴蠡沟穴。"张志聪注："足太阳之别名曰飞阳，去踝七寸，别走少阴。阴维之脉，起于足少阴筑宾穴，为阴维之郄。故名飞阳者，谓阴维之原，从太阳之脉，走少阴而起者也。"

[2] 悲以恐：悲者生于肺，恐者生于肾。足少阴脉属肾，从肾上贯肝膈入肺中，其支别者，从肺出络心，故其脉有病，甚则悲以恐。

【译文】

飞阳之脉发病使人腰痛，痛处的筋脉肿胀，严重时出现情志悲哀而恐惧，治疗时应刺飞阳之脉，其部位是在内踝上二寸，足少阴经之前，与阴维脉相会之处的筑宾穴。

小　结

腰痛是指腰部一侧或两侧疼痛的一类病证。多因外感风寒湿热之邪，或久病体虚，或闪挫跌仆所致。腰为肾之府，所以本病与肾密切相关。邪阻肾府，经脉阻滞，气血运行不畅；或肾经亏损，经脉失于濡养，均可导致腰痛。

《内经》根据经络来阐述各种腰痛，并以“腰者肾之府”说明肾与腰的关系。后人发展此说，认为肾虚是腰痛的重要内因，其他如风寒、寒湿、湿热、血涩、气滞以及劳伤等，均能影响经络，引致腰痛。《丹溪心法·腰痛》篇指出：“腰痛主湿热、肾虚、瘀血、挫闪、有痰积。”《七松岩集》里说：“腰痛有虚实之分。所谓虚者是两肾之精气神自虚也，凡言虚者皆两肾自病。所谓实者是肾家自实，是两腰经络血脉之中为湿痰瘀血凝滞而不通为痛。”言简意赅，可供参考。

在临床上，笔者体会到，内伤腰痛多属肾虚，以补肝肾、强筋骨为主，可兼以活血祛风、通络止痛为辅。具体治疗时须先辨别偏于肾阴虚还是肾阳虚。肾虚腰痛的共同症状是腰膝酸软，精神疲倦，偏于肾阳虚的常伴面白舌淡，甚则神疲气短、腰腿怕冷、少腹拘急等症，脉象虚弱或沉细；偏于肾阴虚的每多伴口燥、舌红、咽干、心烦失眠、思维不集中等虚火上炎症状，耳鸣亦较多见，脉象细数，间有洪数无力者。在治疗方面，补阴补阳各有不同的方法。对于年老体弱或久病不愈，肝肾虚损，气血两亏，腰痛或左或右不定，有时牵及两腿，或连及肩背，或关节游走冷痛，可用独活寄生汤合肾着汤加附子治疗，每多收效。

第二节　肩背痛病类

概　论

背者，胸中之府，背曲肩随，府将坏矣。（《素问·脉要精微论》）

【译文】

背为脏俞所系，内悬五脏，所以是胸中之府。如果出现背部弯曲而两肩下垂的，说明胸中脏气将要败坏了。

二阳一阴发病，主惊骇，背痛。（《素问·阴阳别论》）

【译文】

阳明与厥阴发病，可发生惊骇、背痛等病。

寸口脉中手促（一）上击（二）者，曰肩背痛。（《素问·平人气象论》）

【校勘】

（一）促：《太素·尺寸诊》卷十五作“从下”。

（二）击：《甲乙》卷四第一中作“数”。

【译文】

寸口脉应手急促而有力，上搏指下，主肩背痛。

一、肩背痛症

肺手太阴之脉，……是主肺所生病者，……气盛有余，则肩背痛风寒[一]，汗出中风，小便数而欠[二]。气虚则肩背痛，寒，少气不足以息，溺色变[三]。（《灵枢·经脉篇》）

【校勘】

（一）寒：《脉经》卷六第七、《千金要方》卷十七第一、《铜人图经》卷一均无，高武《针灸聚英》卷二注："寒字衍。"观上下文为是。

（二）小便数而欠：《太素·首篇》卷一作"数欠"二字。

（三）溺色变：《脉经》卷六第七、《十四经发挥》卷中后有"卒遗矢无度"五字，《铜人图经》卷一同，唯"矢"作"失"。《甲乙》卷二第一上校注："一云卒遗矢无度"。《千金要方》卷十七作"尿色变卒遗矢无度"。似较《脉经》、《十四经发挥》义长，唯"矢"应作"失"，《铜人图经》为是。

【译文】

肺的经脉叫手太阴经，本经所主的肺脏发生病变，如果本经气盛有余的，可发生肩背疼痛，如感冒风寒的中风症那样，自汗漏出，小便次数多而尿量减少。如果本经气虚不足的，也会出现肩背疼痛，并恶寒，少气而呼吸短促，小便的颜色也发生变化。

肺病者，喘咳逆气，肩背痛，汗出，尻阴股膝髀腨胻足皆痛。（《素问·脏气法时篇》）

【译文】

肺脏有病，就会出现喘咳气逆，肩背部疼痛，如感冒风寒的中风症那样自汗漏出，尾骨处、阴部、两股间、膝盖部、股骨部、腓肠肌部、胫骨部、足部等处都可出现疼痛。

邪在肾，则病骨痛阴痹，阴痹者，按[一]之而[二]不得，腹胀，腰痛，

大便难，肩背颈项(三)痛，时眩。（《灵枢·五邪篇》）

【校勘】

（一）按：《千金要方》卷十九第一作“抚”。

（二）之而：《太素·五脏刺》卷二十二作“如”。

（三）项：《脉经》卷六第九、《甲乙》卷九第八、《千金要方》卷十九第一后有“强”字，义胜。

【译文】

邪气在肾脏，可发生骨痛阴痹，所谓阴痹，其痛无定处，用手按抚也确定不了具体部位，同时会出现腹胀，腰痛，大便难，肩背颈项强痛，时常头眩等症状。

二、寒邪背痛症

寒气客于背俞之脉则脉泣，脉泣则血虚，血虚则痛，其俞注于心，故相引而痛。按之则热气至，热气至则痛止矣。（《素问·举痛论》）

【译文】

寒邪侵袭到足太阳膀胱经的脉络，就会导致其血脉流行滞涩，脉中血液流行滞涩则组织血虚而失养，血虚脉络失养就会产生疼痛。因足太阳膀胱经脉循膂当心入散，所以心与背相引而痛。按揉能使热气来复，热气来复则寒邪得于暂时消散，故疼痛即可停止了。

三、气滞背痛症

秋脉……其气来毛而中央坚，两旁虚，此谓太过，病在外；……太过则令人逆气而背痛，愠愠然(一)。（《素问·玉机真脏论》）

【校勘】

（一）愠愠然；《太素·四时脉形》卷十四、《脉经》卷三第四均作“温温然”。温、愠，同音假借。如《礼记·内则》：“柔色以温之。”释文：“温，本作蕴，又作愠。”《集韵·迄韵》：“愠，心所郁积也。”

【译文】

秋天的脉象，如果其脉气来时浮而中央坚，两旁虚，这叫做太过，主病在外；肺脉太过，就会使人气上逆而背部疼痛，心胸部郁积而不舒畅。

背与心相控而痛，所治天突与十椎及上纪下纪。上纪者，胃脘也。下纪者，关元也。（《素问·气穴论》）

【译文】

背部与心胸互相牵引作痛，其治疗的方法，应取任脉天突穴和督脉的中枢穴，以及上纪和下纪。上纪就是胃脘部的中脘穴，下纪就是脐下的关元穴。

附：项痛症

大风，颈项痛，刺风府，风府在上椎。（《素问·骨空论》）

【译文】

感受风邪较重的，可出现颈项疼痛，治疗应针刺风府穴，风府穴在项部的第一椎上。

项痛（一）不可俯仰，刺足太阳；不可以（二）顾，刺手太阳（三）也。（《灵枢·杂病篇》）

【校勘】

（一）项痛：《甲乙》卷九第一作“头项”。

（二）以：《太素·项痛篇》卷三十、《甲乙》卷九第一并无。

（三）手太阳：《甲乙》卷九第一校注云："一云手阳明。"

【译文】

项部疼痛，不能低头仰头的，治疗应取足太阳膀胱经穴位针刺；不能左右回顾的，治疗应取手太阳小肠经的穴位针刺。

小　结

《内经》所说的肩背痛症可分三类，一是说"背曲肩随"和"肩背痛"，皆指督脉病和肺经病；一是说"寒气客于背俞"和"大风，颈项痛"，皆指太阳经病；另一类是说气滞所致的"胸痛彻背"，似指胸痹症，因胸痛而放射及臂痛，非背痛本病。

第三节　痹病类

概　论

风寒湿三气杂至，合而为痹也。其风气胜者为行痹[1]，寒气胜者为痛痹[2]，湿气胜者为着痹[3]也。（《素问·痹论》）

【注释】

[1] 行痹：以肢体酸痛，游走不定为特点的痹证，也称风痹。
[2] 痛痹：以肢体疼痛剧烈，得热减轻为特点的痹证，也称寒痹。
[3] 着痹：以肢体疼痛重着，固定不移，或肌肤麻木不仁为特点的痹证，也称湿痹。

【译文】

风、寒、湿三种邪气错杂而至，混合侵袭人体，从而成为痹证。其中风邪偏胜的叫行痹，寒邪偏胜的叫痛痹，湿邪偏胜的叫着痹。

痹在于骨则重，在于脉则血凝而不流，在于筋则屈不伸，在于肉则不仁，在于皮则寒，故具此五者，则不痛也。（《素问·痹论》）

【译文】

痹在骨的则身体沉重，痹在脉的则血凝涩而运行不畅，痹在肌肉的则麻木不仁，痹在皮肤的则发寒冷。所以具有这五种症状的痹病，就不会有疼痛的感觉。

五脏皆有合[1]，病久而不去者，内舍[2]于其合也。故骨痹不已，复感于邪，内舍于肾；筋痹不已，复感于邪，内舍于肝；脉痹不已，复感于邪，内舍于心；肌痹不已，复感于邪，内舍于脾；皮痹不已，

复感于邪，内舍于肺。所谓痹者，各以其时[3]重感于风寒湿之气也。（《素问·痹论》）

【注释】

[1] 五脏皆有合：谓五脏都有与之相联系的五体。合，应合之意。《素问·五脏生成篇》说："心之合脉也，肺之合皮也，肝之合筋也，脾之合肉也，肾之合骨也。"

[2] 内舍：谓病邪深入内部稽留潜藏不去。舍，居所，引申为稽留。

[3] 各以其时重感于风寒湿之气也：谓各在其所主的时令季节，又重复感受了风寒湿邪气。

【译文】

五脏都有自己的五体内外相合，如果病邪久留于五体不去，便能侵入到与其所合的内脏。所以骨痹不愈，再重复受邪，就内舍于肾；筋痹不愈，再重复受邪，就内舍于肝；脉痹不愈，再重复受邪，就内舍于心；肌痹不愈，再重复受邪，就内居于脾；皮痹不愈，再重复受邪，就内居于肺。因此，所谓这些五脏痹病，是在各个所主的季节里，又重复感受了风寒湿三气所造成的。

其客于六府者何也？……此亦其食饮居处，为其病本也。六府亦各有俞，风寒湿气中其俞，而食饮应之，循俞而入，各舍其府也。（《素问·痹论》）

【译文】

痹病有侵入到六腑的，是什么原因？这也是饮食不节、起居失常，为其发病的根源。六腑在背部也各有其俞穴，风寒湿三气由外侵入其俞穴，加之饮食所伤在内响应之，病邪由表循俞穴入里，各自居留在所应的本府，就发展为六腑痹。

营气虚则不仁，卫气虚则不用，营卫俱虚则不仁且不用。（《素问·逆调论》）

【译文】

营气虚弱则皮肉麻木不仁，卫气虚弱则肢体不能为用，营气与卫气俱虚，则既麻木不仁，又不能活动。

痹……入脏者死，其留连筋骨间者疼久，其留皮肤间者易已。（《素问·痹论》）

【译文】

痹病若传入内至五脏，导致脏气闭结不通的也能致死。若邪气留连于筋骨之间，邪深不易出的则疼痛长久。若留连于皮肤分肉之间，邪浅易出则容易治愈。

诸痹不已，亦益内也；其风气胜者，其人易已也。（《素问·痹论》）

【译文】

如果各种痹病日久不愈，痹邪就会日深一日，逐渐向内发展。一般风气较胜的痹病，由于发无定处不能停聚，所以容易治愈。

凡痹之类，逢寒则虫（一），逢热则纵。（《素问·痹论》）

【校勘】

（一）虫：《甲乙》卷十第一下、《太素·痹论》卷二十八均作“急”。顾观光《素问校勘记》云：“急字是。”又，孙诒让云：“虫当为痋之借字，《说文·疒部》云：痋，动病也，从疒虫省声，故古书痋或作虫。段玉裁《说文》注，谓痋即疼字。……巢氏《诸病源候论》云：凡痹之类，逢热则痒，逢寒则痛。痛与疼义亦相近。王注训为虫行，皇甫谧作急，顾校从之，并非也。”

【译文】

大凡痹病之类疾病，遇到寒冷则肢体疼痛，遇到温热则筋脉弛纵。

脉涩曰痹。（《素问·平人气象论》）

【译文】

脉来涩滞，主痹病。

病痹气暴发者，取以员利针。病痹气痛而不去者，取以毫针。（《灵枢·官针篇》）

【译文】

对急性发作的痹病，应取圆利针治疗；对疼痛日久不愈的痹病，应取毫针治疗。

一、行痹症（风痹）

故曰病在阳者命（一）曰风，病在阴者命曰痹，病阴阳俱病命曰风痹。病有形而不痛者，阳之类也；无形而痛者，阴之类也。无形而痛者，其阳完而阴伤之也，急治其阴，无攻其阳（二）；有形而不能者，其阴完而阳伤之也，急治其阳，无攻其阴（三）。阴阳俱动，乍有形，乍无形（四），加以烦心，命曰阴胜其阳，此谓不表不里，其形不久。（《灵枢·寿夭刚柔篇》）

【校勘】

（一）命：马注本、张注本及《甲乙》卷六第六并作“名”。

（二）急治其阴，无攻其阳：《甲乙》卷六第六作“急治其阳，无攻其阴”。

（三）急治其阳，无攻其阴：《甲乙》卷六第六作“急治其阴，无攻其阳”。

（四）乍有形，乍无形：《甲乙》卷六第六无两“形”字。

【译文】

所以对痹证发病的特征，也可以用阴阳来概括：病在阳分的叫做风，病在阴分的叫做痹，阴分和阳分俱病的叫做风痹。有的病，虽有病形的表现而无疼痛，这是属阳的一类；有的病，没有病形的表现，却有疼痛，这是属阴的一类。前一类有形而不疼痛的属阳的病，它的阴分完好而阳分受了外邪的损伤，应急治阳分，不要攻伐阴分；后一类无形而疼痛的属阴的病，它的阳分完好而阴分受了外邪的损伤，应急治阴分，不要攻伐阳分。如果阴分阳分都发生了病患，有时表现为有病形可征，有时表现为没有明确的病形，这是脏腑体表阴阳两方面都受到了外邪的损伤，若再有心中烦躁不安的感觉，这是脏腑阴阳气血失调的表现，说明阴病甚于阳病，这种表里阴阳俱伤的病情，比较难治，预示着生命不久即将衰败。

风痹淫泺（一），不可已者，足如履冰，时如入汤中（二），股（三）胫淫泺，烦心头痛，时呕时悗（四），眩已汗出，久则目眩（五），悲以喜恐，短气不乐，不出三年，死也。（《灵枢·厥病篇》）

【校勘】

（一）淫泺：《太素·痹论》卷二十八无“泺”字。《甲乙》卷九第二作“注”。

（二）时如入汤中：《太素·痹论》卷二十八作“时如汤入腹中”。

（三）股：《甲乙》卷九第二作“肢”。

（四）悗：《太素·痹论》卷二十八作“惋”。

（五）眩已汗出：《永乐大典》卷一三八七九引无此四字。刘衡如：“张此四字当在下‘久则目眩’之后。”可参。

【译文】

风痹病浸淫发展到严重阶段，甚至不可治疗的时候，有时足冷得像踏着冰块一样，也有时像浸泡在滚烫的热水中一样，冷热不定。下肢的严重病变，可以向体内发展，出现心烦、头痛、呕吐、胀闷等，过后又出现目眩，接着汗出，情绪波动，时而悲苦，时或喜悦，时则恐惧，郁闷不乐，气息短弱，这样持续下去，不出三年，无可挽救。

尺肤涩者，风痹也。（《灵枢·论疾诊尺篇》）

【译文】

尺部的肌肤涩滞不滑的，是血少营虚的风痹病。

凡痹往来行无常处者，在分肉间痛而刺之，以月死生为数，用针者，随气盛衰，以为痏[1]数，针过其日数则脱气[2]，不及日数则气不泻。（《素问·缪刺论》）

【注释】

[1] 痏：即瘢痕，如针瘢、针孔等，此处引申为针刺次数。

[2] 脱气：指正气脱失。

【译文】

凡痹证疼痛往来游走而无定处的，应在分肉间随其疼痛所在而进行针刺，并以月亮的圆缺决定针刺的次数，针刺时，还要根据邪气的盛衰，症状的轻重，以确定针刺的次数。若超过了应刺的日数，会使人正气脱失，若达不到应刺的日数，则病气不能泻除。

二、痛痹症（寒痹）

此皆尝有所伤，于[1]湿气藏于血脉之中，分肉之间，久留而不去，若[2]有所堕坠，恶血在内而不去。卒然喜怒不节，饮食不适，寒温不时，腠理闭而不通。其开而遇风寒（一），则（二）血气凝结，与故邪相袭，则为寒痹。（《灵枢·贼风篇》）

【校勘】

（一）其开而遇风寒：《甲乙》卷六第五无“其开”二字，“而”下有“适”字。

（二）则：《太素·诸风杂论》卷二十八作“时”，连上读。

【注释】

[1] 于：此作“如或”解，见《古书虚字集释》卷一。

[2] 若：此作“或”字用。

【译文】

这都是曾经受到邪气的侵害而没有察觉，如平素为湿邪所伤，不能及时排除而潜伏在血脉之中和分肉之间，长久滞留体内不去，或者因为跌仆，从高处堕坠下来，导致瘀血留积在体内不去，有了这样的内因，加上突然发生的喜怒过度等情志变化，或饮食不当，或气候忽冷忽热等，致使腠理闭塞，壅阻不通。或正当腠理开泄时感受风寒，导致血气凝结，新感风寒与宿邪湿气相互搏结，就会发生寒痹病。

大以涩者，为痛痹。（《灵枢·邪客篇》）

【译文】

脉象大而涩的，见于痛痹。

人迎三倍病在足阳明，三倍而躁，病在手阳明。盛则为热，虚则为寒，紧则为痛痹。（《灵枢·禁服篇》）

【译文】

人迎脉大于寸口三倍的，病在足阳明经；大三倍而挟躁疾的，病在手阳明经；如挟有盛大的，说明阳气内盛而成热证；挟有虚小的，说明阳气内虚而成寒证；挟有紧象的，说明寒气较盛而发痛痹病。

寒痹之为病也，留而不去，时痛而皮不仁。……刺寒痹内热奈何……刺布衣者(一)，以火焠之(二)；刺大人者，以(三)药熨之。（《灵枢·寿夭刚柔篇》）

【校勘】

（一）者：《针灸素难要旨》卷二第十引无。

（二）以火焠之：《甲乙》卷十第一上“以”作“用”，《太素·三变刺》卷二十二作“必火焠”。

（三）以：《甲乙》卷十第一上、《太素·三变刺》卷二十二均无。

【译文】

寒痹病，是邪气停留在经络处而不及时祛除它所造成的，所以有时疼痛，有时麻木不仁。刺寒痹病的温经络纳热法怎样呢？要根据病人的不同体质进行，对于劳动人民用艾火灸，对于王公大人要用药物熨贴。

痛者，寒气多也，有寒，故痛也。其不痛不仁者，病久入深，营卫之行涩，经络时疏，故不痛（一）；皮肤不营，故为不仁。其寒者，阳气少，阴气多，与病相益，故寒也。（《素问·痹论》）

【校勘】

（一）痛：原作“通”，据《甲乙》卷十第一下、《太素·痹论》卷二十八改。

【译文】

痛是寒气偏多，有寒所以才痛。其不知疼痛又麻木不仁的，是患病日久，邪气深入，营卫运行涩滞，致使经络有时空虚，气血衰弱，所以不知疼痛；皮肤得不到营养，所以麻木不仁。其身寒冷的，是由于平素机体阳气不足，阴气有余，阴气与病邪相合而加重其寒，所以身上感觉寒冷。

三、热痹症

其热者，阳气多，阴气少，病气胜，阳遭（一）阴，故为痹（二）热。（《素问·痹论》）

【校勘】

（一）遭：《甲乙》卷十第一下作“乘”，义长。

（二）痹：《甲乙》卷十第一下无。

【译文】

痹病身体发热的，是由于平素体内阳气盛，阴气不足，阳气与病邪相逢，阴不能胜过阳气，遂化而为热，所以成为热痹。

四、着痹症（湿痹）

着痹不移，䐃肉破，身热，脉偏绝，是三逆也。（《灵枢·五禁篇》）

【译文】

肢体感受了湿邪发为着痹证，久而不愈，高起的肌肉破溃，身体发热，一侧的脉象难以摸到，这是逆症之三。

着痹不去，久寒不已，卒取其三里。（《灵枢·四时气篇》）

【译文】

湿邪偏重的着痹长久不愈，是寒湿久留在内，治疗采用速刺法，刺取足三里。

其多汗[一]而濡者，此其逢湿甚也，阳气少，阴气盛，两气相感，故汗出而濡[二]也。（《素问·痿论》）

【校勘】

（一）多汗：《甲乙》卷十第一下、《太素·痹论》卷二十八均作“多寒汗出”。

（二）汗出而濡：《甲乙》卷十第一下作“寒汗而濡”，《太素·痹论》卷二十八作“寒汗出濡”。

【译文】

痹病多汗而湿润的，是因为感受湿邪太甚，体内的阳气不足，阴气有余，外在的湿邪与体内的阴气相感，腠理开泄，所以汗出而湿润。

五、筋痹症

病在筋，筋挛节痛，不可以行，名曰筋痹。刺筋上为故，刺分肉间，不可中骨也，病起筋炅病已止。（《素问·长刺节论》）

【译文】

病邪在筋部停留，发生筋肉拘挛，关节疼痛，不能行动，病名叫做筋痹。针刺时应刺到筋上，从分肉间刺入，但不可刺中骨部，等到筋部感到发热时，其病始可痊愈而停止针刺。

少阳有余，病筋痹，胁满。（《素问·四时刺逆从论》）

【译文】

少阳经气有余，感受邪气后可发生筋痹和胁部胀满。

六、脉痹症

阳明有余，病脉痹，身时热。（《素问·四时刺逆从论》）

【译文】

阳明经气有余，感受邪气后可发生脉痹和身体时时发热。

七、肌痹症（肉痹）

悲哀太甚则胞[一]络绝，胞络绝则阳气内动，发则心下崩，数溲血也。故（《本病》）曰：大经空虚，发为肌[二]痹，传为脉痿。（《素

问·痿论》）

【校勘】

（一）胞：《新校正》云："按杨上善云：胞络者，心之胞络之脉也。详经注中'胞'字俱当作'包'，全本'胞'又作'肌'也。"《素问直解》云："包，旧本讹作胞，今改。"

（二）肌：《太素·五脏痿》卷二十五作"脉"，义胜。

【译文】

悲哀太过导致心系气血阻绝，心系络脉阻绝就气血运行不畅，心阳不能外达而鼓动于内，致使心下崩溃，络血外溢，经常出现尿血。所以《本病》上说：大的经脉空虚，可发生脉痹，逐渐传变为脉痿。

太阴有余，病肉痹，寒中。（《素问·四时刺逆从论》）

【译文】

太阳之气有余，感受邪气后可发生骨痹和身体沉重。

粗理而肉不坚者，善病痹。（《灵枢·五变篇》）

【译文】

皮肤纹理粗疏，而肌肉又不坚实的人，就容易患痹证。

病在肌肤，肌肤尽痛，名曰肌痹。伤于寒湿。刺大分、小分，多发针而深之，以热为故，无伤筋骨，伤筋骨，痈发乃变，诸分尽热病已止。（《素问·长刺节论》）

【译文】

病邪在肌肤停留，发生肌肉皮肤都感到疼痛，名叫肌痹。这是被寒湿之邪所伤，应刺大小分肉之间，采取多下针而且要深刺至患处，以使肌肉感到发热时为原则，但不可刺伤筋骨，若刺伤了筋骨，其病就会发生变化，甚至成痈，等到针刺大小肌肉都感到发热时，其病始可痊愈而停止针刺。

八、皮痹症

卧出而风吹之，血凝于肤者为痹，凝于脉者为泣，凝于足者为厥。此三者，血行而不得反其空，故为痹厥也。（《素问·五脏生成篇》）

【译文】

如果睡觉醒来就外出被邪风吹着了，血液的循行受阻而凝滞，若凝于肌肤的就会发生痹证；凝于经脉的就会发生气血运行涩滞；凝于足部的就会发生该部厥冷。这三种情况，都是由于气血的运行不能返回组织间隙的孔穴之处造成，所以发生痹证和厥证。

虚邪……抟于皮肤之间，留而不去则痹，卫气不行，则为不仁。（《灵枢·刺节真邪论》）

【译文】

虚邪贼风抟聚于皮肤之间，如果留置而不及时祛除，就成为痹证；如果卫气涩滞而不畅行，就成为麻木不仁。

少阴有余，病皮痹，隐轸。（《素问·四时刺逆从论》）

【译文】

少阴之气有余，感受邪气后可发生皮痹和瘾疹。

九、骨痹症

虚邪之中人也，洒淅（一）动形，起毫毛而发腠理，其入深，内搏于

骨，则为骨痹。（《灵枢·刺节真邪篇》）

【校勘】

（一）洒淅：《甲乙》卷十第一下作“凄索”，《灵枢略·六纪论》作“洒瘅”。

【译文】

虚邪贼风的中伤人体，会出现寒慄怕冷，毫毛竖起，腠理开泄的现象。若邪气逐渐深入内部，直至抟聚于骨部的，就会成为骨痹。

血气皆少则无须，感于寒湿则善痹，骨痛，爪枯也。（《灵枢·阴阳二十五人篇》）

【译文】

血气都少的人可不生胡须，感受了寒湿邪气则易患痹证，骨痛，爪甲干枯等症。

太阳有余，病骨痹身重。（《素问·四时刺逆从论》）

【译文】

太阳之气有余，感受邪气后可发生骨痹和身体沉重。

人有身寒，汤火不能热，厚衣不能温，然不冻栗。是为何病？……是人者，素肾气胜，以水为事，太阳气衰，肾脂枯不长，一水不能胜两火（一），肾者水也，而生于（二）骨，肾不生则髓不能满，故寒甚至骨也。所以不能冻栗者，肝一阳也，心二阳也，肾孤脏也，一水不能胜二火，故不能冻栗。病名曰骨痹，是人当挛节也。（《素问·逆调论》）

【校勘】

（一）一水不能胜二火：《素问直解》云：“七字在下，误重于此，衍文也。”

《素问释义》亦以此七字为衍文。

（二）生于：《甲乙》卷十第一下、《太素·痹论》卷二十八均作“主”。

【译文】

有的人身体寒凉，虽近汤火不能使之热，多穿衣服也不能使之温，但却不恶寒战栗，这是什么病呢？这种人平素就肾之水气偏胜，又经常接近水湿工作，致使膀胱水寒之气偏盛，而太阳之阳气偏衰，太阳的阳气衰微，则肾为孤脏之孤阴不生，以致肾脂枯竭不长。一水不能胜两火，肾是水脏，主生长骨髓，肾脂不生则骨髓不能充满，故寒冷至骨。之所以不恶寒战栗，是因为肝是一阳，心是二阳，肾是孤脏，一个独阴的肾水，胜不过心肝二阳之火，所以不恶寒战栗，这种病叫做骨痹病。这种人，必然出现骨节拘挛等症状。

病在骨，骨重不可举，骨髓痠痛，寒气至，名曰骨痹。深者刺无伤脉肉为故，其道大分、小分，骨热病已止。（《素问·长刺节论》）

【译文】

病邪在骨部停留，则骨感到沉重而举动困难，骨髓酸痛，并且像寒气侵入一样感到发冷，病名叫做骨痹。治疗时应深刺，以不伤脉肉为原则，应在大小分肉之间进针，待到骨部感到发热时，其病始可痊愈而停止针刺。

积寒留舍，营卫不居，卷肉（一）缩筋，肋肘（二）不得伸，内为骨痹，外为不仁，命曰不足，大寒留于溪谷也。（《素问·气穴论》）

【校勘】

（一）卷肉：《新校正》引全元起本作“寒肉”，《太素·气穴》卷十一作“塞肉”。《素问识》云：“《新校正》全本作‘寒肉’，疑是‘搴’讹，搴亦缩也。”

（二）肋肘：《太素·气穴》卷十一作“时”，义长。

【译文】

如果寒邪侵入人体组织，积留不去，以致营卫不能正常运行，筋脉肌肉卷缩，肋肘不得伸展，内则发生骨痹，外则肌肤麻木不仁，这是叫做不足的症候，乃由严重寒邪留连溪谷所致。

一〇、肝痹症

肝痹[1]者，夜卧则惊，多饮，数小便，上为引如怀(一)[2]。（《素问·痹论》）

【校勘】

（一）上为引如怀：《太素·阴阳杂说》卷三作“上为演坏”，《诸病源候论·风痹候》卷一无此五字。

【注释】

[1] 肝痹：肝藏魂，痹则魂不安藏，故夜卧多惊。肝主疏泄，对水液代谢有重要的调节作用，病则失调，津液不布而口渴多饮，气滞于下而见小便频数。

[2] 上为引如怀：谓腹部胀大如引满之弓，似怀孕之状。引，《说文》：“开弓也。”王玉川云：“考诸家仍王注以‘引’为牵引之义，依下文‘上为大塞’‘上为清涕’例之，‘引’当是病状，而‘如怀’乃‘引’之形容词。引之本义为开弓，开弓使满曰‘引如满月’，斟酒至满，亦称为‘引’。盖‘引’有盈满之义焉。引如怀，谓腹部膨大如引满之弓，而有似怀孕之状也。肝痹之状，下为数小便，上为腹满如怀孕。故曰：数小便，上为引如怀也。”

【译文】

肝痹的症状，是夜卧多惊恐，饮水多而小便的次数亦增多，上为腹部膨隆如怀孕之状。

淫气乏竭，痹聚在肝。（《素问·痹论》）

【译文】

邪气浸淫入里引起阴血亏耗疲乏力竭的，是痹邪聚集于肝的肝痹病。

少阳……不足，病肝痹。（《素问·四时刺逆从论》）

【译文】

少阳之气不足，感受邪气后可发生肝痹。

今风寒客于人，……或痹不仁肿痛，当是之时，可汤熨及火灸刺而去之。……弗治，肺即传而行之肝，病名曰肝痹，一名曰厥，胁痛出食，当是之时，可按若刺耳。（《素问·玉机真脏论》）

【译文】

现在风寒之邪开始侵入人体，如果邪阻经络，出现痹证、麻木不仁及肿痛等证者，这个时候，可用热汤薰洗或热敷，或艾灸，或针刺等方法治疗，以驱除外邪。此时再不能得到正确的治疗，肺病就会传之于其所胜之肝脏，使肝气不利，病名叫做肝痹，又叫做厥，可出现胁痛、呕吐食物等症，在这个时候，可用按摩或针刺等方法治疗。

青，脉之至也，长而(一)左右弹，有积气在心下支胠，名曰肝痹，得之寒湿，与疝同法，腰痛，足清，头痛(二)。（《素问·五脏生成篇》）

【校勘】

（一）而：《甲乙》卷四第一下后有“弦”字。

（二）头痛：元刻本、道藏本均作“头脉紧”。《甲乙》卷四第一下校语曰：“一本‘头脉紧’”。正与元刻本、道藏本合。刘衡如曰：“按‘头脉紧’三字费解，疑头后原脱‘痛’字，遂将王注‘脉紧为寒，脉长为湿’之‘脉紧’二字误入正文。”

【译文】

外现青色，脉来长而左右搏击手指，这是病邪积聚于心下，支撑胁肋，病名叫做肝痹，多因受寒湿而得，与疝的病理相同，它的症状有腰痛、足冷、头痛等。

肝脉……微大为肝痹，阴缩，咳引小腹。(《灵枢·邪气脏腑病形篇》)

【译文】

肝脉微大为肝痹病，表现阴器收缩，咳而牵引小腹作痛等病。

一一、心痹症

心痹者，脉不通，烦则心下鼓，暴上气而喘，嗌干善噫，厥气上则恐。(《素问·痹论》)

【译文】

心痹的症状，因心主血脉，所以出现血脉不通畅；邪扰于心，所以烦躁而心下鼓动；心脉旁支挟咽，直行的上行经肺，所以突然喘息上气，咽喉干燥；心主噫，心气上逆所以嗳气频作；心气上逆不与肾交，所以发生恐惧。

淫气忧思，痹聚在心。(《素问·痹论》)

【译文】

邪气侵淫入里引起的忧愁思虑，是痹邪聚集在心的心痹病。

阳明……不足，病心痹。(《素问·四时刺逆从论》)

【译文】

阳明之气不足，感受邪气后可发生心痹。

赤，脉之至也，喘而坚，诊曰有积气在中，时害于食，名曰心痹，得之外疾，思虑而心虚，故邪从之。（《素问·五脏生成篇》）

【译文】

外现赤色，脉来急疾而坚实的，可判断为邪气积聚于中脘，常挟有饮食妨碍等表现，病名叫做心痹病。这种病得之于外邪的侵袭，是由于思虑过度，以致心气虚弱，邪气才随之而入所致。

心脉……微大为心痹，引背，善泪出。（《灵枢·邪气脏腑病形篇》）

【译文】

心脉微大，是血脉不通的心痹病，可出现心痛引背，痛甚因心脉上连目系，所以常流出眼泪。

一二、脾痹症

脾痹者，四肢懈惰，发咳，呕汁，上为大塞。（《素问·痹论》）

【译文】

脾痹的症状，是四肢倦怠无力，咳嗽，呕吐清水，上部胸膈闭塞不通。

淫气肌绝，痹聚在脾。（《素问·痹论》）

【译文】

邪气浸淫入里引起肌肉竭绝消瘦的，是痹邪聚集在脾的脾痹病。

太阳……不足，病脾痹。（《素问·四时刺逆从论》）

【译文】

太阳之气不足，感受邪气后可发生脾痹。

一三、肺痹症

肺痹者，烦满喘而呕。（《素问·痹论》）

【译文】

肺痹的症状，是胸部烦闷胀满，喘息而呕吐。

淫气喘息，痹聚在肺。（《素问·痹论》）

【译文】

邪气浸淫入里引起呼吸喘促的，是痹邪聚集在肺的肺痹病。

少阴……不足，病肺痹。（《素问·四时刺逆从论》）

【译文】

少阴经气不足，感受邪气后可发生肺痹。

肺脉……微大为肺痹，引胸背，起恶日光。（《灵枢·邪气脏腑病形篇》）

【译文】

肺脉微大是肺痹病，可出现烦满喘息呕吐等症状，而且牵引胸背作痛，并怕看见日光。

白，脉之至也，喘而浮，上虚下实，惊，有积气在胸中，喘而虚，名曰肺痹，寒热，得之醉而使内也。（《素问·五脏生成篇》）

【译文】

外现白色，脉来急疾而浮，病理是上虚下实，可出现惊骇，如有病邪积聚于胸中，迫肺而作喘，但肺气本身是虚弱的，这种病的病名叫做肺痹病，它有时发寒热，多数是因醉后行房事诱发。

今风寒客于人……或痹不仁肿痛，当是之时，可汤熨及火灸刺而去之。弗治，病入舍于肺，名曰肺痹，发咳上气。（《素问·玉机真脏论》）

【译文】

现在风寒之邪开始侵入人体……如果邪阻经络，出现痹证、麻木不仁及肿痛等证者，这个时候，可用热汤薰洗或热敷，或艾灸，或针刺等方法治疗，以驱除外邪。如果治疗不及时，病邪就向内传入肺脏，使肺气不利，病名叫做肺痹，可出现咳嗽上气喘息等证。

一四、肾痹症

肾痹者，善胀（一），尻以代踵，脊以代头（二）[1]。（《素问·痹论》）

【校勘】

（一）胀：《太素·阴阳杂说》卷三肖延平按："胀下袁刻有足挛二字，原钞无。"

（二）头：《太素·阴阳杂说》卷三作"项"。

【注释】

[1] 尻以代踵，脊以代头：尻，尾骨；踵，足跟。王冰注："尻以代踵，谓足挛急也；脊以代头，谓身踡屈也。"

【译文】

肾痹的症状，是腹部好发胀，因肢体挛急而屈后不能伸直，只能以尾骨代足行走；因身体踡屈而脊柱高凸，只能以脊梁代头迈步。

淫气遗溺，痹聚在肾。（《素问·痹论》）

【译文】

邪气侵淫入里引起遗尿的，是痹邪聚集在肾的肾痹病。

太阳……不足，病肾痹。（《素问·四时刺逆从论》）

【译文】

太阳经气不足，感受邪气后可发生肾痹。

黑，脉之至也，上坚而大[一]，有积气在小腹[二]与阴，名曰肾痹，得之沐浴清水而卧。（《素问·五脏生成篇》）

【校勘】

（一）上坚而大：上，疑尺之误，篆书上与尺易混，况按以上文例，诸脉俱不言上下，只述脉象可证。

（二）小腹：《甲乙》卷四第一下作“少腹”，《太素·色脉诊》卷十五作“腹中”。

【译文】

外现黑色，脉象尺部坚实而大，这是有部分病邪积聚在小腹与前阴，这种病的病名叫做肾痹病，多数因冷水沐浴后睡卧受凉所致。

一五、肠痹症

肠痹者，数饮而出不得，中气喘争，时发飧泄。（《素问·痹论》）

【译文】

肠痹的症状，是多次饮水而小便不能排出，上迫于肺而喘息气急，时常发生完谷不化的飧泄症。

一六、胞痹症

胞痹者，少腹膀胱按之内痛，若沃以汤，涩于小便，上为清涕。（《素问·痹论》）

【译文】

胞痹的症状，是少腹膀胱部用手按之，自觉内有痛感，且少腹部灼热好像被热汤浇灌一样，小便涩滞不爽，上部还有鼻流清涕等现象。

一七、食痹症

胃脉……其软而散者，当病食痹。（《素问·脉要精微论》）

【译文】

足阳明胃脉软而散的，是胃气虚弱，进食后不能消化，闷痛气逆，必吐出乃止，这种病的病名叫做食痹病。

厥阴之复，少腹坚满，里急暴痛；……厥心痛，汗发呕吐，饮食不入，入而复出，筋骨掉，眩清厥，甚则入脾，食痹而吐。（《素问·至真要大论》）

【译文】

厥阴风木为复气时，发生少腹坚硬胀满，拘急暴痛等病；还可出现厥心痛，汗出，呕吐，饮食不下，食而复出，筋骨酸痛好像掉下来一样，头目眩晕，清冷厥逆，甚则邪气入脾，为食痹病而呕吐不止等。

一八、周痹症

周痹之在身也，上下移徙，随脉其上下，左右相应，间不容空。（《灵枢·周痹篇》）

【译文】

人得了周痹，病邪随血脉上下移动，疼痛的部位上下左右相应，时时转移，但又连续不断，没有片刻的间歇。

周痹者，在于血脉之中，随（一）脉以上，随脉以下，不能左右，各当其所。……痛（二）从上下者，先刺其下以过（三）之，后刺其上以脱之；痛从下上者，先刺其上以过（三）之，后刺其下以脱之。（《灵枢·周痹篇》）

【校勘】

（一）随：《太素·痹论》卷二十八作“循”。

（二）痛：此上《甲乙》卷十第一上有“其”字。

（三）过：原校证明云：“一作遏”。《太素·痹论》卷二十八正作“遏”。《甲乙》卷十第一上作“通”。

【译文】

周痹，是邪气在血脉之中，随着血脉的上下循行而周游全身，它的发病，不是左右相互影响和对应，而是邪气走窜到哪里，哪里就发病。疼痛从上部发展到下部的，先针刺其下部，以阻遏病邪的进一步发展，后针刺其上部以解除病痛；疼痛从下部发展到上部的，先针刺其上部，以阻遏病邪的进展，后针刺其下部以解除病痛。

风寒湿气，客于外分肉之间（一），迫切而为沫，沫（二）得寒则聚，聚则排分肉而分裂也（三），分裂（四）则痛，痛则神归之，神归之则热，热则痛解，痛解则厥，厥则他痹发，发（五）则如是。……此内不在脏，

而外未发于皮(六)，独居分肉之间，真气不能周，故命曰周痹。（《灵枢·周痹篇》）

【校勘】

（一）客于外分肉之间：《千金要方》卷八第一“客”上有“并”字，“于”下无“外”字，《甲乙》卷十第一、《太素·痹论》卷二十八并无“外”字。按：以前后文例观之，疑衍。

（二）沫：《千金要方》卷八第一、《素问·痹论》王注引并无。

（三）聚则排分肉而分裂也：《太素·痹论》卷二十八无“则”字，《千金要方》卷八第一、《素问·痹论》王注引并无“而分裂也”四字。

（四）分裂：《千金要方》卷八第一作“肉裂”。

（五）发：《太素·痹论》卷二十八无。

（六）而外未发于皮：《太素·痹论》卷二十八无“而”字，《千金要方》卷八第一“皮”下有“肤”字。

【译文】

风寒湿三气从外侵入到人体，逐步深入到分肉之间，将分肉之间的津液压迫为沫，沫更因寒而凝聚，进一步排挤分肉，使它分裂，从而导致疼痛。而某处疼痛一发生，则心神就集中在那个部位，由于心神能够驾驭人的阳气，所以心神归集的地方也会使阳气聚集而发热，发热可暂使疼痛缓解，在某处疼痛缓解的时候，邪气又向它处逆行发展，于是邪气所到之处，又发生上述的病理变化，而疼痛也就随着发展，此起彼落，发病如此。引起这个病的邪气，在内没有深入脏腑，在外没有散发到皮肤，而单独留在分肉之间，因而使人体的真气不能正常的周流，所以称这种病为周痹。

一九、众痹症

众痹……各在其处，更发更止，更居更起，以右应左，以左应右，非能周也，更发更休也。……刺此者，痛虽已止，必刺其处，勿令复起。（《灵枢·周痹篇》）

【译文】

众痹，它的病邪分布在身体各部，邪气随时停留，随时转移，症状上也就表现为随时疼痛，随时停止，左右相互影响、相互对应，但不是周身疼痛。针刺这种病，要注意疼痛发作的部位，虽然某一个地方疼痛发过后很快就停止了，但仍须针刺那个部位，不要让它再发。

其痛之移也，间不及下针，其慉痛[1]之时，不及定治，而痛已止矣。……此众痹也，非周痹也。（《灵枢·周痹篇》）

【注释】

[1] 慉痛：慉，通蓄，古只用“畜”，有聚集不散之义，见沈澍农著《中医古籍用字研究》。而张景岳却注曰：“慉痛，动而痛也。”

【译文】

这种众痹病发生的疼痛，是移动得非常快的，以致来不及在痛处下针。正当某个部位疼痛似乎比较集中的时候，还没有让你作出决定如何去治疗，这个疼痛就消失了。说明这个疼痛是众痹病，不是周痹病。

二〇、厥痹症

厥痹者，厥气上及腹。取阴阳之络，视主病也，泻阳补阴经也。（《灵枢·寒热病篇》）

【译文】

厥痹，是厥逆之气，由下肢向上，传及腹部

附：趾跛症

趾跛，寒风湿之病也。（《素问·通评虚实论》）

【译文】

足行步不正而偏废成跛的，是风寒湿邪气侵袭人体所致。治疗时可取与本病有关的阴经或阳经的络穴，但须察看其主病属阴还是属阳，然后再取穴，在阳经用泻法，在阴经用补法。

小　结

痹证是以肢体关节肌肉疼痛、酸楚、麻木、甚则关节红肿，屈伸不利为主症的一种病证。一般多因人体正气不足，感受风寒湿邪，闭阻于肌肉骨节经络，气血运行不畅所致。因各人体质不同，感邪亦有偏胜，故表现亦有差异，如风邪偏胜者为行痹，寒邪偏胜者为痛痹，湿邪偏胜者为着痹，以及邪郁化热而成风湿热痹等不同类型。若痹久不愈或反复感邪，病由浅入深，血脉痹阻，常可出现心痹；若湿阻为痰，血凝为瘀，痰瘀痹阻，肌肉瘦削，关节变形，病情顽固，而为顽痹、尪痹。

《内经》论痹包括两种：一是指肌肉筋骨疼痛麻木，一是指脏腑机能障碍。近来大多注意前面一种而忽视了后面一种，所以只理解中医所说的痹相近于西医的关节炎，并认为行痹和痛痹在急性为多，着痹则多属慢性期。分析经旨原义，首先，临床上一般所谓的关节炎，《内经》把它分为行痹、痛痹和着痹，又分为皮、肌、脉、筋、骨五痹，病因大多由“风寒湿三气杂至”引起，实际上属于同一范畴。很明显，“风气胜者为行痹，寒气胜者为痛痹，湿气胜者为着痹”，其部位不离四肢，其症状不外游走性疼痛，或重着不移，或局部麻木，与“痹在于骨则重，在于脉则血凝而不流”是完全一致的。也就是说三痹指原因，五痹指部位，同样包括症状在内，是可区分而不可分割的。其中有突出的症状，如筋痹的“胁痛”，脉痹的“身时热”，皮痹的“隐轸”，骨痹的“身寒”等，那是病名同而不同于风寒湿痹，不能合为一谈。其次，关于脏腑机能障碍的痹，又显然与四肢痹痛麻木有异，一在内脏，一在形体。从脏腑痹症的主要症状来说，心痹是烦闷喘息、咽干噫气，脾痹是肢懒作呕，肺痹是咳嗽气喘，肾痹是腹胀头倾，肠痹是气短泄不泻，膀胱痹是小便短赤灼痛，胃痹是食入作吐，均和肢体毫无关涉。这也说明了《内经》所说：“五脏皆有合，病久而不去，内舍于其合”，不能不注意到“复感于邪”，尤其是“所谓痹者，各以其时重感于风寒湿之气”，明示我们脏腑亏损和形体受病有密切关系。还有《内经》多次提到四季痹，并在治疗上有四季不同的情况，如孟春痹、仲春痹，孟夏痹、仲夏痹之类，亦当引起我们的重视。

第四节　痿病类

概　论

肺者，脏之长也[1]，为心之盖也。有所失亡[2]，所求不得，则发肺鸣，鸣则肺热叶焦。故曰：五脏因肺热叶焦，发为痿躄。（《素问·痿论》）

【注释】

[1] 肺者，脏之长也：肺在位置上虽与心同居上焦，但居心之上，为五脏六腑之华盖，朝百脉而行气于脏腑，故为脏腑之长。

[2] 有所失亡：此指有所失意不随心的意思。

【译文】

肺脏是诸脏的长辈，又是心的上盖，如果遇有失意的事情，或个人的要求没能达到目的，则肺气郁而不畅，发生肺气喘鸣，喘息则气郁化热，致使肺叶干燥，不能敷布营卫气血。所以说，五脏都是因为肺热叶焦得不到营养，而发为痿躄证的。

论言治痿者独取阳明何也？……阳明者，五脏六腑之海，主润宗筋，宗筋主束骨而利机关也。冲脉者，经脉之海也，主渗灌溪谷[1]，与阳明合于宗筋。阴阳总宗筋之会[2]，会于气街，而阳明为之长，皆属于带脉而络于督脉。故阳明虚则宗筋纵，带脉不引，故足痿不用也。（《素问·痿论》）

【注释】

[1] 溪谷：王冰在《气穴论》中注曰：“肉之大会为谷，肉之小会为溪。”

[2] 阴阳总宗筋之会：宗筋，有二说：一指筋的会集处；一指前阴。张景岳注：“宗

筋聚于前阴，前阴者，足之三阴、阳明、少阳及冲、任、督，九脉之所会也。九者之中，则阳明为五脏六腑之海，冲为经脉之海，此一阴一阳，总乎其间，故曰阴阳总宗筋之会也。”

【译文】

医论上说，治疗痿证应独取阳明，这是什么道理呢？因为阳明属胃，是五脏六腑营养的源泉，能够润养宗筋，宗筋主约束骨骼而使关节滑利。冲脉是十二经脉之海，主输送营养物质以渗透灌溉而滋养肌腠，并与阳明经会合于宗筋，故此阴阳二脉总统宗筋诸脉，会合于气街，气街为阳明脉气所发，故阳明为诸经的统领，它们又都连属于带脉，而络系于督脉，所以阳明胃脉空虚，会造成宗筋纵缓，带脉也不能收引，因而发生两足痿弱不用之症。

阳明为阖，……阖折则气无所止息，而痿疾起矣。故痿疾[(一)]者取[(二)]之阳明，视有余不足。无所止息者，真[(三)]气稽留，邪气居之也。（《灵枢·根结篇》）

【校勘】

（一）二“痿疾”：《素问·阴阳离合论》、《新校正》引《九墟》及《甲乙》卷二第五前者并作“悸病”，后者作“悸”。

（二）取：《甲乙》卷二第五前有“皆”字。

（三）真：《太素·经脉根结》卷十前有“谓”字。

【译文】

阳明为三阳之里，为阖。阖的功能，就是在里蓄纳阳气充养内脏。如果阳明阖的功能受损，阳气则无所止息，可发生痿躄之病。治疗痿躄病，多取刺足阳明胃经输穴，泻其有余，补其不足。所谓“无所止息”，就是真气滞留不行，邪气侵占不去，内脏失掉充养，从而逐渐产生痿躄之疾。

一、筋痿症

肝主身之筋膜，……肝气热，则胆泄口苦筋膜干，筋膜干则筋急而挛，发为筋痿。（《素问·痿论》）

【译文】

肝主全身的筋膜，肝气热则胆汁外泄而口苦，阴血耗损而不能滋养筋膜，使筋膜干燥，筋膜干燥则筋脉拘急而挛缩，发为筋痿证。

思想无穷，所愿不得，意淫于外，入房太甚，宗筋弛纵，发为筋痿，及为白淫[1]。故（《下经》）曰：筋痿者，生于肝（一），使内[2]也。（《素问·痿论》）

【校勘】

（一）于肝：《太素·五脏痿》卷二十五无此二字。

【注释】

[1] 白淫：指男子阴茎中排出的败精、白浊，女子则自阴器中绵绵而下的带下之类疾病。王冰注："白淫，谓白物淫衍，如精之状，男子因溲而下，女子阴器中绵绵而下也。"

[2] 使内：即性交的委婉说法。

【译文】

思想贪欲无穷，愿望又不能达到，意志淫泆于外，房劳过伤于内，致使宗筋弛缓，发为筋痿，以及败精淋、白浊或女子带下之病。所以上古的《下经》上说：筋痿之病生于肝，大多因房劳过度所致。

足少阳之别，……虚则痿躄，坐不能起。（《灵枢·经脉篇》）

【译文】

足少阳经的别出络脉，正气虚衰的，是下肢痿软无力不能行走，坐而不能起立。

手太阳之筋，……颈筋急，则为筋痿颈肿。（《灵枢·经筋篇》）

【译文】

手太阳经的经筋，如果发病，则颈筋拘急，发为筋痿、颈肿等证。

阳明司天，燥气下临，肝气上从，苍起木用而立，土乃眚。……筋痿不能久立。（《素问·五常政大论》）

【译文】

卯酉之年，阳明司天，燥气下临于地，肝气上从于天，于是木气起而从于天气之用，土乃受灾，可发生筋痿不能久立等病。

二、皮痿症

肺主身之皮毛……故肺热叶焦（一），则皮毛虚弱，急薄（二）[1]，着则生痿躄也。（《素问·痿论》）

【校勘】

（一）肺热叶焦：《甲乙》卷十第四作“肺气热则叶焦”，且“焦”下更重“焦”字，连下句读。《太素·五脏痿》卷二十五作“肺气热叶焦”。

（二）薄：《甲乙》卷十第四后有“著”字。

【注释】

[1] 急薄：此指肺热叶焦，使津液不能及时敷布。急，急迫，引申为及时的意思。薄，通傅，亦即后世敷药之“敷”，在此指敷布津液之义。薄、傅、敷通假，在中医古籍中用例颇多。如《敦煌医药卷子佚名医方·疗发肿方》：“马粪薄，

干即易，妇人发，亦差。”又《千金要方》卷六第二：“治鼻衄方：以湿布薄胸上。”同书卷十五第十：“治小儿冷痢方：捣蒜薄两足下。”但此种用法前人未提及，包括各种字典迄今亦未收载。

【译文】

肺主全身的皮毛，所以肺中有热，则津液耗伤而肺叶干燥，肺叶干燥则肺既不能输精于皮毛，则皮毛虚弱；又不能及时敷布津液于脏腑，则热气日久留着不去，就会发生下肢痿弱不能行走的痿躄证。

始富后贫，虽不伤邪，皮焦筋屈，痿躄为挛。（《素问·疏五过论》）

【译文】

先富后贫的人，虽未伤于邪气，也会发生皮毛憔枯，筋脉拘急，足痿弱无力，或拘挛不能行走等疾病。

三、脉痿症

心主身之血脉……心气热则下脉厥而上，上则下脉虚，虚则生脉痿，枢折挈（一），胫纵（二）而不任地也。（《素问·痿论》）

【校勘】

（一）挈：《甲乙》卷十第四作“瘈”。

（二）纵：《甲乙》卷十第四作“肿”，校云：“《素问》‘肿’作‘疭’。”《太素·五脏痿》卷二十五亦作“疭”。

【译文】

心主全身的血脉，心气热而火上炎，就会使下部三阴的经脉厥逆而上行，上逆则下部的经脉空虚，脉虚则发生脉痿，四肢的关节枢纽弛缓如折，不能提挈，足胫纵缓就不能站立于地了。

四、肉痿症

脾主身之肌肉，脾气热，则胃干而渴，肌肉不仁，发为肉痿。（《素问・痿论》）

【译文】

脾主全身的肌肉，脾气热，就会耗损胃中津液而口中干渴，肌肉失其营养而麻木不仁，逐渐发为肉痿证。

有渐[1]于湿，以水为事，若有所留，居处相（一）湿，肌肉濡渍[2]，痹而不仁，发为肉痿。故（《下经》）曰：肉痿者，得之湿地也。（《素问・痿论》）

【校勘】

（一）相：《甲乙》卷十第四作“伤”。《辞汇》：“相，并也，伴也。”疑《甲乙》义虽长，但有改之痕迹。

【注释】

[1] 渐：浸渍之意。《广雅・释诂》：“渐，渍也。”《诗经》：“渐车帷裳。”
[2] 濡渍：逐渐浸润的意思。

【译文】

如果经常被水湿浸渍，以从事水中工作为职业，致使水湿有所留滞，或居处伴随潮湿的环境，肌肉经常受湿邪浸润，以致麻木不仁，久而久之可发生肉痿。所以上古的《下经》上说：肉痿证，是久居湿地造成的。

脾病者，身重，善饥（一），肉痿，足不收行，善瘈（二），脚下痛。（《素问・脏气法时论》）

【校勘】

（一）饥：原作“善肌”，据《气交变大论》、《新校正》引本文及《脉经》卷六第五、《甲乙》卷六第九、《千金要方》卷十五第一改。

（二）足不收行，善瘈：《脉经》卷六第五、《甲乙》卷六第九、《千金要方》卷十五第一均读作“足不收，行善瘈”，义胜。考《气交变大论》正同《脉经》、《甲乙》、《千金》。

【译文】

脾脏有病，可出现身体沉重，容易饥饿，肌肉痿软无力，两足弛缓不收，行走时易致抽搐，或脚下疼痛等症。

五、骨痿症

肾主身之骨髓，……肾气热，则腰脊不举，骨枯而髓减，发为骨痿。（《素问·痿论》）

【译文】

肾主全身的骨髓，肾脏有热，则精液耗损，髓减骨枯而腰脊不能举动，发为骨痿证。

有所远行劳倦，逢大热而渴，渴则阳气内伐，内伐则热舍（一）于肾，肾者水脏也，今水不胜火，则骨枯而髓虚，故足不任身，发为骨痿。故(《下经》）曰：骨痿者，生于大热也。（《素问·痿论》）

【校勘】

（一）舍：《甲乙》卷十第四、《太素·五脏痿》卷二十五均作“合”。

【译文】

如果因远行过于劳累，又适遇气候炎热，因而汗多伤津而致口渴，津伤口渴而阳气内盛则热气内攻，内攻则热气侵舍到肾而伤肾阴。肾属水脏，主藏阴精，今阴水不能制约火热，煎熬日久，则骨枯槁而髓空虚，以致两足不能支持身体，发为骨痿证。所以上古的《下经》上说：骨痿证，是由于大热造成的。

恐(一)惧而不解(二)则伤精，精伤则骨痠痿厥，精时自下。(《灵枢·本神篇》)

【校勘】

（一）恐：《甲乙》卷一第一“恐”上有“精气并于肾则恐，故”八字。

（二）不解：《甲乙》卷一第一作“改”，原校云：“一作解。”《太素·阴阳杂说》卷三注“不解”作“不息”。

【译文】

精与邪气交并于肾，就会发生恐惧。所以恐惧不解，久则就会伤精，精伤失就会发生骨骼酸楚，甚至下肢痿软无力而逆冷，精液时常自溢。

肾脉……微滑为骨痿，坐不能起，起则目无所见。（《灵枢·邪气脏腑病形篇》）

【译文】

肾脉微滑，是肾虚内热，不能生髓养骨，可发生骨痿，表现坐下就不能起立，起立就会眼目昏花而视物不清。

附：骨繇症

少阳为枢[1]，……枢折即骨繇(一)[2]而不(二)安于地，故骨繇者取之少阳，视有余不足。骨繇者，节缓而不收(三)也。所谓骨繇者，摇故也，当穷(四)其本也。（《灵枢·根结篇》）

【校勘】

（一）繇：《甲乙》卷二第五作“摇”，下同；《太素·经脉根结》卷十注亦作“摇”。

（二）不：《甲乙》卷二第五此下多“能”字。

（三）收：日抄本作“取”。

（四）穷：《太素·经脉根结》卷十、《甲乙》卷二第五并作“窍”。

【注释】

[1] 枢：张景岳注：“少阳为枢，谓阳气在表里之间，可出可入，如枢机也。”

[2] 骨繇：马莳注：“所谓骨繇者，正以其骨缓而不能收，即骨之动摇者也。”

【译文】

少阳为枢，是说阳气在表里之间，可出可入，转输内外如机之枢。所以枢的功能受损，就会发生骨繇病，表现站立不稳。所以治疗骨繇病，可取刺足少阳胆经，泻其有余，补其不足。所谓“骨繇”，就是骨节弛缓不收，动摇不定。治疗就应根据少阳枢的作用，找出致病根源，给予恰当的补泻。

小　结

痿症是指肢体筋脉弛缓软弱无力，日久不能随意运动，渐至肌肉萎缩的一种病证。临床以下肢痿弱多见，又称痿躄。本病的发生，外因以温邪、湿热为主；内因以气血阴精亏损为主。病理主要为肌肉、筋脉、骨髓等失于气血津液的濡养。病位涉及肺肝肾脾胃为主。

痿证与痹证、中风后遗症的鉴别：痿证，肢体筋脉弛缓、软弱无力或肌肉萎缩，肢体一般不痛；痹证，日久不愈，由于肢体关节长期疼痛，活动不便，亦可出现类似痿证的瘦削枯萎，但始终有肢体关节疼痛；中风后遗症，日久不愈，亦可出现肌肉萎缩，不能随意运动，但以半身为重，常伴有半身瘫痪、口眼㖞斜、语言蹇涩等症。

一般认为痿属于热，痹属于寒；痹属实，痿属虚。所以《内经》指出“治痿独取阳明”，而《金匮要略》谓治痹“宜针引阳气”，说明痿宜清润，痹宜温通，这是治疗痿与痹的大纲。

《内经》认为痿病的发病机制主要是由于热伤血脉所致。“五脏因肺热叶焦，发为痿躄”，可知五脏皆有痿病。《内经》据五脏所主，分筋痿、肉痿、脉痿、皮痿、骨痿。五脏气热皆可引致痿证，其之所以强调“肺热”，因为肺主气，属金畏火，火热可以销烁肺金，使气伤而产生痿躄；同时也阐明情志因素、房事过度及湿热等因素亦可导致痿病。

痿病的治则，强调“独取阳明”，是因胃司纳谷，化精微，而五脏六腑均禀气于胃，才能行气血，濡筋骨，利关节。所谓独取阳明，包含祛阳明之邪和补阳明之虚两个方面。丹溪有“泻南方补北方”之验，具体来说有三点：补虚、养阴、清热。在针灸取穴方面也侧重于阳明经，上肢痿取手阳明大肠经腧穴为主，下肢痿则取足阳明胃经腧穴为主。结合临床实际，治痿病用针刺，针下如不能达到得气，或病人缺乏感应者，即使采取综合治疗措施，往往很难奏效；如对于针刺有相当的感应，则可能有好转的效果。不过，以年龄体质而言，年老体衰的发病较多，预后也较差。还须指出的是，骨繇似痿非痿，《内经》也特立病名，这是否相近于现代医学的共济失调症，有待研究。

第九章　五官科病类

第一节　口腔病类

概　论

脾气通于口，脾(一)和则口能知五谷(二)矣。（《灵枢·脉度篇》）

【校勘】

（一）脾：《太素·脏腑气液》卷六、《甲乙》卷一第四及《难经·二十三难》并作“口”。按：查《史记·扁鹊仓公列传·正义》引“脾”作“口”，与《太素》等合，但观上下文义似作“脾”较胜。

（二）知五谷：《甲乙》卷一第四作“别五谷味”，义胜。

【译文】

脾气外通于口，脾脏的功能正常，口就能辨别饮食物的味道了。

心气通于舌，心和则舌能知五味矣。（《灵枢·脉度篇》）

【译文】

心气外通于舌，心脏的功能正常，舌就能辨别五味了。

备化之纪，气协天休，……其脏脾，脾其畏风，其主口。（《素问·五常政大论》）

【译文】

土运平气备化之年，土气协同司天之化，其在脏应于脾，脾的特性是畏风木之气，脾在窍则主于口。

升明之纪，正阳而治……其脏心，心其畏寒，其主舌。（《素问·五常政大论》）

【译文】

火运平气升明之年，正阳之气司天主治，其在脏应于心，心的特性是畏寒水之气，心在窍则主于舌。

齿者，骨之所终也，故苦入而走骨，故入而复出。（《灵枢·五味论》）

【译文】

齿是骨之余所形成，所以饮食苦味后其气走骨，并再走齿。

一、口甘症

有病口甘者，病名为何？何以得之？岐伯曰：此五气之溢也，名曰脾瘅。夫五味入口，藏于胃，脾为之行其精气，津液在脾，故令人口甘也，此肥美之所发也，此人必数食甘美而多肥也，肥者令人内热，甘者令人中满，故其气上溢，转为消渴。治之以兰，除陈气也。（《素问·奇病论》）

【译文】

有病人口中发甜的，病名叫什么？又怎样得的呢？岐伯回答说：这是由于五味的精气向上泛溢所致，病名叫脾瘅。五味入于口，藏于胃，其精气上输于脾，脾为胃输送食物的精华，因发病致津液停留在脾，导致脾气向上泛溢，就会使人口中发甜，这是由于肥甘美味所引起的疾病。患这种病的人，必然经常吃气味甘美而肥腻的食物，肥腻能使人产生内热，甘味能使人中满，所以脾运失常，脾热上溢，耗损脾精，可以转化为消渴病。此病可用芳香的兰草治疗，以排除陈故郁热秽气。

二、口苦症

有病口苦，取阳陵泉（一），口苦者，病名为何？何以得之？岐伯曰：病名曰胆瘅。夫肝者，中之将也（二），取决于胆，咽为之使。此人者，数谋虑不决，故胆虚，气上溢而口为之苦。治之以胆募、俞。（《素问·奇病论》）

【校勘】

（一）口苦，取阳陵泉：此六字为衍。《新校正》云："按全元起本及《太素》无'口苦取阳陵泉'六字，详前后文势，疑此为误。"考今本《太素·胆瘅》卷三十同《新校正》。

（二）夫肝者，中之将也：《新校正》云："按《甲乙经》曰：'胆者，中精之府，五脏取决于胆，咽为之使。'疑此文误。"考今本《甲乙》卷五第五作"夫胆者，中精之府，肝者，中之将也。"与《新校正》不符。

【译文】

有病人口中发苦的，病名叫什么？是怎样得的呢？岐伯回答说：病名叫胆瘅。肝为将军之官，主谋略；胆为中正之官，主决断，诸谋虑取决于胆，咽部为之外使。有种人，屡次谋虑而不能作出决断，造成胆气烦劳致虚，胆气循经上泛，所以出现口中发苦。治疗时，可取胆募的日月穴和背部的胆俞穴。

三、口糜症

膀胱移热于小肠，鬲肠不便，上为口糜。（《素问·气厥论》）

【译文】

膀胱的热邪移传于小肠，热邪闭塞肠道就会引起大便不通，其热上蒸则生口疮糜烂。

少阳之复，大热将至，……火气内发，上为口糜。（《素问·至真要大论》）

【译文】

少阳相火为复气时，大热将行，如果火气发于内，上炎则发生口疮糜烂。

四、口疮症

岁金不及，炎火乃行，……民病口疮，甚则心痛。（《素问·气交变大论》）

【译文】

金运不及之年，气候偏于炎热，火气偏胜，人们易患口疮，甚至心痛等病。

五、口喎症

胃足阳明之脉，……是主血所生病者，……口喎[1]唇胗[2]。（《灵枢·经脉篇》）

【注释】

[1] 喎：此指口角歪斜。但莫文泉《研经言》卷四云："当为'咼'即'瘑'之省，谓口生瘑疮，与唇胗同为疡症。"可参。

[2] 胗：《说文》："唇疡也。"

【译文】

胃的经脉叫足阳明经，由本腑所主的血发生的病证，可出现口角歪斜，口唇生疮等症。

足之阳明、手之太阳筋急，则口目为噼(一)，眦(二)急不能卒视，治(三)皆如右方也。（《灵枢·经筋篇》）

【校勘】

（一）噼：《甲乙》卷二第六作“僻”，与本篇前足阳明条合。按：古噼、僻通用。

（二）眦：《太素·经筋》卷十三、《甲乙》卷二第六此前并有“目”字。

（三）治：《甲乙》卷二第六后有“此”字。

【译文】

如果足阳明胃经筋和手太阳小肠经筋发生拘急，那么可出现口眼歪斜，眼角拘急时不能卒然视物等症。治疗这些病证时，都应采取上述的燔针劫刺法，并以病愈为度，以痛处为输穴。

足阳明之筋……卒口僻，急者目不合，热则筋纵，目不开。颊筋有寒，则急引颊移口；有热则筋弛纵，缓不胜收，故僻。治之以马膏，膏其急者，以白酒和桂，以涂其缓者，以桑钩钩之，即以生桑灰置之坎中，高下以坐等，以膏熨急颊，且饮美酒，噉美炙肉，不饮酒者，自强也，为之三拊而已。治在燔针劫刺，以知为数，以痛为腧。（《灵枢·经筋篇》）

【译文】

足阳明胃经的经筋发病，可突然发生口角歪斜，筋拘急之侧眼胞不能闭合，如有热会使筋弛纵眼不能开。颊筋有寒，也会发生拘急、牵引颊部致口角移动；有热时则使筋弛缓收缩无力，故见口歪。治疗口角歪斜的方法，是用马脂涂在拘急一侧的面颊，以润养其筋；用白酒调和桂末涂在弛缓一侧的面颊，以温通脉络，再用桑钩钩其口角，以调整其歪斜；另用桑木炭火放在地坑中，坑的高低以患者坐位时能烤到颊部为宜，并以马脂温熨拘急的面颊，同时让患者喝些酒，多吃些熏肉之类的美味，不能喝酒的也勉强喝一些，以活血舒筋，并再三地用手抚摩患处。其它病证的治疗，可应用火针速刺疾出法，针刺的次数以病愈为度，以痛处为针刺的穴位。

六、舌强症

脾足太阴之脉……是动则病舌本强。（《灵枢·经脉篇》）

【译文】

脾的经脉叫足太阴经，本经脉因受外邪而发生的病证，可出现舌根强硬等症。

厥阴司天，风淫所胜，……饮食不下，舌本强。（《素问·至真要大论》）

【译文】

厥阴司天之年，风气淫其所胜的土气，人们易患饮食不下，舌根强直等症。

七、舌卷症

心病者，舌卷短。（《灵枢·五阅五使篇》）

【译文】

心病时，舌卷而短缩，两颧发红。

手少阳之筋，……其病当所过者即支转筋，舌卷。（《灵枢·经筋篇》）

【译文】

手少阳经之经筋发病，可见本经之筋循行部位掣引、转筋、舌卷缩等症。

心脉搏坚而长，当病舌卷不能言。（《素问·脉要精微论》）

【译文】

心脉坚而长，搏击指下，为心经邪盛，火盛气浮，当病舌卷而不能言语。

肝者，筋之合也。筋者，聚于阴器，而脉络于舌本也。故脉弗荣则筋急，筋急则引舌与卵，故唇青、舌卷、卵缩则筋先死。（《灵枢·经脉篇》）

【译文】

肝脏属足厥阴经脉，肝脉外合于经，经筋聚合在阴器，而脉络系于舌本。所以肝脉如果不能运营精微以养筋，则筋拘急，筋拘急就可牵引阴囊和舌根，出现口唇发青、舌体卷屈、阴囊抽缩等症候。这是经筋将要败绝的征象。

厥阴终者，中热嗌干，喜溺，心烦，甚则舌卷，卵上缩而终矣。（《灵枢·终始篇》）

【译文】

手足厥阴二经脉气将绝之时，可出现胸中发热，咽喉干燥，小便频数，心中烦乱，甚至发生舌卷，阴囊上缩等症状而死亡。

八、舌纵症

舌纵涎下，烦悗，取足少阴。（《灵枢·寒热病篇》）

【译文】

由于舌纵缓不收，口角流涎，胸中烦闷的，是肾虚不能上交于心所致，治疗就当补足少阴肾经。

九、重舌症

重舌，刺舌柱以铍针也。（《灵枢·终始篇》）

【译文】

舌下生一肿物状如小舌的重舌病，治疗时可用铍针刺舌下之筋，排出恶血。

一〇、啮舌症

人之自啮舌者，何气使然？此厥逆走上，脉气辈（一）至也。少阴气至则（二）啮舌，少阳气至则啮颊，阳明气至则啮唇矣。视（三）主病者，则补之。（《灵枢·口问篇》）

【校勘】

（一）辈：《甲乙》卷十二第一作“皆”。

（二）则：《甲乙》卷十二第一后有“自”字。

（三）视：《古今医统·舌候叙论》卷六十四引作“治”。

【译文】

人有时自咬其舌，是什么原因所致？这一类的疾病，是由于厥气上逆，影响到各经脉气分别向上厥逆所致。如少阴脉气上逆，而因足少阴肾经的脉络通到舌的根部，所以人就会咬舌；少阳脉气上逆，而因足少阳胆经的脉络通过耳颊的部位，所以人就会咬颊；阳明脉气上逆，而因足阳明胃经的脉络环绕口唇的部位，所以人就会咬唇。治疗时，可根据各经发病部位，确定属于何经，再施以扶正祛邪的方法。

一一、重言症

其厌大而厚则开阖难，其气出迟，故重言也。（《灵枢·忧恚无言篇》）

【译文】

有的人因会厌厚大而呼吸迟滞，开阖不利，因其出气迟缓，所以说话口吃。

一二、齿痛症

岁少阴在泉，热淫所胜，……目瞑齿痛。（《素问·至真要大论》）

【译文】

少阴在泉之年，热气偏胜，人们易患视物不清、牙齿痛等症。

大肠手阳明之脉，……是动则病齿痛颈肿。（《灵枢·经脉篇》）

【译文】

大肠的经脉叫手阳明经，本经脉因受外邪侵犯而发生的病证，可出现牙齿疼痛，颈部肿大等病变。

齿[一]痛，不恶清饮，取足阳明；恶清饮，取手阳明。（《灵枢·杂病篇》）

【校勘】

（一）齿：《甲乙》卷十二第六后有“动”字。

【译文】

牙齿松动而疼痛，不怕吃冷饮的，取足阳明胃经的穴位针治；怕吃冷饮的，取手阳明大肠经的穴位针治。

一三、龋齿症

诊龋齿[一]痛，按其阳之来[二]，有过者独热[三]，在左左热，在右右热，在上上热，在下下热。（《灵枢·论疾诊尺篇》）

【校勘】

（一）齿：《甲乙》卷十二第六无。

（二）阳之来：《甲乙》卷十二第六“阳”下有“阴”字，《脉经》卷五第四“之”下有“脉”字。

（三）独热：孙鼎宜云：“‘独’当作‘为’，字误。”

【译文】

诊察龋齿疼痛时，按压阳明之脉，有病变之处必单独发热，病在左侧的左边阳明脉热，病在右侧的右边阳明脉热，在上的上热，在下的下热。

手阳明之别，名曰偏历，……实则龋聋（一），虚则齿寒痹（二）隔，取之所别也。（《灵枢·经脉篇》）

【校勘】

（一）龋聋：《太素·络脉》卷九十五作“龋耳聋”，《甲乙》卷二第一下作“龋齿耳聋”，《圣济总录》卷一九一作“齿龋耳聋”。

（二）痹：《太素·络脉》卷九十五作“痺”，《甲乙》卷二第一下作“痹”。

【译文】

手阳明经的别出络脉，名叫偏历，如果络脉发病，邪实的是龋齿耳聋，正虚的是齿冷，膈间闭塞不畅，治疗时，取本经别出的络穴偏历。

齿龋，刺手阳明；不已，刺其脉入齿中，立已。（《素问·缪刺论》）

【译文】

齿龋痛，可刺手阳明大肠经的商阳穴，其痛可以立止。如果不愈，再刺通向齿中的经脉，可以立即痊愈。

小　结

本篇包括口、舌、齿三方面，中医亦从内脏和经络的关系分别诊治。其中口喎、舌强多见于中风，当然，单纯的口喎也可能是面神经麻痹；口糜似为口腔感染；口甘和口苦等不仅是一个病症，还可作为临床诊断。举例来说，一般疾病中见到口有甜味的症状，大多脾胃有湿，有苦味的大多肝胆有热，根据《内经》理论，诊断十分可靠。同时笔者经常也看到一些口甘而粘腻的病例，一年或数年来只觉口甜腻，吃茶汤或饮白水如糖汤，大多经健脾利湿治疗得不到效果，或稍有效却不理想。如结合舌苔厚腻，胸膈有时痞闷，依照《内经》治之以兰的原则，用佩兰、藿香、朴花、蔻壳、佛手、竹茹、苡仁等轻灵清化之品，再加活血化瘀之三棱、红花之类，一周内基本好转或痊愈。

关于牙齿疾患，《内经》提出齿痛和龋齿，后世又补充牙痛、牙疳、骨槽风、多骨疽等病。在原因方面，撷要则为风、火、虫、虚四字。往往采用针药并施的方法进行治疗，有时也配合含漱及局部敷擦药物。《内经》根据经络学说指出应刺手阳明经为主，后世医家治疗阳明热盛的胃火牙痛亦多取手足阳明经腧穴。手阳明经循行于下齿，足阳明经循行于上齿，故上齿痛多取内庭、下关，下齿痛则取合谷为主。笔者针治的例数虽不多，但已体会到止痛的效果却比内服药为迅速。不过单用针刺往往不能获得根治的目的，必要时应该配合中药治疗，最好能在口腔科进行详细检查后再定治疗方针。

第二节　目耳鼻病类

概　论

诸脉者皆属于目。……故人卧血归于肝，肝受血而能视。（《素问·五脏生成篇》）

【译文】

目为诸脉之所聚，五脏六腑之精气，皆随经脉而上注于目。因肝为藏血之所，当人在睡眠状态，全身中大量的血液归于肝脏，目得到血液的濡养，才能看物。

五脏六腑之精气，皆上注于目而为之精（一）[1]，精之窠（二）为眼[2]，骨之精为瞳子[3]，筋之精为黑眼[4]，血之精为络[5]，其窠（三）气之精为白眼[6]，肌肉之精为约束[7]，裹撷筋骨血气之精[8]而与脉并为系[9]，上属于脑，后出于项中。（《灵枢·大惑论》）

【校勘】

（一）之精：《千金要方》卷六上第一、《普济方·眼目门总论》卷七十一并作“睛”，与《灵枢略·迷惑论》相同。

（二）窠：《太素·七邪》卷二十七、《千金要方》卷六上第一并作“果”。

（三）其窠：疑衍。《甲乙》卷十二第四无此二字，义胜。

【注释】

[1] 为之精：精，有两说：一从下文“精之窠为眼，骨之精为瞳子”等立论，认为精同“睛”，如马莳注：“精，睛同。五脏六腑之精气皆上注于目，而为之睛。”二从《素问·脉要精微论》“精明者，所以视万物，别黑白，审短长，以长为

短，以白为黑，如是则精衰矣”立论，以眼睛的作用而言，认为精指精明，如张景岳注：“为之精，为精明之用也。”

[2] 精之窠为眼：精，即上文“五脏六腑之精”；窠，窝穴之意，此引伸为“藏”，即眼为脏腑精气之所藏。张景岳注：“窠者，窝穴之谓；眼者，目之总称。五脏六腑之精气皆上注于目，故眼为精之窠而五色具焉。”

[3] 骨之精为瞳子：瞳子，即瞳孔，也叫瞳神、水轮。骨，此为肾之代词。张景岳注：“骨之精，主于肾，肾属水，其色玄，故瞳子内明，而色正黑。”

[4] 筋之精为黑眼：黑眼，即瞳子外围的黑色部分，又称风轮；筋，此为肝的代词。肝主筋，以曲直屈伸为用，而黑睛的展转活动，属于肝筋的精气，所以说筋之精为黑眼。

[5] 血之精为络：络，指目眦内血络，又称血轮。血，此为心的代词。张景岳注：“血脉之精主于心，心色赤，故眦络之色皆赤。”

[6] 其窠气之精为白眼：其窠，衍文。白眼，指眼球的白色部分，又称气轮。气，此为肺的代词。张景岳注：“气之精主于肺，肺属金，故为白眼。”

[7] 肌肉之精为约束：约束，指眼胞，又叫肉轮，因其能开能合，故名。肌肉，此为脾之代词。张景岳注：“约束，眼胞也，能开能阖，为肌肉之精，主于脾也。”

[8] 裹撷筋骨血气之精：形容眼胞包裹着整个眼睛如瞳子、黑眼、白眼、络等的作用。裹，包缠；撷，同襭，用衣襟收兜东西。裹撷，具有包裹网罗的意思。筋骨血气之精，即瞳子、黑眼、白眼、络等。

[9] 系：此指目系，为眼球内连于脑的脉络。

【译文】

五脏六腑的精气，都上注于眼部，从而产生精明视物的作用。所以眼窝内精气的结晶，便形成为眼睛。其中骨之精主于肾，注于瞳子部分；筋之精主于肝，注于黑眼部分；血之精主于心，注于内外眦血络部分；气之精主于肺，注于白眼部分，肌肉之精主于脾，注于眼胞部分；上下眼胞包裹着筋、骨、血、气的精气，与脉络合并，而形成目系，上连结到脑部，后出于项部的中间。

目者，五脏六腑之精也，营卫魂魄之所常营也，神气之所生也。故神劳则魂魄散，志意乱。是故瞳子黑眼法于阴，白眼赤脉法于阳也，故阴阳合揣而精明也。（《灵枢·大惑论》）

【译文】

人的眼睛，既是脏腑的精气所形成，也是营、卫、气、血、精、神、魂、魄经常通行和寓藏的所在，其精明视物的功能，主要由于神气的生养。所以人在精神过于疲劳的时候，就会使魂魄意志散乱，眼睛也就没有神气。眼睛的瞳子属于肾，黑眼属于肝，二者都是阴脏的精气所生；白眼属于肺，赤脉属于心，二者都是阳脏的精气所生。因为阴阳精气的抟合，所以目能清晰地视物。

夫精明者，所以视万物，别白黑，审短长。以长为短，以白为黑，如是则精衰矣。（《素问·脉要精微论》）

【译文】

人的两目精明，则能明视万物，辨别黑白，审察长短。如果视觉障碍，以长为短，以白为黑，这表明精气已经衰竭了。

肾气通于耳，肾和则耳能闻五音矣。（《灵枢·脉度篇》）

【译文】

肾气外通于耳，肾脏的功能正常，耳就能辨别五音了，

少阳根于窍阴，结于窗笼。窗笼者，耳中也。（《灵枢·根结篇》）

【译文】

足少阳胆经脉气起于足小趾次趾端的窍阴穴，归结于耳部的窗笼。所谓窗笼，就是听宫穴。

肺气通于鼻，肺和则鼻能知臭香矣。（《灵枢·脉度篇》）

【译文】

肺气外通于鼻，肺脏的功能正常，鼻就能辨别香臭了。

故五气入鼻，藏于心肺，心肺有病，而鼻为之不利也。（《素问·五脏别论》）

【译文】

因为五气进入鼻腔，留藏于心肺，所以心肺有了疾病，那么鼻腔因此而不利。

故喉主天气，咽主地气。（《素问·太阴阳明论》）

【译文】

所以喉属肺司呼吸而主天气，咽属胃职受纳而主地气。

咽喉者，水谷之道也。喉咙者，气之所以上下者也。会厌者，音声之户也。口唇者，音声之扇也。舌者，音声之机也。悬雍垂者，音声之关也。颃颡[1]者，分气之所泄也。横骨[2]者，神气所使，主发舌者也。（《灵枢·忧恚无言篇》）

【注释】

[1] 颃颡者，分气之所泄：颃颡，即后鼻道。张志聪注："颃颡者，腭之上窍，口鼻之气及涕唾从此相通，故分气之所泄，谓气之从此而分出于口鼻者也。"

[2] 横骨者，神气所使，主发舌：横骨，指附于舌根部的软骨。沈彤《释骨》："牙之后横舌本者，曰横骨。"这是说，附于舌根的横骨，受意识所支配，而能控制舌的运动。

【译文】

咽喉部下通于胃，是受纳水谷必经之路。喉咙部下通于肺，是呼吸气息出入上下的要道。会厌在咽喉之间，能开能阖，相当于发出声音的门户。口唇的开阖，好像是启发言语音声的门扇，舌是言语音声的枢机。悬雍垂，是发声成音的关键所在。颃颡，是口鼻互相通气的窍孔，分泌鼻涕和唾液，从此而出。附于舌根的横骨，受意识所支配，为控制舌体运动的枢机。

请问人哭泣而泪不出者，若出而少，涕不从之何也？……夫泣不出者，哭不悲也。不泣者，神不慈也。神不慈则志不悲，阴阳相持，泣安能独来。夫志悲者惋，惋则冲阴，冲阴则志去目，志去目则神不守精，精神去目，涕泣出也。（《素问·解精微论》）

【译文】

请问有的人哭泣而不流泪，或虽流泪但甚少，鼻涕也不随之而出，这是什么原因呢？哭泣而不流泪的，是因为他的哭并不悲伤。不流泪，是由于其神不慈。心神不慈则肾志亦不悲，心神与肾志相持，而不能相互交感，眼泪怎么能流出来呢？志悲则凄惨之意上冲于脑，上冲于脑则志去目，志去目则神不守精，精和神都离开目，则涕与泪不能禁止而流出。

【按语】

关于涕与泪产生的原因。《内经》指出了泪与涕均系水液之属，并均由肾精来支持，只是泪由目出，涕系脑渗。此段文中指出，人之所以流泪与流涕，则与心神及肾志有着密切的关系。当人神志俱悲之时，水火相感，则神不守精，志不主水而泪涕俱出。但由于悲伤程度不同，所以就有哭泣而泪不出，或泪虽出而涕不从之异。这里《内经》明确示人，心神与肾志对水精活动的重要性。

一、目赤痛症

诊目痛，赤脉从上下者，太阳病；从下上者，阳明病；从外走内者，少阳病。（《灵枢·论疾诊尺篇》）

【译文】

诊察目病，有赤色的络脉从上向下的，主属太阳经的病；从下向上行的，主属阳明经的病；从目外眦向内行走的，主属少阳经的病。

邪客于足阳跷之脉，令人目痛，从内眦始，刺外踝之下半寸所各二痏。（《素问·缪刺论》）

【译文】

邪气侵入足部阳跷之脉，使人眼痛从眼内角开始，治疗时，应刺足外踝下半寸处的申脉穴各二次。

目中赤痛，从内眦始，取之阴跷。（《灵枢·热病篇》）

【译文】

眼睛发红疼痛，开始起于阴跷与阳跷会合处的内眼角，治疗时，可取用阴跷脉的起点照海穴。

二、目不明症

气脱者，目不明。（《灵枢·决气篇》）

【译文】

气虚严重的，眼睛看不清东西。

肝病者，……虚则目䀮䀮[1]无所见。（《素问·脏气法时论》）

【注释】

[1] 䀮䀮：指眼睛昏花而视物不明。䀮，《玉篇》："目不明也。"

【译文】

肝脏有病，如果肝气虚弱的话，眼睛就可出现昏花而视物不明。

五十岁，肝气始衰，肝叶始薄，胆汁始灭，目始不明。（《灵枢·天年篇》）

【译文】

人到五十岁的时候，肝气开始衰退，肝叶开始变薄弱，胆汁逐渐减少，两眼也开始昏花。

液者，所以灌精濡空窍也，故上液之道开则泣，泣不止则液竭，液竭则精不灌，精不灌则目无所见矣，故命曰夺精。（《灵枢·口问篇》）

【译文】

人体的液体，有灌输精微物质濡养孔窍的作用，所以当上面的液体管道开张而流泪的时候，会损耗一定的精液，而哭泣不止就会耗竭精液而不能灌输精微，濡养空窍，没有精气的注入，所以两眼看不清东西，所以这叫做夺精。

夫一水不能胜五火，故目眦盲。（《素问·解精微论》）

【译文】

由于一水不能战胜五火，所以眼睛视物不清。

【按语】

关于“一水”和“五火”问题。张景岳注：“一水，目之精也；五火，即五脏之厥阳，并于上者也。”据此解释，则《太素·水论》作“两火”，后人指出是君相两火，有所不同，但其义亦通。

三、目翳症

民病伏阳，而内生烦热，心神惊悸，寒热间作，日久成郁，即暴热乃至，赤风肿翳。（《素问·本病篇》）

【译文】

人们若有阳气伏郁于内的状态，可出现内生烦热、心神惊悸、寒热交作等症状，如果此君火伏阳停留于体内日久，化为郁火，郁极则发，可出现突然发热，风火交织，上扰则眼睛红肿，瞳生翳障。

四、眦疡症

水火寒热持于气交而为病始也，……民病……目赤眦疡。(《素问·六元正纪大论》)

【译文】

水之寒气与火之热气相持于气交，为疾病发生的起因，人们易患目赤及眼角疮疡。

岁金太过，燥气流行，肝木受邪。民病……目赤痛，眦疡。(《素问·气交变大论》)

【译文】

金运太过之年，燥气流行，金胜克木则肝木受邪。人们易患两目红赤疼痛，目眦疮疡等病。

阳明司天，燥淫所胜，……民病……目昧眦疡。(《素问·至真要大论》)

【译文】

阳明司天之年，燥气偏胜，人们易患眼睛看不清东西，眼角出现疮疡等病。

五、流泪症

是以冲风，泣下而不止。夫风之中目也，阳气内守于精，是火气燔目，故见风则泣下也。(《素问·解精微论》)

【译文】

所以迎风而流泪不止的，是因为风邪中于目，阳气内守于精，风与热相交，所以迎风而泪流出来了。

风气与阳明入胃，循脉而上至目内眦，其人肥则风气不得外泄，则为热中而目黄；人瘦则外泄而寒，则为寒中而泣出。（《素问·风论》）

【译文】

风邪侵犯阳明经而入于胃，循着经脉上行至眼内眦，如果这个人体质肥胖，那腠理致密，风邪就不能外泄，郁而成热，即为热中而目珠发黄；如果这个人体质瘦弱，那腠理疏松，阳气容易外泄而寒冷，即为寒中而不时流泪。

故五脏六腑之津液，尽上渗于目，心悲气并则心系急，心系急则肺举（一），肺（二）举则液上溢。夫心系与肺（三），不能常举（四），乍上乍下，故呿而泣出矣（五）。（《灵枢·五癃津液别篇》）

【校勘】

（一）心系急则肺举：《甲乙》卷一第十三、《太素·津液》卷二十九并无“心系”二字，“肺”下并有“叶”字。《素问·痿论》王注作“悲则心系急，肺布叶举”。

（二）肺：《甲乙》卷一第十三、《太素·津液》卷二十九并无。

（三）与肺：《甲乙》卷一第十三“急”，“肺”字并属下读，《太素·津液》卷二十九“与”作“举”。

（四）常举：张注本“常”作“尽”，统本、金陵本、日抄本“举”并作“与”。

（五）故呿而泣出矣：“呿”原作“咳”，据《太素·津液》二十九改；《甲乙》卷一第十三“泣”作“涎”。

【注释】

[1] 呿（qù）：此指抽泣时引气张口的动作。

【译文】

所以五脏六腑的津液都渗于眼睛，人在悲哀时，气向上并于心，心系因而拘急，肺叶随之上举，液道也随着开大，津液就向上流溢。但心系和肺叶不能经常拘急和上举，气液时上时下，所以发生抽咽而流泪。

六、耳聋症

邪客于手阳明之络，令人耳聋，时不闻音，刺手大指次指爪甲上，去端如韭叶各一痏，立闻。（《素问・缪刺论》）

【译文】

邪气侵入手阳明大肠经的络脉，使人耳聋，有时能听到声音，有时听不到声音，治疗时，取手食指端距爪甲角如韭叶的商阳穴，各刺一次，可立即听到声音。

岁太阴在泉……湿淫所胜……民病饮积心痛，耳聋浑浑焞焞[1]。（《素问・至真要大论》）

【注释】

[1] 浑浑焞焞：《说文》："浑，混流声也。"《诗・小雅・采芑》："戎车浑浑焞焞，如霆如雷。"故可知，浑浑、焞焞，都是状写耳中轰鸣如雷霆之类声响。浑、焞，从火、从肉、从言，形虽异而义无别。

【译文】

太阴在泉之年，湿气偏胜，人们易患水饮积聚，心窝部疼痛，耳聋及耳中轰鸣如雷霆声响等病。

岁金太过，燥气流行，肝木受邪。……耳无所闻。（《素问・气交变大论》）

【译文】

金运太过之年，燥气流行，金胜克木则肝木受邪。人们易患耳聋听不到声音等病。

岁火太过，炎暑流行，肺金受邪。民病……嗌燥耳聋。（《素问·气交变大论》）

【译文】

火运太过之年，炎暑流行，火胜克金则肺金受邪。人们易患咽喉干燥，耳聋听不到声音等病。

肝气……逆则头痛耳聋不聪。（《素问·脏气法时论》）

【译文】

如果肝气上逆可发生头痛，耳聋而听觉失灵等病。

手太阳厥逆，耳聋泣出。（《素问·厥论》）

【译文】

手太阳经的经气厥逆，可出现耳聋不闻，眼睛流泪等病。

少阳之厥，则暴聋、颊肿而热。（《素问·厥论》）

【译文】

少阳经所发生的厥证，就会出现突然耳聋，颊部肿起而发热等症。

暴厥而聋，偏塞闭不通，内气暴薄也。（《素问·通评虚实论》）

【译文】

突然发生晕厥不醒人事，耳聋听不清声音，大小便不通，都是因为情志不遂，阴阳失去平衡，阳气上迫所致。

暴聋气蒙（一），耳目不明（二），取天牖。（《灵枢·寒热病篇》）

【校勘】

（一）蒙：《甲乙》卷七第一后有“瞀”字。

（二）明：《甲乙》卷七第一作“开”。

【译文】

突然耳聋，经气蒙蔽不通，耳失聪，眼睛看不清东西，治疗取天牖穴针刺。

聋而不痛者，取足少阳；聋而痛者，取手阳明。（《灵枢·杂病篇》）

【译文】

耳聋而不疼痛的，治疗取足少阳胆经的穴位针刺。耳聋而疼痛的，治疗取手阳明大肠经的穴位针刺。

精脱者，耳聋。（《灵枢·决气篇》）

【译文】

精极虚的，会发生耳聋。

肺病者，……虚则少气不能报息，耳聋嗌干。（《素问·脏气法时论》）

【译文】

肺脏有病，如果是肺气虚弱，可出现少气，呼吸困难而难于接续，耳聋，咽干等症状。

肝病者，……虚则……耳无所闻。（《素问·脏气法时论》）

【译文】

肝脏有病，如果肝气虚弱，可出现两耳听不见声音。

太阳……所谓浮为聋者，皆在气也。（《素问·脉解篇》）

【译文】

太阳经有所谓出现逆气上浮而致耳聋的，是因为气分失调，手太阳之脉入耳中，经气逆而上浮，所以导致耳聋。

七、耳鸣症

厥阴之胜，耳鸣头眩，愦愦[1]欲吐。（《素问·至真要大论》）

【注释】

[1] 愦愦：扰乱不舒之意。《庄子·大宗师》："彼又恶能愦愦为世俗之礼。"成玄英疏："愦愦，烦乱。"

【译文】

厥阴风木为胜气时，发生耳鸣头眩，烦乱欲吐等病。

太阳……所谓耳鸣者，阳气万物盛上而跃，故耳鸣也。（《素问·脉解篇》）

【译文】

太阳经有所谓出现耳鸣症状的，是因为阳气过盛，好像万物向上盛长而活跃一样，盛阳循经上逆，所以出现耳鸣。

少阳所至为……耳鸣。（《素问·六元正纪大论》）

【译文】

少阳之气至而为病，可出现耳鸣。

心脉……微涩为血溢、维厥（一）、耳鸣、颠（二）疾。（《灵枢·邪气脏腑病形篇》）

【校勘】

（一）维厥：《中藏经》卷上第二十四作“手足厥”。亮按：维，即四维。维厥，即四肢厥逆。《素问·生气通天论》有“四维相代，阳气乃竭”语，张景岳对“四维”亦解释为“四支”，可互相印证。

（二）颠：《太素·五脏脉证》卷十五、《甲乙》卷四第二上、《千金要方》卷十三第一、《普济方·心脏门总论》并作“癫”。

【译文】

心脉微涩可出现吐血、衄血、四肢厥逆、耳鸣等头顶疾病。

手太阳之筋……其支者，入耳中；直者（一），出耳上，下结于颔，上属目外眦。其病小指支（二）肘内锐骨后廉痛，循臂阴入腋下，腋下痛，腋后廉痛，绕（三）肩胛引颈而痛，应耳中鸣痛，引颔目瞑，良久乃得（四）视，颈筋急则为筋瘘颈肿。（《灵枢·经筋篇》）

【校勘】

（一）直者：《太素·经筋》卷十三“直”上有“其”字，《千金要方》卷十三第一及《普济方》卷四百十二“直”下无“者”字。

（二）其病小指支：《太素·经筋》卷十三“病”下有“手”字，“支”下有“痛”字。《甲乙》卷二第六“支”作“及”。

（三）绕：《太素·经筋》卷十三此下重一“肩”字。

（四）得：《太素·经筋》卷十三、《甲乙》卷二第六并作“能”。

【译文】

手太阳经之筋，由耳后完骨部分出的支筋，入于耳中；其直行的筋，出耳上，下行结于颌部，又上行联属外眼角。足太阳经筋发病，可出现手小指掣引肘内高骨后缘疼痛，沿臂的内侧至腋下及腋下后侧等处均痛，绕肩胛牵引颈部作痛，并觉得耳中鸣响作痛，而其疼痛牵引颔部，且使眼睛闭合，须过了较长一段时间后才能看清东西，颈项经筋拘急，可发生筋瘘、颈肿等证。

故上气不足，脑为之不满，耳为之苦鸣，头为之苦倾，目为之眩。（《灵枢·口问篇》）

【译文】

所以上气不足的时候，脑髓无法充满而有空虚之感，耳朵因此而鸣叫，头部因此无力支撑而低垂，两眼因此而昏眩。

髓海不足，则脑转耳鸣，胫酸眩冒，目无所见，懈怠安卧。（《灵枢·海论》）

【译文】

脑是髓的源流海洋，所以髓海不充足，就会出现头脑旋转，耳中鸣响，胫膝酸软，晕眩昏冒，眼睛看不清东西，身体懈怠懒动，常想静卧安宁。

液脱者，骨属屈伸不利，色夭，脑髓消，胫酸，耳数鸣。（《灵枢·决气篇》）

【译文】

液极虚的人，会出现骨骼连结处的关节屈伸不利，面色枯槁不润，脑髓不充满而脑力不足，小腿胫发酸，时作耳鸣等证。

耳者，宗脉之所聚也。故胃中空则宗脉虚，虚则下，溜脉有所竭者，故耳鸣，补客主人，手大指爪甲上与肉交者也。（《灵枢·口问篇》）

【译文】

耳部是宗脉聚集的地方，而宗脉的虚实决定于胃内水谷精气的供养情况，若胃中空虚，水谷精气供给不足，则宗脉必虚，宗脉虚则阳气不升而反下，精微不得上奉，上入耳部的经脉气血不充而有耗竭的趋势，所以耳中鸣响。治疗时，应在足少阳胆经的客主人穴（即上关穴）及位于手大指爪甲角的手太阴肺经少商穴施以补法，以升阳益气。

八、耳脓症

耳痛不可刺者，耳中有脓，若有干耵聍，耳无闻矣。（《灵枢·厥病篇》）

【译文】

有的患者耳部作痛，却不可采用针刺疗法的，是耳中有脓形成，或有耳中屎垢堵塞，影响了听觉所致。

九、鼻鼽症

故春善病鼽衄。（《素问·金匮真言论》）

【译文】

春季阳气升腾，所以春天多发鼻塞和鼻出血的疾病。

故人之鼻洞涕出不收者，颃颡不开，分气失也。（《灵枢·忧恚无言论》）

【译文】

所以人患鼻孔中流涕不止，常伴有鼻塞声重等现象的，是颃颡不开启，分气失职的缘故。

足太阳之别，名曰飞阳，去踝七寸，别走少阴。实则鼽窒，头背痛；虚则鼽衄，取之所别也。（《灵枢·经脉篇》）

【译文】

足太阳膀胱经的别出络脉，名叫飞阳，它起于外踝上七寸处，别行走入足少阴肾经。如果络脉发病，邪实的会出现鼻塞不通，头背部疼痛；正虚的会出现鼻塞流涕或出血，治疗时，可取本经别出的络穴飞阳。

阳明所至为鼽嚏。（《素问·六元正纪大论》）

【译文】

阳明之气至而致病，可出现鼻塞喷嚏。

少阴之复，燠热内作，烦躁鼽嚏。（《素问·至真要大论》）

【译文】

少阴君火为复气时，可发生郁热内灼，烦躁不安，鼻塞喷嚏等证。

一〇、鼻渊症

胆移热于脑，则辛頞[1]鼻渊。鼻渊者，浊涕下不止也，传为衄衊[2]，瞑目。（《素问·气厥论》）

【注释】

[1] 辛頞（è）：此指鼻梁处有辛辣的感觉。頞：鼻梁。

[2] 衄衊（miè）：此指鼻中出血。

【译文】

胆的热邪移传变化到脑部，则鼻梁内有辛辣的感觉，这就是鼻渊病。鼻渊的症状是鼻流浊涕不止，如果日久不愈，就会转成鼻中出血或头目不清等症状。

少阴之复，……甚则入肺，咳而鼻渊。（《素问·至真要大论》）

【译文】

少阴君火为复气时，严重的邪热会侵入于肺部，可发生咳嗽、鼻渊等证。

一一、喉痛症

邪客于足少阴之络，令人嗌痛不可内食，无故善怒，气上走贲上，刺足下中央之脉各三痏，凡六刺，立已。（《素问·缪刺论》）

【译文】

邪气侵入足少阴肾经的络脉，使人咽痛，不能进食，时常无故发怒，气上冲膈上，治疗时，可取足下中央涌泉穴，各刺三次，左右凡六次，病可立即痊愈。

肾足少阴之脉，……是主肾所生病者，口热舌干，咽肿上气，嗌干及痛，烦心心痛。（《灵枢·经脉篇》）

【译文】

肾的经脉叫足少阴经，本经脉所主的肾脏发生的病证，会出现口热舌干，咽部发肿，气上逆，喉咙发干而痛，心内烦扰且痛。

小肠手太阳之脉，……是动则病嗌痛、颔肿。（《灵枢·经脉篇》）

【译文】

小肠的经脉叫手太阳经，本经脉因外邪侵犯而发生的病证，可出现咽喉疼痛，下颊发肿等证。

一二、喉痹症

一阴一阳结，谓之喉痹。（《素问·阴阳别论》）

【译文】

邪气郁结于一阴一阳，厥阴与少阳受病，可出现喉肿闭塞气道的喉痹症。

少阳所至为……喉痹。（《素问·六元正纪大论》）

【译文】

少阳之气至而致病，可发生喉痹病。

邪客于手少阳之络，令人喉痹舌卷，口干心烦，臂外廉痛，手不及头，刺手小指次指爪甲上，去端如韭叶各一痏。（《素问·缪刺论》）

【译文】

邪气侵入于手少阳三焦经的络脉，使人发生喉痛痹塞，舌卷缩，口干心烦，臂外侧疼痛，手不能上举到头部，治疗时，应刺手无名指的爪甲上，距爪甲角如韭叶宽的关冲穴，各刺一次，身体强壮的可以立刻痊愈，老年人稍等片刻也可痊愈。

三焦手少阳之脉……是动则病耳聋浑浑淳淳，嗌肿喉痹。（《灵枢·经脉篇》）

【译文】

三焦的经脉叫手少阳经，本经脉受外邪侵犯而发生的病证，可出现耳聋烘烘作响，喉咙肿痛，喉痹等证。

手阳明、少阳厥逆，发喉痹，嗌肿，痓(一)。（《素问·厥论》）

【校勘】

（一）痓：《新校正》云：“按全元起本‘痓’作‘痉’。”《甲乙》卷四第一中作“痛”。

【译文】

手阳明经和手少阳经的经气厥逆，可发生喉部痹塞，咽部肿痛，颈项强直等病。

喉痹舌卷，口中干，烦心，心痛，臂内廉痛，不可及头，取(一)手小指次指爪甲下去端如韭叶(二)。（《灵枢·热病篇》）

【校勘】

（一）取：《甲乙》卷九第二后有“关冲在”三字。

（二）叶：《甲乙》卷九第二后有“许”字。

【译文】

咽喉部因气血瘀阻或痰火上泛而闭塞不通引起的喉痹症，可伴有舌卷曲不伸，口中干燥，心烦心痛，手臂内侧作痛不能上举到头部等症状，治疗时，可取手少阳胆经的关冲穴针刺，其穴位在手无名指的小指侧，距爪甲角约韭叶宽处。

喉痹不能言，取足阳明；能言，取手阳明。（《灵枢·杂病篇》）

【译文】

喉痹病，如果严重到不能说话的，治疗时可取足阳明胃经的穴位针刺；如果还能说话的，就取手阳明大肠经的穴位针刺。

一三、喉干症

火气高明，心热烦，嗌干善渴，鼽嚏，喜悲数欠。（《素问·五常政大论》）

【译文】

火气过旺，热扰心神，可发生心中烦热，咽喉干燥，易渴善饮，鼻塞喷嚏，喜悲伤，常打呵欠等症。

三阳者，至阳也，积并则为惊，病起疾风，至如礔砺，九窍皆塞，阳气滂溢，干嗌喉塞。（《素问·著至教论》）

【译文】

三阳是极盛之阳，如果三阳之气积并而至，可发生惊厥，病起迅如疾风，病至猛如霹雳，九窍都因此而闭塞，如阳气滂沱盈溢，可出现咽干喉塞等症。

厥阴……所谓甚则嗌干热中者，阴阳相薄而热，故嗌干也。（《素问·脉解篇》）

【译文】

厥阴经脉为病，所谓病甚则咽喉干燥热中的，是因为三月季节阴阳相争而阳气胜，阳胜故为热中，热邪循厥阴肝经上逆入喉，所以出现咽喉干燥的症状。

督脉为病，……嗌干。（《素问·骨空论》）

【译文】

督脉发生的病变，可出现咽喉干燥等症状

嗌干，口中热如胶，取足少阴。（《灵枢·杂病篇》）

【译文】

咽喉干燥，口中觉热，唾液稠粘如胶，这是足少阴肾经病变，治疗时可取足少阴肾经的穴位针刺。

一四、音瘖症

邪入于阴，搏则为瘖。（《灵枢·九针论》）

【译文】

五脏阴经皆通于喉舌之间，如果阳邪入于阴，抟聚而不去，就会伤阴而出现喑哑等症

五邪所乱……搏阴则为瘖。（《素问·宣明五气篇》）

【译文】

五邪所乱，如果邪气抟聚于阴分，就会使阴气受伤，出现音哑等症。

人卒然无音者，寒气客于厌（一），则厌不能发，发不能下（二），至其开阖不致（三），故无音。（《灵枢·忧恚无言篇》）

【校勘】

（一）寒气客于厌：《诸病源候论·风失音不语候》卷一作“风寒客于会厌之间”。
（二）则厌不能发，发不能下：《甲乙》卷十二第二作“发不能下至其机扇”。
（三）至其开阖不致：《甲乙》卷十二第二作“机扇开阖不利”。

【译文】

有人突然失音的，是因为风寒邪气侵入到会厌部所致，风寒之邪侵入会厌，气道不利，使说话声音的高低不能自如，以致发声器官的会厌失去开阖作用，所以出现了失音症。

所谓入中（一）为瘖者，阳盛已衰，故为瘖也。内夺而厥，则为瘖俳（二），此肾虚也。少阴不至者，厥也。（《素问·脉解篇》）

【校勘】

（一）入中：《太素·经脉病解》卷八作“人中”。

（二）俳：《太素·经脉病解》卷八作“痱”。按：古人俳、痱、废通用。

【译文】

所谓阳气在内不能言语的，是因为阳气盛极而衰，所以不能言语。如果房事不节内夺肾精，精气耗损而厥气上逆，就会发生舌瘖不能语、足废不能用的瘖痱病。这是因为肾虚，少阴经的精气不至而发生厥气上逆所致。

心脉……涩甚为瘖。（《灵枢·邪气脏腑病形篇》）

【译文】

心脉涩甚会出现舌瘖不能言语症。

人有重身，九月而瘖，此为何也？岐伯对曰：胞之络脉绝也。帝曰：何以言之？岐伯曰：胞络者，系于肾，少阴之脉贯肾系舌本，故不能言。帝曰：治之奈何？岐伯曰：无治也，当十月复。（《素问·奇病论》）

【译文】

有的妇女怀孕，九个月后不能说话的，这是什么缘故呢？岐伯回答说：这是因为胞中的络脉被胎儿压迫而阻绝不通所致。黄帝问：根据什么这样说呢？岐伯回答说：胞宫的络脉系于肾脏，而足少阴肾脉贯肾上系于舌本，今胞宫的络脉受阻，肾的精气随之也不能上通于舌，舌本失养，所以不能言语。黄帝说：怎样治疗呢？岐伯说：不需要治疗，等到十月分娩之后，胞络畅通，声音也就会自然恢复。

肝脉骛暴[1]，有所惊骇，脉不至，若瘖，不治自已。（《素问·大

奇论》）

【注释】

[1] 肝脉骛暴：谓肝脉搏动急疾而乱之意。骛，乱跑，奔驰。

【译文】

肝脉的搏动急疾而乱，因为是受了惊吓，如果按不到脉搏或突然出现失音的，这是由于惊吓一时气逆而致脉气不通，用不着治疗，待其气通即可自行恢复。

是故厌小而薄（一），则发气疾，其开阖利，其出气易；其厌大而厚，则开阖难，其气出迟（二），故重言也（三）。（《灵枢·忧恚无言论》）

【校勘】

（一）薄：此前原有“疾”字，据《甲乙》卷十二第二及《灵枢略》删。按：此“小而薄”与下文“大而厚”正相对，故原“疾”字疑涉下“气疾”误衍。

（二）其气出迟：《甲乙》卷十二第二及《灵枢略》“气出”并作“出气”。按：此处作“出气”义胜，正与上文“其出气易”句相呼应。

（三）故重言也：《甲乙》卷十二第二后有“所谓吃者，其言逆，故重之”十字，《灵枢略》后有“所谓吃者，其言重”七字，可互参。

【译文】

所以普遍现象是：会厌薄小的人就会呼吸畅快，开阖流利，因其出气容易，所以说话流畅；会厌厚大的人就会呼吸迟滞，开阖不利，因其出气迟缓，所以说话口吃。

小　结

本篇包括眼、耳、鼻和咽喉的病症。余瀛鳌先生通过临床实践，对此有精深的体会，他指出：“由于均系局部疾患，症状比较简单，容易与西医病名如结膜炎、虹膜睫状体炎、中耳炎、鼻旁窦炎、萎缩性鼻膜炎、咽峡炎和扁桃体炎等相联系。但有些地方还是不能过早地强求结合，尤其是中西医理论体系不同，如果不从理论上研究，单从症状上认为某些病就是西医的什么病，这对学习祖国医学是无补实际的，而且也不可能创造性的作出更好成就。

中医从整体出发，认为形体各组织并不是孤立的，而是有密切联系的。例如《内经》上以肝开窍于目，肾开窍于耳，肺开窍于鼻，又认为咽喉为肺气出入的径路，肺为发声之器，喉为音声的门户，这些理论说明肝、肾、肺在生理上与目、耳、鼻、咽喉息息相通。再如足太阳经起于目内眦，足少阳经起于目锐眦，任脉入目，足厥阴经系目系；足阳明经上耳前，足少阳经下耳后，其支者入耳中，手少阳经支者亦从耳后入耳中；足阳明经起于鼻，交頞中，下循鼻外，手太阳经支者抵鼻，督脉至鼻柱；足阳明经支者循喉咙，足太阴经挟咽，手少阴经支者从心系上挟咽，手太阳经循咽，足少阴经直者循喉咙，足厥阴经循喉咙之后等，又说明经脉和目、耳、鼻、咽的关联。从这些关系中可以明确内因或外因都能引起五官疾患，而在目、耳、鼻、咽的同一病症中，又必须分别表里、虚实、寒热。临床经验告诉我们，同是目眩，或补肝，或清肝；同一目赤，或祛风热，或引火归元；同一鼻渊，或清利湿热，或意在凉胆。举例来说：鼻渊是鼻科中较为常见的疾患，我们过去常用辛夷、白芷、苍耳子、藁本、川芎、防风、山栀、薄荷、通草等药，重在通脑、清利肝胆湿热，有获效的，也有经治后无显著变化的。后来阅读李冠仙《仿寓意草》，他治疗鼻渊的方法是根据《内经》所说‘胆热移于脑，则辛頞鼻渊’的理论，采用凉胆法为主而取得满意疗效，方用犀角地黄汤合温胆汤加减。李氏并反对一味用辛夷、苍耳等通脑之药，立论精当，对我们启发很大。我们还看到《续名医类案》中吴孚先治脾肺气陷所致之鼻渊久病患者，用补中益气汤而治愈。说明中医治疗，决不是一病一法，更谈不到一方一药。我们深深体会到祖国医学整体观念和辨证论治法则的优越性，中医的理论和实践确能大大丰富现代医学内容，中西医必须密切地团结合作。”

第十章　外科疾病

第一节　痈疽疮疡病类

概　论

夫血脉营卫，周流不休，上应星宿，下应经数。寒邪（一）客于经络之中则血泣，血泣则不通，不通则卫气归之，不得复反，故痈肿。寒气化为热，热胜则腐肉，肉腐则为脓，脓不泻则烂筋，筋烂则伤骨，骨伤则髓消，不当骨空，不得泄泻，血（二）枯空虚，则筋骨肌肉不相荣，经脉败漏，熏于五脏，脏伤故死矣。（《灵枢·痈疽篇》）

【校勘】

（一）寒邪：《太素·痈疽》卷二十六、《千金翼方》卷二十三第一、《医心方》卷十五第一并作“寒气”。

（二）血：《太素·痈疽》卷二十六、《医心方》卷十五第一并作“煎”。

【译文】

人身的血脉营卫，周流不息，与天上星宿的运转，地面河水的流行相应。假若有寒邪侵入经络之中，就会使血行凝涩，血行凝涩不通，卫气也就壅积不散，气血既不得反复周流，而结聚在某一局部，所以形成痈肿。寒气久郁化热，热毒炽盛，使肌肉腐烂，肉腐烂便化脓，脓汁不能排泄，又使筋膜腐烂，筋烂便伤骨，骨髓也就随着消损；如果痈肿不在骨节空隙之处，骨中的热毒就不得排泄，煎熬血液令其枯竭，使筋骨肌肉都得不到营养，经脉败漏，使热毒得以深入，灼伤五脏，脏伤人即死亡。

营卫（一）稽留于经脉之中，则血泣而不行，不行则卫气从之而不通，壅遏而不得行，故热。大热不止，热胜则肉腐，肉腐则为脓，然不能陷于骨髓[二]，不为焦枯，五脏不为伤，故名曰痈。……热气熯盛，下陷肌肤，筋髓枯[三]，内连五脏，血气竭[四]，当其痈下，筋骨良肉皆无余，故命曰疽。疽者，上之皮夭以坚，上[五]如牛领之皮；痈者，其皮上薄以泽，此其候也。（《灵枢·痈疽篇》）

【校勘】

（一）营卫：《甲乙》卷十一第九下、《千金翼方》卷二十三第二并作“营气”。似是。因卫气不在脉中，且下又有“卫气从之而不通”之专论卫气者。

（二）于骨髓：原脱，据《太素·痈疽》卷二十六、《甲乙》卷十一第九下、《千金翼方》卷二十三第二、《外台秘要·痈疽方》卷二十四及《医心方》卷十五第一补。

（三）枯：《甲乙》卷十一第九下、《千金翼方》卷二十三第二、《外台秘要·痈疽方》卷二十四均作“骨肉”。《太素·痈疽》卷二十六作“骨枯”。

（四）竭：《甲乙》卷十一第九下后有“绝”字，《千金翼方》卷二十三、《外台秘要·痈疽方》卷二十四后有“尽”字。

（五）上：《甲乙》卷十一第九下作“状”，是。

【译文】

如果营气滞留在经脉中，血液就凝聚不得循行，从而使卫气受阻也不能畅通，阳气既不得行于外，便壅积于内，郁而化生毒热。如毒热发展不止，热盛便使肌肉腐烂化脓，但这种毒热仅浮浅在表，不能深陷至骨髓，因此，骨髓不致焦枯，五脏也未致受其伤害，这叫做痈。如果热气亢盛，脓毒深陷于肌肤之下，使筋萎髓枯，并内攻五脏，以致血气枯竭，形成疮面下筋骨好肉溃烂无余，这叫做疽。疽的特征，皮色黑暗而不润泽，触之坚硬，厚如牛领之皮。痈的特征，皮薄而光亮，触之较软。这就是区别痈和疽的依据。

病之生时，有喜怒不测，饮食不节，阴气不足，阳气有余，营气不行，乃发为痈疽；阴阳[一]不通，两[二]热相搏，乃化为脓。（《灵枢·玉版篇》）

【校勘】

（一）阳：《太素·痈疽逆顺刺》卷二十三、《甲乙》卷十一第九下，此下并有“气”字。

（二）两：黄校本《甲乙》卷十一第九下作“而”。

【译文】

疾病初生的时候，因喜怒无度，或饮食无节，造成体内阴气不足，而阳热有余，因此使营气的运行失常，营气郁滞不行与阳热互结而发生痈疽，进而营卫气血阻滞不通，体内有余的阳热与营卫气血郁滞产生的邪热互相搏结，于是邪热薰蒸肌肤而化为脓。

有所结，深中骨，气因于骨，骨与气并，日以益大，则为骨疽[（一）]；有所结，中于肉，宗[（二）]气归之，邪留而不去，有热则化而为脓，无热则为肉疽[（三）]。（《灵枢·刺节真邪篇》）

【校勘】

（一）骨疽：《灵枢经校释》谓：“本书痈疽已有专篇，本篇似专论各种瘤病，而‘骨疽’不当例此。”

（二）宗：《太素·首篇》卷二十九无。

（三）肉疽：按《灵枢经校释》据前例应改“肉瘤”。

【译文】

邪气结聚停留在深层的骨部，邪气与骨并合，并合结聚的部位，日益扩大，就会发展成为骨瘤。邪气结聚在肌肉部位，和气归并于内，留置不去，如遇内热可化而为脓；如无内热可成为肉瘤。

营气不从，逆于肉理，乃生痈疽。（《素问·生气通天论》）

【译文】

因寒气的稽留，营气不能顺利地运行，阻逆于肌肉之间，就会发生痈肿。

寒与热争，两气相搏，合为痈脓者也。故为之治针，必令其末如剑锋，可以取大脓。（《灵枢·九针论》）

【译文】

如果人体寒热相争，两气搏结于里，形成痈肿化脓。所以治疗这种病，可用针尖锋利如剑的铍针，刺破痈疽，排出脓血。

三阳为病，发寒热，下为痈肿，及为痿厥腨痛其传为索泽，其传为颓疝。（《素问·阴阳别论》）

【译文】

足太阳膀胱经和手太阳小肠经发病，发冷发热，下部出现痈肿，以及两足痿弱无力，小腿肚的部位酸胀闷痛，病久可传变为皮肤甲错不润的索泽病，及阴囊肿痛的颓疝病。

太阳司天……初之气……民病……肌腠疮疡；……三之气……民病……痈疽注下。……阳明司天……四之气……民病……痈肿疮疡。……少阳司天……民病寒中，外发疮疡，内为泄满。（《素问·六元正纪大论》）

【译文】

辰戌年太阳司天之政，初之气，主气为厥阴风木，客气为少阳相火，人们易患肌肤疮疡等病；三之气，主气为少阳相火，客气为太阳寒水，人们易患痈疽及下利如注等病。卯酉年阳明司天之政，四之气，主气为太阴湿土，客气为太阳寒水，人们易患痈肿疮疡等病。寅申年少阳司天之政，人们易患寒邪直中于内，外部发生疮疡，内为泄泻胀满等病。

火郁之发，……民病少气，疮疡痈肿。（《素问·六元正纪大论》）

【译文】

火气郁而发病，人们易患少气，疮疡痈肿等病。

大暑流行，甚则疮疡燔灼。（《素问·五常政大论》）

【译文】

如果热气过甚则大暑流行，甚则发生疮疡烧灼等病。

太阳司天，寒淫所胜，则寒气反至，……血变于中，发为痈疡。（《素问·至真要大论》）

【译文】

太阳司天之年，寒气偏胜，则不当寒时寒气反至，血脉变化于内，发生痈疡等病。

少阴之复，……热气大行，……病疿疹、疮疡、痈疽、痤痔。（《素问·至真要大论》）

【译文】

少阴君火为复气时，如果热气大行，易患痱疹、疮疡、痈疽、痤痔等病。

诸痛疡疮，皆属于心。（《素问·至真要大论》）

【译文】

多数疼痛、瘙痒、疮疡的病证，大多与心有关。

一、猛疽症

痈发于嗌中，名曰猛疽。猛疽不治（一），化为脓，脓不泻，塞咽，半日死；其化为脓者，泻（二）则合（三）豕膏，冷食（四），三日而已。（《灵枢·痈疽篇》）

【校勘】

（一）猛疽不治：《甲乙》卷十一第九下作“不急治”。

（二）泻：《甲乙》卷十一第九下、《太素·痈疽》卷二十六、《诸病源候论·疽候》卷三十二、《千金翼方》卷二十三第二、《外台秘要·痈疽方》卷二十四、《医心方》卷十五第一后有“已”字，似是。

（三）合：《太素·痈疽》卷二十六、《刘涓子鬼遗方》卷四、《千金翼方》卷二十三第二、《外台秘要·痈疽方》卷二十四、《医心方》卷十五第一均作“含”，疑形误为“合”。

（四）冷食：《外台秘要·痈疽方》卷二十四旁白：“一云无食。”《千金翼方》卷二十三第二正作“无食”。刘衡如云：“盖谓含矢膏于口中，无遽食下，令疮口多得滋润被复，易于愈合，于义颇通。窃疑‘冷’为‘令’字之误，则与‘无食’义同。”似对。

【译文】

痈疽发生在喉结部的，因为凶险，所以叫做猛疽。这种病，不急治即易化脓，如果不将脓液排出，便会使咽喉堵塞，半天就能要命。如果已化脓了的，就先刺破排脓，再口含猪油，不要过早咽下，这样，三天即可痊愈。

二、夭疽症

发于颈，名曰夭疽。其痈大以赤黑，不急治，则热气下入渊腋，前伤任脉，内熏肝肺；熏肝肺，十余日而死矣。（《灵枢·痈疽篇》）

【译文】

疮疡发生在颈部的，叫做夭疽。它的形状痈肿而大，色赤黑，如不急治，热毒便向下蔓延，一旦侵入腑部的渊腋穴，前伤任脉，内薰肝肺，肝肺受伤，十几天就能致死。

三、脑烁症

阳留（一）大发，消脑留项，名曰脑烁。其色不乐（二），项痛而如刺以针，烦心者，死不可治。（《灵枢·痈疽篇》）

【校勘】

（一）留：《甲乙》卷十一第九下、《太素·痈疽》卷二十六、《刘涓子鬼遗方》卷四、《诸病源候论·疽候》卷三十二、《千金翼方》卷二十三第二、《医心方》卷十五第一均作“气”。似是。

（二）乐：《诸病源候论·疽候》卷三十二作“荣”。

【译文】

邪热之气亢盛，发于太阳经脉，痈毒生于项部，上能消烁脑髓，病名叫做脑烁。此症神色抑郁不欢，项部痛如针刺，如果热毒内攻，出现心中烦躁不安，是个不治的死症。

四、疵痈症

发于肩及臑，名曰疵痈。其状赤黑，急治之。此令人汗出至足，不害五脏。痈发四五日，逞焫[1]之。（《灵枢·痈疽篇》）

【注释】

[1]逞焫：此言速用艾炷灸法，使痈毒得于最快消散。逞，《广雅·释诂二》：“快也。”焫，《类经》：“艾炷也。”

【译文】

疮疡发生在肩臂部的，叫做疵痈。它的形状痈色赤黑，当急速治疗。此症能使人遍身出汗，直到足部，但毒气浮浅，不致伤及五脏，所以在发病四五天的时候，速用艾灸，即可痊愈。

发于膝，名曰疵痈（一）。其状大，痈色不变，寒热，如坚石（二），勿石，石之者死；须其柔，乃石之者，生。（《灵枢·痈疽篇》）

【校勘】

（一）疵痈：《甲乙》卷十一第九下、《太素·痈疽》卷二十六、《刘涓子鬼遗方》卷四、《诸病源候论·疽候》卷三十二、《千金翼方》卷二十三第二、《外台秘要·痈疽方》卷二十四、《医心方》卷十五第一均作“疵疽”。似是。况作“疵痈”，则与上“发于肩及臑者”所说的病名重复。

（二）如坚石：《甲乙》卷十一第九下、《太素·痈疽》卷二十六、《刘涓子鬼遗方》卷四、《诸病源候论·疽候》卷三十二、《千金翼方》卷二十三第二、《外台秘要·痈疽方》卷二十四、《医心方》卷十五第一均作“而坚”。似是。

【译文】

疮疡发生在膝盖部的，叫做疵疽。它的形状肿大，皮色不变，却发寒热，如果患处坚硬，说明尚未化脓，切不可用砭石刺破，如误用砭石刺破排脓，便会致死。须待患处柔软成脓，方可再用砭石刺破，以排脓泄毒，则病可愈。

五、米疽症

发于腋下赤坚者，名曰米疽。治之以砭石，欲细而长，疏砭之，涂以豕膏，六日已，勿裹之。（《灵枢·痈疽篇》）

【译文】

痈肿发生在腋下，色赤而坚硬的，叫做米疽。治疗可用细长的石针，稀疏地砭刺患部，然后涂上猪油膏，不必包扎，约六天痊愈。

六、井疽症

发于胸，名曰井疽。其状如大豆，三四日起。不早治，下入腹不治，七日死矣。（《灵枢·痈疽篇》）

【译文】

痈肿发生在胸部的，叫做井疽。它的形状象大豆一样，在初起的三、四天内，如果不及早治疗，毒邪就会下陷深入腹部，而成为不治之症，大约七天左右就死亡。

七、甘疽症

发于膺，名曰甘疽。色青，其状如穀实栝蒌（一），常苦寒热。急治之，去其寒热，不治，十岁死，死后出脓。（《灵枢·痈疽篇》）

【注释】

（一）穀实栝蒌：丹波元简云："谷，吉下从木，音构。考《本草》楮实，亦名穀实，大如弹丸，青绿色，至六七月，渐深红色，乃成熟。"史崧曰："菰蒌，古栝楼字。"栝楼，即今之瓜蒌。

【译文】

痈肿发生胸部两侧的，叫做甘疽。色青，形状好像穀实和瓜蒌，时常发寒热，当急速治疗，以消除其寒热。如不及时治疗，可迁延十年之久，仍不免于死亡，死后溃破出脓。

八、败疵症

发于胁，名曰败疵（一）[1]。败疵者，女子之病也（二）。灸（三）之，其病大痈脓，治之（四），其中乃有生肉（五），大如赤小豆，剉菱翘[2]草根（六）各一升，以水一斗六升煮之，竭为取三升（七），则强饮厚衣坐于釜上，令汗出至足，已。（《灵枢·痈疽篇》）

【校勘】

（一）败疵：《刘涓子鬼遗方》卷四、《诸病源候论·痈疽》卷三十二、《千金翼方》卷二十三第二、《外台秘要·痈疽方》卷二十四并作“改訾”。

（二）也：《诸病源候论·疽候》卷三十二后有“又云痈发女子阴旁，名曰改訾疽，久不治，其中生息肉，如赤小豆、麻、黍也。”

（三）灸：《刘涓子鬼遗方》卷四、《千金翼方》卷二十三第二、《外台秘要·痈疽方》卷二十四并作“久”。亮按：败疵这病，迁延日久，其病究属难治，此义正与《诸病源候论·疽候》所谓“久不治”相合。

（四）治之：《甲乙》卷十一第九下、《千金翼方》卷二十三、《外台秘要·痈疽方》并将此二字移“大如赤小豆”之下。

（五）其中乃有生肉：《诸病源候论·疽候》卷三十二作“其中生瘜肉”。

（六）菱翘草根：《外台秘要·痈疽方》卷二十四“菱”作“连”，“草根”作“草及根”。《甲乙》卷十一第九下“根”下有“及赤松子根”五字。

（七）竭为取三升：《甲乙》卷十一第九下作“令竭得三升”，义胜。

【注释】

[1] 败疵：即胁痈。李杲：“胁者，肝之部也，妇人多郁怒，故患此疮。”

[2] 菱翘：菱，菱角，根能清热发汗。翘，连翘，根能凉血解毒。

【译文】

痈肿发于胁部，名叫败疵。败疵是属于一种妇女病。如果病发日久，迁延不愈，就会扩大脓疡，其中并生出肉芽，象赤小豆那样大。治疗时，可用切剉的菱、翘草根各一升，以水一斗六升，煎取三升，乘热强饮，并多穿衣服，坐在盛有热汤的锅上，熏蒸使汗出直至足部，即可痊愈。

九、股胫疽症

发于股胫，名曰股胫疽。其状不甚变，而痈脓搏骨，不急治，三十日死矣。（《灵枢·痈疽篇》）

【译文】

痈疽发于大腿和足胫的，名叫股胫疽。这种病的形状，在外面看起来没有明显的变化，但是它的痈肿化脓已紧贴着骨部，邪毒盛而深入里面，阳明和三阴经脉受其腐蚀，如不急治，恐怕三十天左右就会死亡。

一〇、锐疽症

发于尻，名曰锐疽。其状赤坚大，急治之；不治，三十日死矣。（《灵枢·痈疽篇》）

【译文】

痈疽发于尻部的，名叫锐疽，它的形状红大坚硬，当急速治疗。如不急速治疗，大约三十天左右就会死亡。

一一、赤施症

发于股阴，名曰赤施。不急治，六十日死。在两股之内，不治，十日而当死。（《灵枢·痈疽篇》）

【译文】

痈疽发于大腿内侧的，名叫赤施。如不急治，大约六十天左右就会死亡。如果左右两腿的内侧同时发病，是火毒之邪伤阴已极，多属难治之症，大约十天左右就要死亡。

一二、兔啮症

发于胫，名曰兔啮。其状赤至骨，急治之；不治害人也。（《灵枢·痈疽篇》）

【译文】

痈疽发于足胫部的，名叫兔啮。它的形状外面红肿，而毒已深入骨部，应急速治疗，如不及时治疗，就会危害生命。

一三、走缓症

发于内踝，名曰走缓。其状痈也，色不变。数石其输而止其寒热，不死。（《灵枢·痈疽篇》）

【译文】

痈毒发于内踝的，名叫走缓。它的外形象痈，但肉色不变，治疗可屡用石针砭其痈肿之处，使寒热的症状消退，然而不会导致死亡。

一四、四淫症

发于足上下，名曰四淫。其状大痈，不急治之，百日死。（《灵枢·痈疽篇》）

【译文】

痈疽发于足背上下的，名叫四淫。它的形状好像阳毒盛极的大痈肿，如不急速治疗，则真阴日趋衰败，大约在一百天左右就会死亡。

一五、厉痈症

发于足旁，名曰厉痈。其状不大，初如小指发。急治之，去其黑者；不消辄益，不治，百日死。（《灵枢·痈疽篇》）

【译文】

痈肿发于足旁的，名叫厉痈。它的形状不大，发生之初，就象小指一样，但色黑，当急速治疗，以消除其黑色；如果黑色肿胀不消，就会反而逐渐增大，毒气也越来越重，倘迁延不治，大约一百天左右可致死亡。

一六、脱痈症

发于足指，名脱痈。其状赤黑，死不治；不赤黑，不死。治之不衰，急斩之，不则死矣。（《灵枢·痈疽篇》）

【译文】

痈肿发于足趾的，名叫脱痈。它的形状呈赤黑色的，是毒邪极重，多属不治的死证；不现赤黑色的，是毒邪不重，尚能救治。如果已经治疗，却病势仍不衰退的，急需截取足趾，否则毒气内攻五脏，必然导致死亡。

一七、痤疿症

汗出见湿，乃生痤疿。（《素问·生气通天论》）

【译文】

出汗的时候，遇到湿邪阻遏就容易发生小的疮疖和痱子。

劳汗当风，寒薄为皴，郁乃痤。（《素问·生气通天论》）

【译文】

劳动的时候汗出，遇到风寒之邪，迫聚于皮腠，形成粉刺，郁积化热而成疮疖。

火郁之发，……民病……疡疿呕逆。（《素问·六元正纪大论》）

【译文】

火气郁而发病，人们易患疮疡、痱子及呕逆等病。

一八、疔毒症

膏梁之变，足生大疔，受如持虚。（《素问·生气通天论》）

【译文】

平时多以肥甘厚味为食，足以导致发生疔疮，患病也很容易，就像以空的容器接受东西一样。

一九、瘰疬症（鼠瘘、马刀侠瘿）

寒热瘰疬[1]在于颈腋者，皆何气使生？……此皆鼠瘘[2]寒热之毒气也，留于脉而不去者也。（《灵枢·寒热篇》）

【注释】

[1] 瘰疬：又名疬子颈、颈疬。是一种顽固性的外科疾患，小者为“瘰”，大者为“疬”。多发于颈部及耳的前后，也可延及颌下、胸锁孔突肌和腋下等处。以其形状累累如珠，历历可数，故名。病因多属肺肾阴虚，虚火内灼成痰，痰火结于颈项所致。临床表现，可由少增多，由小渐大，溃后即成鼠瘘，症多伴寒热。目前多认为属于淋巴结核一类的疾病。

[2] 鼠瘘：《说文》：“瘘，颈肿也。”瘰疬破溃后，流脓稀薄，或如豆汁，久不收口，可形成窦道或瘘管，即成鼠瘘。

【译文】

经常发寒热的瘰疬病，大多生在颈部及腋下的，这是什么邪气造成的呢？这些都是瘰疬发展成为鼠瘘，鼠瘘的寒热毒气造成邪毒稽留在经脉中不能消除所致。

鼠瘘之本，皆在于脏，其末上出于颈腋之间，其浮于脉中，而未内着于肌肉，而外为脓血者，易去也，……请从其本引其末，可使衰去而绝其寒热。审按其道以予之，徐往徐来以去之；其小如麦者，一刺知，三刺而已。（《灵枢·寒热篇》）

【译文】

鼠瘘的病根，都在内脏，它的表现却在上面的颈项及腋下之间，如果毒气仅仅是浅浮在经脉之中，恰恰还没有内伤到肌肉而腐化为脓血的，往往比较容易治愈。总之，治疗瘰疬应从致病的根源着手，这样可以使毒气衰退，断绝寒热的发作。还要察明主病的脏腑经脉，以便循经取穴，给予刺治，用针缓入缓出，务使补泻得当，以达到扶正祛邪的目的。如果瘰疬初起，形小如麦粒的，针一次就能见效，针三次就可以痊愈。

肺脉……微涩为鼠瘘，在颈支腋之间，下不胜其上，其应善酸矣。（《灵枢·邪气脏腑病形篇》）

【译文】

肺脉微涩的，主鼠瘘，病发于颈项及腋下部，常伴有下肢酸软无力，难于支撑上部的重压。

决其生死奈何？……反其目视之，其中有赤脉，上下贯瞳子，见一脉，一岁死；见一脉半，一岁半死；见二脉，二岁死；见二脉半，二岁半死；见三脉，三岁而死；见赤脉不下贯瞳子，可治也。（《灵枢·寒热篇》）

【译文】

怎样判断瘰疬病的生死呢？诊断的方法，可以翻开眼皮进行观察，如果眼中有赤脉，从上下贯窜于瞳子的，是病情恶化的征兆，看到一条赤脉的，死期约为一年；出现一条半赤脉的，死期约在一年半；出现二条赤脉的，死期约在二年；出现二条半赤脉的，死期当在二年半；出现三条赤脉的，死期就在三年。如果出现赤脉并没有下贯瞳仁的，还可以医治。

胆足少阳之脉，……是主骨所生病者，头角颔痛，目锐眦痛，缺盆中肿痛，腋下肿，马刀侠瘿。（《灵枢·经脉篇》）

【译文】

胆的经脉叫足少阳经，本经所主的骨发生的病证，出现额角部、下额部及外眼角部疼痛，缺盆肿痛，腋下肿或腋下及颈项部发生瘰疬等症。

其痈坚而不溃者，为马刀挟瘿，急治之。（《灵枢·痈疽篇》）

【译文】

如果痈肿坚硬而没有破溃的，这是马刀挟瘿之类的难治疾病，应当急速治疗。

二〇、胃脘痈症

人病胃脘痈者，诊当何如？……诊此者当候胃脉，其脉当沉细，沉细者气逆，逆者人迎甚盛，甚盛则热。人迎者，胃脉也，逆而盛，则热聚于胃口而不行，故胃脘为痈也。（《素问·病能论》）

【译文】

有患胃脘痈病的，应当怎样诊断呢？诊断这种病，应当诊察其胃脉，它的脉象必然是沉细；沉细主胃气上逆，上逆则人迎脉过盛，过盛则有热邪。人迎属于胃脉，胃气逆则经气盛，盛热邪聚集于胃口而不散，所以胃脘发生痈肿。

二一、肠痈症

少阳厥逆，机关不利，机关不利者，腰不可以行，项不可以顾，发肠痈，不可治，惊者死。（《素问·厥论》）

【译文】

足少阳经的经气厥逆，可发生筋骨关节不利，筋骨关节不利则腰部不能活动，项部不能左右回顾，如果兼发肠痈，就可成为不可治的危证，如再发惊，就会死亡。

二二、痔疮症

风客淫气，精乃亡，邪伤肝也。因而饱食，筋脉横解，肠澼为痔。（《素问·生气通天论》）

【译文】

风邪侵犯人体，伤及阳气，并逐步深入内脏，阳损及阴，阴精也就日渐消亡，这是因邪气伤及内脏肝所致。如果饮食过饱，阻碍升降枢纽，就会发生经脉弛纵，出现痢疾及痔疮等病。

肾脉……微涩为不月沉痔。（《灵枢·邪气脏腑病形篇》）

【译文】

肾脉微涩，是气血不利，可发生女子月经不调，或内痔等病。

二三、逆症

其已有脓血而后遭乎[一]？不导之以小针治乎[二]？……以小治小者其功小，以大治大者多害[三]，故其已成脓血[四]者，其唯砭石铍针之所取也[五]。……其在逆顺矣。……以为伤[六]者，其白眼青黑，眼小[七]，是一逆也；纳药而呕者[八]，是二逆也；腹[九]痛渴甚，是三逆也；肩项中不便[一〇]，是四逆也；音嘶色脱，是五逆也。（《灵枢·玉版篇》）

【校勘】

（一）其已有脓血而后遭乎：《太素·痈疽逆顺刺》卷二十三“乎”作“子”，《甲乙》卷十一第九下“已”下有“成”字，无“而后遭乎”四字。

（二）不导之以小针治乎：周本“导之”作“道乎”。守山阁校本注云：“‘不’下衍‘导之’二字，甚为费解，今据文义删改。”《太素·痈疽逆顺刺》卷二十三“不导之”作“可造”。亮按：《太素》作“可”与《甲乙》卷十一第九下合，唯“造”字疑衍。

（三）以大治大者多害：《甲乙》卷十一第九下“多害”作“其功大”，下有“以小治大者多害大”八字。丹波元简曰：“原文义难通，得《甲乙》其旨甚晰，盖以大治大，谓以砭石铍针取大脓血也。”

（四）血：《太素·痈疽逆顺刺》卷二十三无。

（五）砭石铍锋之所取也：《太素·痈疽逆顺刺》卷二十三“砭”作“石已”、“铍”作“铘”，《甲乙》卷十一第九下同。

（六）伤：伤与疡通。慧琳《音义》卷八引郑笺《毛诗》云：“疡，伤也。”

（七）其白眼青黑，眼小：《太素·痈疽逆顺刺》卷二十三“白”上无“其”字。《甲乙》卷十一第九下“眼”作“睛”。《诸病源候论·痈溃后候》卷三十二、《诸病源候论·痈发背溃后候》卷三十三作“眼白睛青黑而眼小”。《外台秘要·痈疽发背证候等论》卷三十七“眼”作“而”。

（八）者：《太素·痈疽逆顺刺篇》卷二十三、《甲乙》卷十一第九下、《诸病源候论·痈溃后候》卷三十二、《诸病源候论·痈发背溃后候》卷三十三均无。

（九）腹：《诸病源候论·痈溃后候》卷三十二、《诸病源候论·痈发背溃后候》卷三十三、《外台秘要·痈疽发背证候》卷三十七并作“伤”。

（一〇）肩项中不便：《诸病源候论·痈溃后候》卷三十二，《外台秘要·痈疽发背证》卷三十七并作“髆项中不仁”。

【译文】

等到身体已经患了痈疽之病，脓血已经形成，这时再想用微针治疗，那就距离太远了。从痈疽的产生，直至脓血生成，既不是从天而降，也不是从地而生，而是病邪侵犯机体后，未得及时去除，通过逐渐积累而成的。所以聪明的人能够防微杜渐，积极预防，不使疾病发生。愚拙的人，预先不知防治，就会遭遇到疾病形成后的痛苦。

已经形成脓血的，难道不能用小针来治疗吗？用小针治疗功效不大，用大针治疗，又可能产生不良后果，所以对于已形成脓血的，只有采用砭石，或用铍针、锋针及时排脓最为适宜。

认为患了疡病的人，如果病人白眼青黑，眼小，是逆证之一；服药而呕吐的，是逆证之二；伤痛而口渴甚的，是逆证之三；肩项转移不便的，是逆证之四；声音嘶哑，面无血色的，是逆证之五。

诸痈疽之发于节而相应者，不可治也。发于阳者百日死，发于阴者，

三十日死。（《灵枢·痈疽篇》）

【译文】

关节是联络神气出入之处，如果各种痈疽发生在关节，并出现内外、上下、左右相应而发病的，都是难治的病症。一般发于阳分的，预后一百天死；发于阴分的，约三十天死。

身有五部（一）：伏兔一；腓（二）二，腓者腨也（三）；背三；五脏之腧四；项五。此五部有痈疽者（四），死。（《灵枢·寒热病篇》）

【校勘】

（一）身有五部：《甲乙》卷十一第九下在“身”之上有“曰：有疽死者奈何？曰”八字，“身”之下无“有”字。《千金翼方》卷二十三本句上有“帝曰：有疽死者奈何/岐伯曰”十一字。

（二）腓：《甲乙》卷十一第九下作“腨”。

（三）腓者腨也：《甲乙》卷十一第九下、《诸病源候论·疽候》卷三十六、《千金翼方》卷二十三均无此四字，疑后人误将注文混入正文。

（四）此五部有痈疽者：《甲乙》卷十一第九下无“痈”字，《太素·寒热杂说》卷二十六无“此”字，《千金翼方》卷二十三及《外台秘要》卷二十四并作“五部有疽死也”六字。

【译文】

身体有五处重要部位：一是伏兔部；二是小腿部；三是背部的督脉及膀胱经所行之处；四是背部五脏腧穴所处部位；五是项部。这五个部位是经气通行的要道，有的离脏腑很近，如果患有痈疽，毒气容易内陷而害及脏腑，所以会有致死的危险。

小　结

《内经》诊治外疡，观察疮形和联系其它症状，分为痈和疽两大类。后人总结其经验，把风火热毒、膏梁厚味引发的，其肿高，其色赤，其痛剧烈，其皮薄亮，其脓易化，其疮口易敛，其来急而愈亦速的，都当作阳症的痈；相反，如为寒湿凝滞，平塌白陷，坚硬木痛，皮色不变，按之不炘热，化脓收口迟缓的，都当作阴症的疽。有人还根据《内经》指出的逆症结合临床实践，定出“七恶”的名称，对一般外疡发现肝肾阴亏，脾胃败坏，气血虚损的，都认为棘手。这是符合临床实际的。

痈疽疮疡是局部外症，中医在完整的基础理论指导下，依据阴阳、表里、虚实、寒热进行整体疗法，或汗或下，或清或温，或消或散，或补或托，或内服，或外敷，或用针砭，按摩，往往不用手术而收功，这是中医中药的特点。当然，中医在必要时也采用手术疗法，并且《内经》里还提出脱痈在治疗上的截肢手术，但到后来医学进步又不用手术了。还值得一提的是《内经》里已认识到鼠瘘（相近于溃脓性淋巴结结核）不是一个孤立性的外疡症，而是有内在的脏腑联系，如“鼠瘘之本，皆在于脏，其末上出于颈腋之间”，明确指出与内脏结核的关系。远在两千年以前的祖国医学已经这样丰富多彩，真是一个伟大的宝库。

第二节　疝气类

概　论

病在少腹，腹痛(一)不得大小便，病名曰疝，得之寒，刺少腹两股间(二)，刺腰髁骨间，刺而多(三)之，尽炅病已。（《素问·长刺节论》）

【校勘】

（一）腹痛：《甲乙》卷九第九、

（二）得之寒，刺少腹两股间：

（三）多：《内经评文》云："'多'，疑是'灸'字。"

【译文】

病邪在少腹部时，腹部疼痛不能大小便，病名叫做疝。这是感受寒邪所致，可刺少腹两股间的俞穴，并多取腰髁间俞穴刺之，至少刺成腹部产生热感，此时病可痊愈。

任脉为病，男子内结七疝[1]。（《素问·骨空论》）

【注释】

[1] 七疝：《难经汇注浅正》："疝之有七，隋唐以前，谓有厥疝、癥疝、寒疝、气疝、盘疝、胕疝、狼疝之名。元以后，则曰寒疝、筋疝、水疝、气疝、血疝、痜疝、狐疝，要之疝以气言，皆气滞不行为病。"

【译文】

任脉发生病变，男子可在腹内结成七疝。

一、心疝症

诊得心脉而急，此为何病？……病名心疝，少腹当有形也。……何以言之？……心为牡脏，小肠为之使，故曰少腹当有形也。(《素问·脉要精微论》)

【译文】

诊脉时，诊得心脉劲急，这是什么病？病名叫心疝，少腹部位一定有形证出现。根据什么道理呢？心为阳脏，心与小肠为表里，今心病传于腑，小肠受之，为疝而痛，小肠居于少腹，所以少腹一定有形证出现。

心脉搏滑急为心疝。（《素问·大奇论》）

【译文】

心脉搏动急疾滑利的，为心疝。

阳明……滑则病心风疝。（《素问·四时刺逆从论》）

【译文】

阳明燥金之气盛，如果脉象滑利会风动于心，可出现少腹有块，气上冲胸暴痛的心风疝。

心脉……微滑为心疝引脐，小腹鸣。(《灵枢·邪气脏腑病形篇》)

【译文】

心脉微滑，是热邪侵犯于下腹部，所以可出现心疝牵引到脐部作痛，小腹部肠鸣等症。

心疝暴痛，取足太阴、厥阴，尽刺去其血络。(《灵枢·热病篇》)

【译文】

心疝，如果心气突然郁积，少腹部突然疼痛有积块的，治疗时可取足太阴经与足厥阴经的血络进行针刺其出血，以泻其邪。

二、肺疝症

肺脉沉搏为肺疝。（《素问·大奇论》）

【译文】

肺脉沉而搏击于指下，为肺疝。

少阴……滑则病肺风疝。（《素问·四时刺逆从论》）

【译文】

少阴君火之气盛，如果脉象滑利会气逆于肺，可出现咳嗽喘息的肺风疝。

三、脾疝症

脾脉……微大为疝气（一），腹里（二）大脓血，在肠胃之外。（《灵枢·邪气脏腑病形篇》）

【校勘】

（一）疝气：《脉经》卷三第三作“痞气”。俞正燮曰：“疝气，应作痞气。”丹波元简亦云:“他四经举积名，而此独立疝气，可疑。《脉经》作‘痞气’是。《五十六难》云：脾之积曰痞气，在胃脘，腹大如盘，久不愈，令人四肢不收，发黄疸，饮食不为肌肤。”《千金要方》卷十五第一、《中藏经》卷上第二十六、《普济方·脾藏门总论》卷二十此上并有“脾”字。按：从症状来看，脾之积应该有痞气与疝气之别，所以此应仍作“疝气”为是。

（二）腹里：《脉经》卷三第三、《千金要方》卷十五第一、《普济方·脾藏门总论》卷二十并无“腹”字，“里”并作“裹”。周学海云：“腹裹，肚囊也，作‘里’误。”

【译文】

脾脉微大，是脾之积的疝气病，可出现腹裹很多脓血的包块，部位都在肠胃的外面，注意与脾之积的痞气病区别。

太阴……滑则病脾风疝。（《素问·四时刺逆从论》）

【译文】

太阴湿土之气有余，如果脉象滑利会湿困于脾，可出现下腹重坠之类的脾风疝。

四、肝疝症

肝脉大急沉，皆为疝。（《素问·大奇论》）

【译文】

肝脉沉大急疾，均为疝病。

少阳……滑则病肝风疝。（《素问·四时刺逆从论》）

【译文】

少阳相火之气盛，如果脉象滑利会热极生风，可出现筋脉搐搦挛乱的肝风疝。

五、肾疝症

肾脉大急沉……为疝。（《素问·大奇论》）

【译文】

肾脉沉大急疾，为疝病。

太阳……滑则病肾风疝。（《素问·四时刺逆从论》）

【译文】

太阳寒水之气有余，如果脉象滑利会风寒挟邪，可出现恶寒发热浮肿的肾风疝。

六、㿗疝症

三阳[1]为病，发寒热，下为痈肿，及为痿厥腨痟[2]，其传为索泽[3]，其传为㿗疝[4]。（《素问·阴阳别论》）

【注释】

[1] 三阳：即太阳，包括足太阳膀胱和手太阳小肠。

[2] 腨痟：指小腿肚痠痛。腨，小腿肚，亦称腓。痟，王冰注："痠痛也。"

[3] 索泽：指皮肤粗糙毫无光泽。楼英注："索泽，即仲景所谓皮肤甲错也。"张景岳注："阳邪在表为热，则皮肤润泽之气必皆消散，是为索泽也。"

[4] 㿗疝：即颓疝，阴囊肿痛是其主症。张景岳注："小肠病者，小腹痛，腰脊控睾而痛，是太阳之传为颓疝也。"

【译文】

足太阳膀胱经和手太阳小肠经发病，可出现发冷发热，下部发生痈肿，以及两足痿弱无力，小腿肚的部位酸痛闷胀，病久了可传变为皮肤甲错毫无光泽的索泽病，或传变为阴囊肿痛的颓疝病。

厥阴所谓㿗疝、妇人少腹肿者，厥阴者辰也，三月阳中之阴[1]，邪在中，故曰㿗疝、少腹肿也[2]。（《素问·脉解篇》）

【注释】

[1] 厥阴者辰也，三月阳中之阴：厥阴属木，三月草木萌发，阳气初生而阳中有阴，故厥阴应于三月。三月月建在辰，故云“厥阴者辰也”。

[2] 邪在中，故曰㿉疝、少腹肿也：肝足厥阴之脉，循股阴，入毛际，环阴器，抵少腹，今三月阳中有阴，阴气循肝经而病，故出现男子㿉疝，或女子少腹肿胀的症状。

【译文】

厥阴经脉发病，有所谓的㿉疝病，以及妇女少腹部肿胀的病，是因为厥阴应于三月，月建在辰，三月阳气方长，阴气尚存，所谓阳中之阴；如果阴邪积聚于中，循厥阴肝经发病，就可出现男子阴囊肿大疼痛的㿉疝病，或妇女少腹部肿胀的病。

阳明司天，燥淫所胜，……丈夫㿉疝，妇人少腹痛。（《素问·至真要大论》）

【译文】

阳明司天之年，燥气偏胜，男子易患阴囊肿痛的㿉疝病，妇女易患少腹肿痛病。

阳明之胜，……内为嗌塞，外发㿉疝。（《素问·至真要大论》）

【译文】

阳明燥金为胜气时，在内可发生咽部闭塞，在外可发生㿉疝等病。

七、㿗疝症

肝足厥阴之脉，……是动则病……丈夫溃疝，妇人少腹肿，甚则嗌干，面尘脱色。（《灵枢·经脉篇》）

【译文】

肝的经脉叫足厥阴经，本经脉因受外邪侵袭而发生的病症，男子可出现阴囊肿痛下坠的瘭疝病，女子可出现少腹部肿胀的病，严重的还可伴见咽喉干燥，面部如蒙上灰尘一样暗无光泽等症状。

足阳明之筋，……其病足中指支胫转筋，脚跳坚，伏兔转筋，髀前肿，㿗疝，腹筋急，引缺盆及颊。（《灵枢·经筋篇》）

【译文】

足阳明经之筋发病，可见中趾、胫部筋脉拘急，足部有跳动感，并有强硬不舒感，大腿远端伏兔穴部筋脉拘急，髋的髂前部腹股沟肿胀，在男子为阴囊肿痛下坠的瘭疝，腹部的经筋拘急，向上牵扯到缺盆部及颊部。

肝脉……滑甚为溃疝（一）。（《灵枢·邪气脏腑病形篇》）

【校勘】

（一）溃疝：《太素·五脏脉诊》卷十五、《脉经》卷三第一、《千金要方》卷十七第一、《中藏经》卷上第二十二“溃”并作“颓”，《甲乙》卷四第二上作“瘭”。陆懋修云：“溃亦作聩、颓、瘭。”

【译文】

肝脉滑甚的，可出现阴囊肿大的瘭疝病。

八、狐疝症

肝足厥阴之脉，……是主肝所生病者，……狐疝。（《灵枢·经脉篇》）

【译文】

肝的经脉叫足厥阴经，本经脉所主的肝脏发生病证，可出现阴囊时上时下，像狐之出入无常一样的狐疝病。

肾下则腰尻痛，不可以俯仰，为狐疝。（《灵枢·本脏篇》）

【译文】

肾位置偏下，就会易致骶骨下至尾骶骨部分的腰尻部疼痛，不能前后俯仰，也可发生狐疝病。

厥阴……滑则病狐疝风。（《素问·四时刺逆从论》）

【译文】

厥阴之气有余，其脉若见滑象，就会发生阴囊时上时下，像狐之昼伏夜出无常的狐疝风病。

九、卒疝症

邪客于足厥阴之络，令人卒疝暴痛，刺足大指爪甲上，与肉交者各一痏，男子立已，女子有顷已。（《素问·缪刺论》）

【译文】

邪气侵袭足厥阴肝经的络脉，使人突然发生疝气痛，应刺足大趾爪甲上与肉交接处的大敦穴，各刺一次，男子可以立即痊愈，女子稍等片刻也会痊愈。

足厥阴之别，名曰蠡沟，……其病气逆则睾肿[一]卒疝，实则挺长[二]，虚则暴痒，取之所别也。（《灵枢·经脉篇》）

【校勘】

（一）睾肿：《太素·量缪刺》卷二十三注作“暴痛”，与《图经》卷五“蠡沟”主治“少腹暴痛”合。

（二）挺长：《甲乙》卷二第一下、《脉经》卷六第一、《太素·络脉》卷九十五、《千金要方》卷十一第一及《圣济总录》卷一九一后有“热”字。

【译文】

足厥阴经的别出络脉，名叫蠡沟。其病气上逆，可突然出现疝病、睾丸肿痛。如果邪气实的会出现阴挺出长，正气虚的会出现阴部暴痒。治疗时，取本经别出的络穴蠡沟。

一〇、冲疝症

督脉为病，……从少腹上冲心而痛，不得前后，为冲疝。(《素问·骨空论》)

【译文】

督脉发生病变，可出现气从少腹部向上冲心窝部而疼痛，并不能大小便，这就是冲疝病。

一一、疝瘕症

脾风……弗治，脾传之肾，病名曰疝瘕[1]，少腹冤热(一)而痛，出白(二)，一名曰蛊[2]，当此之时，可按可药。(《素问·玉机真脏论》)

【校勘】

(一)冤热：《甲乙》卷八第一上作“烦冤”。

(二)出白：《甲乙》卷八第一上作“汗出”。

【注释】

[1] 疝瘕：病名，又称蛊。由风邪化热传于下焦，与湿相博而致。以小腹部热痛，溺窍流出白色粘液为主症，相当于现代医学所指的前列腺疾患。

[2] 蛊：病名，又称疝瘕。此指少腹热痛而小便白浊的一种病症，与《左传》所记载的由“近女室”引起的蛊惑，及后世所称的由虫毒引起的蛊胀不同。此外，《周礼·秋官庶氏》还记载过用一种毒虫所作的毒药，也称蛊。

【译文】

脾风病如不及时治疗，脾病就会传之于其所胜的肾脏，病名叫做疝瘕，可出现少腹部烦热疼痛，小便白浊等证，也叫蛊病。在这个时候，可用按摩、药物治疗。

脉急者，曰疝瘕，少腹痛。（《素问·平人气象论》）

【译文】

脉来紧急疾数的，主疝瘕，并见少腹疼痛。

寸口脉沉而弱，曰寒热及疝瘕，少腹痛。（《素问·平人气象论》）

【译文】

寸口脉沉而弱，主寒热往来及疝瘕，并见少腹部疼痛。

小　结

《内经》的疝气病有两种含义，一为剧烈腹痛，一为外生殖器肿痛，与西医所说的疝以及中医一般所指的疝气不能混淆。但剧烈腹痛的疝气与一般腹痛亦不同，痛时拒按，凹凸有形如山状。《七松岩集》说："疝之取义，因气之所积，久而不散，日积月累，似土之久积而成形也。本无形虚假之气，随所积之处便痛，痛时便有形可征。"据此，疝气腹痛和症瘕积聚即某些肿瘤疾病有类似地方，故《内经》又有疝瘕并称之谓。

《内经》认为七疝的发病均与任脉有关，但也指出与肝经的关系极为密切。其诱因可由于感受风寒湿热之邪，亦常因于房事不节、过度劳累或哀咒忿怒而发。由于肝经循少腹，络阴器，故后世对疝气的发病尤侧重于肝经，如金代张子和说："诸疝皆归肝经"。目前中医一般所指的疝气，是指少腹坠痛、牵引睾丸或阴囊偏肿的一类病症，其主症为睾丸偏坠，肿胀疼痛，出入上下，其性质以气疝、寒疝为多，其名称以狐疝、水疝、筋疝为常见，其治疗以温肝、疏肝为大法。结合现代医学观点来看，狐疝又名气疝，俗称"小肠气"，相当于西医的腹股沟疝（包括斜疝和直疝）；水疝相当于睾丸鞘膜或精索鞘膜积液；筋疝则相当于精索静脉曲张，疝瘕又相当于某些前列腺增生或肿瘤疾患。

诸疝的形成原因，一般认为：狐疝多与先天因素有关，忿恨、啼哭，举重劳倦，气虚寒滞均是重要诱因；水疝多由水湿流于阴囊所致；筋疝多责之于肝肾不足，脉络失养，筋脉弛张，瘀血滞聚而成。但足厥阴肝经循少腹，络阴器，所以诸疝多与肝经有关。

第十一章　妇科疾病

概　论

女子七岁，肾气盛，齿更发长；二七而天癸至，任脉通，太冲脉盛，月事以时下，故有子。（《素问·上古天真论》）

【译文】

女子到了七岁，肾气充盛起来，乳齿更换，头发开始茂盛；到了十四岁，天癸发生作用，使任脉通达，太冲脉旺盛，性机能成熟，于是月经便按时来潮，所以能够生育繁殖后代。

七七任脉虚，太冲脉衰少，天癸竭，地道不通，故形坏而无子也。（《素问·上古天真论》）

【译文】

女子到了四十九岁，任脉气血虚弱，太冲脉的气血也衰落了，天癸枯竭，月经断绝，所以形体衰老而失去了生育能力。

今妇人之生，有余于气，不足于血，以其数脱血也。（《灵枢·五音五味篇》）

【译文】

现今妇女的生理特点，是气有余，血相对不足，这是妇女每月均有月经来潮所致。

妇人无须者，无血气乎？岐伯曰：冲脉、任脉皆起于胞中……冲任之脉，不荣口唇，故须不生焉。（《灵枢·五音五味篇》）

【译文】

妇女不生胡须，是没有血气吗？岐伯回答说：冲脉和任脉都起于胞中，而冲任两脉的循行路线不绕口唇，其所主血气也不能营养口唇，所以妇女不生胡须。

督脉者，起于少腹以下骨中央，女子入系廷孔，其孔溺孔之端也，其络循阴器，合篡间，绕篡后……此生病……其女子不孕，癃痔遗溺嗌干。（《素问·骨空论》）

【译文】

督脉，起于少腹部以下的横骨中央，女子则内系于廷孔，廷孔就是尿道的外口，它分出的络脉，循着阴器，会合于前后二阴之间的会阴部，再绕行到会阴部后面。督脉发生疾病，如果在女子就会出现不孕，以及小便不利，痔疮、遗尿、嗌干等病。

（《刺法》）曰：无损不足，益有余，以成其疹[1]。所谓无损不足者，身羸瘦，无用镵石[2]也。无益其有余者，腹中有形而泄之，泄之则精出而病独擅中[3]，故曰疹成也。（《素问·奇病论》）

【注释】

[1] 疹：疾病。张景岳注："不当治而治之，非损不足，则益有余，本无成病，反以成疾。"

[2] 镵石：即镵针，九针之一，头大末锐，形如箭头。石，砭石，古代石制针刺工具。

[3] 擅中：此指邪气盘据中焦。擅，据也。

【译文】

《刺法》上说：正气不足的不可用泻法，邪气有余的不可用补法，以免因误治而造成疾病。所谓无损不足，就是怀孕九月而身体瘦弱的，不可用针石治疗以伤其正气。所谓无益其有余，就是说腹中已经怀孕而又妄用泻法，用泻法则精气耗损，使病邪独据于中，正虚邪实，所以说疾病形成了。

一、月经不来症（血枯）

二阳之病发心脾，有不得隐曲，女子不月。（《素问·阴阳别论》）

【译文】

阳明病变，大多由于心脾病变引起，可出现性机能障碍，如果在女子则发生不按月来潮等病。

月事不来者，胞脉闭也。胞脉者，属心而络于胞中，今气上迫肺，心气不得下通，故月事不来也。（《素问·评热病论》）

【译文】

妇女月经不来，是因水气充塞，胞脉受阻。胞脉是隶属于心而下络子宫的，子宫籍心血下通而为月经，今水气上逆迫肺，使心气不得借助肺气以下通，胞血失其资源，所以月经就不来了。

肾脉……微涩为不月沉痔。（《灵枢·邪气脏腑病形篇》）

【译文】

肾脉微涩，为气血不利，可出现女子月经不行，或痔疮等病。

有病胸胁支满者，妨于食，病至则先闻腥臊臭，出清液[一]，先唾血，四肢清，目眩，时时前后血，病名为何？何以得之？岐伯曰：病名血枯。此得之年少时有所大脱血，若醉入房，中气竭，肝伤，故月事衰少不来也。……以四乌贼骨、一藘茹[二]，二物并合之，丸以雀卵，大如小豆，以五丸为后饭，饮以鲍鱼汁，利肠中[三]及伤肝也。（《素问·腹中论》）

【校勘】

（一）液：《甲乙》卷十一第七作“涕”。

（二）茹：《新校正》云：“按《甲乙经》及《太素》藘茹作蕳茹，详王冰性味乃蕳茹，当改藘作蕳。”按：考今本《甲乙》卷十一第七、《太素·血枯》卷三十均同《新校正》所云。张景岳、张志聪、高士宗均认为“藘茹”当作“茹藘”，丹波元简也说：“血枯所用，当是茹藘。”但查《神农本草经》及《本草纲目》均无“藘茹”之名，而《本草纲目》载“茜草”条下谓“一名茹藘”。茹藘亦见于《诗经》，曰：“茹藘在阪。”而茜草的性味功用是“入肝经，凉血止血，行血活络，祛痰止咳”，似符合本文义旨，所以作“茹藘”当是。

（三）肠中：《新校正》云：“按别本一作伤中。”《太素·血枯》作“胁中”。按：据上文有“中气竭”语，竭含伤意，故此应作“伤中”义长，且与后之“伤肝也”呼应。

【译文】

有一种胸胁胀满的病，妨碍饮食，发病时先闻到腥臊的气味，鼻流清涕，开始时唾血，四肢清冷，头目眩晕，经常出现前阴和大便出血。这种病叫什么？是什么原因引起的？岐伯说：这种病的名字叫血枯，得病原因是在年轻的时候患过大的失血病，使内脏有所损伤，或者在喝醉后肆行房事，使肾气耗竭，肝血伤残，所以月经闭止而不来。治疗可用四份乌贼骨，一份茜草，二药混合，以雀卵为丸，制成如小豆大的丸药，每次服五丸，饭前服药，饮以鲍鱼汁，然后再吃饭。这个方法有利修复损伤的中焦和补益损伤的肝脏。

二、血崩症

阴虚阳搏，谓之崩。（《素问·阴阳别论》）

【译文】

脉象沉取不足而浮取有余，可出现内崩失血之症。

风胜乃摇，寒乃去，候乃大温……血崩。（《素问·六元正纪大论》）

【译文】

风气胜时会使万物动摇不宁，厥阴风木之主气和少阴君火之客气，即主客二气木火相生，寒气乃去，气候大温……此时发病，易发生血崩等病。

三、带下症

任脉为病，男子内结七疝，女子带下、瘕聚。（《素问·骨空论》）

【译文】

任脉发生病变，在男子可出现腹内各不相同的七种疝气，在女子可出现带下和癥瘕积聚等病。

四、石瘕症

石瘕生于胞中，寒气客于子门，子门闭寒，气不得通，恶血当泻不泻，衃以留止，日以益大，状如怀子，月事不以时下，皆生于女子，可导而下。（《灵枢·水胀篇》）

【译文】

石瘕病生在子宫内，它是因寒邪侵入到子宫之门，使子宫之门闭塞，气血不能流通，恶血应当排泄而不能排泄，以致凝结成瘀块滞留在胞宫内，一天天增大，就象怀孕一样，月经也不按时来潮。这种病都发生在妇女，治疗可用通导攻下的方法，使其瘀血疏散下行。

二阳三阴，至阴皆在[1]，阴不过阳，阳气不能止阴，阴阳并绝，浮为血瘕，沉为脓胕(一)。（《素问·阴阳类论》）

【校勘】

（一）浮为血瘕，沉为脓胕：《吴注素问》作“沉为血瘕，浮为脓胕”，甚是。

【注释】

[1] 二阳三阴，至阴皆在：张景岳注："二阳胃也，三阴肺也，至阴脾也。皆在，皆病也。"

【译文】

二阳胃腑，三阴肺腑，至阴脾土都发病了。那么阴气不能入于阳分，阳气不能留止于阴分，阴阳互相隔绝，出现脉与证相反的现象，如脉浮的病当在外为血瘕，脉沉的病当在内为脓肿。

五、肠覃症

肠覃何如？岐伯曰：寒气客于肠外，与卫气相搏，气不得荣，因有所系，癖而内着，恶气乃起，瘜肉乃生。其始生也，大如鸡卵，稍以益大，至其成也，如怀子之状，久者离岁，按之则坚，推之则移，月事以时下，此其候也。（《灵枢·水胀篇》）

【译文】

肠覃病是怎么样的呢？岐伯说：寒邪侵犯机体后留居在肠外，与卫气相互搏结，阻碍卫气，使它不能正常运行，因而寒邪与卫气被束缚在局部，癖积在内，瘀血留滞，附着在肠外，恶气随之产生，日渐滋长，便形成了瘜肉。在它开始形成的时候，像鸡蛋那样大，逐渐长大，等到病已成的时候，腹部膨大如同怀孕一样。病程长的可以经历好几年。用手按压患部，积块很坚硬，推之尚能移动，月经仍能按期来潮。这就是肠覃的证候表现。

六、不孕症

督脉为病……其女子不孕。（《素问·骨空论》）

【译文】

督脉发生病变，在女子可出现不孕症。

七、妊娠症

阴搏阳别，谓之有子。（《素问·阴阳别论》）

【译文】

尺脉搏击于手有力，是阳气勃发之象，与其他寸口脉迥然不同，这是妊娠脉象。

妇人手少阴脉动甚者，妊子也。（《素问·平人气象认论》）

【译文】

妇女手少阴心脉搏动明显的，是怀孕的脉象。

何以知怀子之且生也？……身有病而无邪脉也。（《素问·腹中论》）

【译文】

根据什么知道妇女怀孕直至生产都正常的呢？身体看上起好像有某些疾病的征兆，但摸不到有病的脉搏，就可以知道这是正常的妊娠脉象。

人有重身，九月而喑，此为何也？岐伯对曰：胞之络脉绝也。帝曰：何以言之？岐伯曰：胞络者，系于肾，少阴之脉，贯肾系舌本，故不能言。帝曰：治之奈何？岐伯曰：无治也，当十月复。（《素问·奇病论》）

【译文】

有的妇女怀孕，在九个月时发生说话嘶哑，这是什么缘故呢？岐伯回答说：这是因为胞中的络脉被逐渐长大的胎儿压迫，阻绝不通所致。黄帝问：为什么说这样呢？岐伯说：胞宫的络脉系于肾脏，而足少阴肾脉贯肾上系舌本，今胞宫的络脉受胎儿压迫阻绝，肾脉就不能上通于舌，舌本失养，所以不能言语。黄帝又问：如何治疗呢？岐伯说：不需要治疗，待到十月分娩之后，胞络畅通，声音就会自然恢复。

小　结

《内经》对于正常人从出生到衰老的整个生理过程有着精辟的见解。《上古天真论》说："女子二七而天癸至，任脉通，太冲脉盛，月事以时下，故有子。"天癸是肾所藏的精，可以体会为促进生长发育和性器官成熟的内分泌物质，它对于男子生殖的精和女子经血的生成起主导作用。任脉是主胞胎的，冲脉为血海。在天癸的影响下，加上"任脉通"和"太冲脉盛"内在条件的成熟，故能有子。经文也指出，女子在三七到四七发育才臻完全成熟，到了七七四十九岁，则"任脉虚，太冲脉衰少，天癸竭，地道不通，故形坏而无子"，逐渐趋向衰老。这样细致周到的观察，完全符合现代生理学的认识。

关于妇女病的诊断，《内经》极其重视脉诊，如"肾脉微涩为不月""阴虚阳搏，谓之崩"等。对于妊娠生理脉象的观察，如"阴搏阳别""手少阴脉动甚"等，直到现在，在妊娠的诊断方面仍有重要的参考价值。至于肠覃与石瘕，明示"月事以时下"和"月事不以时下"为监别要点，也启发了我们在妇科疾病中询问月经情况的重要性。

中医对于妇科病分经、带、胎、产四大类。《内经》记载不够详尽，但大致已备。并且指出了血枯、血崩、石瘕等妇女杂病，从西医角度来看，其中包括了经闭、功能性子宫出血、内生殖器炎症等，还可能包括某些女性生殖器肿瘤、盆腔内炎性包块，如子宫肌瘤、卵巢囊肿，或陈旧性宫外孕等一类病症。主要因素多为脏腑不和，气滞血瘀或气郁痰结所致。

参考文献

华佗著，鲍士奇校:《华氏中藏经》，商务印书馆1939年。(简称《中藏经》)

张机：《注解伤寒论》，人民卫生出版社1956年版。

张仲景述，王叔和集:《金匮要略方论》，人民卫生出版社1963年版。(简称《金匮》)

吕广等注，王九思等辑：《难经集注》，人民卫生出版社1963年版。

皇甫谧著，林亿等校：《针灸甲乙经》，人民卫生出版社1956年版。

王叔和：《脉经》，人民卫生出版社1982年版。

巢元方：《诸病源候论》，人民卫生出版社1955年版。（简称《病源》）

杨上善撰注：《黄帝内经太素》，人民卫生出版社1965年版。（简称《太素》）

萧吉著，钱杭点校：《五行大义》，上海书店出版社2001年版。

孙思邈:《备急千金要方》，人民卫生出版社1982年版。(简称《千金》)

孙思邈：《千金翼方》，人民卫生出版社1955年版。（简称《千金翼》）

王冰注:《重广补注黄帝内经素问》，上海书店1989年版。(简称《素问》)

王焘：《外台秘要》，人民卫生出版社1955年版。（简称（《外台》）

王怀隐编:《太平圣惠方》，人民卫生出版社1958年版。(简称《圣惠方》)

赵佶编：《圣济总录》，人民卫生出版社1962年版。

朱肱：《类证活人书 附释音辨误药性》，中华书局1985年版。

程迥：《医经正本书 附札记》，中华书局1985年版。

王惟一：《新刊补注铜人腧穴针灸图经》，人民卫生出版社1955年版。（简称《图经》）

骆龙吉著，刘浴德、朱练订补：《增补内经拾遗方论》，上海卫生出版社1957年版。

许叔微述：《普济本事方》，上海科学技术出版社1959年版。（简称《本事方》）

成无已：《伤寒明理论》，中华书局1985年版。

滑寿：《难经本义》，商务印书馆 1956 年版。

滑伯仁著，承澹盦校注：《校注十四经发挥》，上海卫生出版社 1956 年版。

王履编著：《医经溯洄集》，人民卫生出版社 1956 年版。

李时珍编著：《本草纲目》，人民卫生出版社 1957 年版。

李时珍：《濒湖脉学》，人民卫生出版社 1956 年版。

张介宾编著：《类经》，人民卫生出版社 1965 年版。（简称《类经》）

张介宾：《类经图翼》，人民卫生出版社 1958 年版。（简称《图翼》）

张介宾：《景岳全书》，上海卫生出版社 1958 年版。

李念莪辑注：《内经知要》，人民卫生出版社 1956 年版。

马莳著，孙国中、方向红点校：《黄帝内经灵枢注证发微》，学苑出版社 2007 年版。

杨继洲：《针灸大成》，人民卫生出版社 1955 年版。

汪昂：《素问灵枢类纂约注》，中国中医药出版社 2016 年版。

王肯堂：《证治准绳》，人民卫生出版社 2005 年版。

黄元御：《素问悬解 灵枢悬解》，中医古籍出版社 2016 年版。

徐灵胎：《徐灵胎医学四书》，山西科学技术出版社 2009 年版。

吴谦等编：《医宗金鉴》，人民卫生出版社 1962 年版。

姚止庵：《素问经注节解》，人民卫生出版社 1963 年版。

张志聪集注，矫正强、王玉兴、王洪武校注：《黄帝内经灵枢集注》，中医古籍出版社 2012 年版。

张志聪：《黄帝内经素问集注》，学苑出版社 2011 年版。

高士宗著，于天星按：《黄帝素问直解》，科学技术文献出版社 1980 年版。

薛雪：《医经原旨》，中国书店 1987 年版。

胡澍：《黄帝内经素问校义》，商务印书馆 1939 年版。

俞樾：《内经辨言》，上海三联书店 1990 年版。

陆懋修：《不谢方一卷 内经难字音义一卷》，江东书局 1912 年石印本。

陈梦雷等编：《古今图书集成医部全录》，人民卫生出版社 1959 年版。（简称《医部全录》）

孙诒让著，雪克、陈野点校：《札迻》，中华书局 2009 年版。

于鬯：《香草续校书》，中华书局 1963 年版。

周学海：《内经评文素问》，中国中医药出版社 2015 年版。

顾观光重编：《神农本草经》，人民卫生出版社 1956 年版。

张山雷编：《难经汇注笺正》，上海科学技术出版社 1961 年版。

丹波元简：《素问识》，人民卫生出版社 1984 年版。

丹波元简：《灵枢识》，上海科学技术出版社 1957 年版。

丹波元坚编：《素问绍识》，人民卫生出版社 1955 年版。

丹波康赖著，多纪元坚等校订：《医心方》，人民卫生出版社 1955 年版。

丹波元胤编：《中国医籍考》，人民卫生出版社 1956 年版。

冈西为人编：《宋以前医籍考》，人民卫生出版社 1958 年版。

许浚等著：《东医宝鉴》，人民卫生出版社 1982 年版。

秦伯未原编，余瀛鳌重订：《内经类证》，科学技术出版社 1962 年版。

刘衡如校：《灵枢经（校勘本）》，人民卫生出版社 1964 年版。（简称《灵枢》）

陈璧琉、郑卓人编：《灵枢经白话解》，人民卫生出版社 1962 年版。

陈修园著，林慧光、傅瘦生、傅乃萍、林仁河、赖宝月校注：《灵素节要浅注》，中国中医药出版社 2016 年版。

王洪图主编：《黄帝内经素问白话解》，人民卫生出版社 2004 年版。

王育林等点校：《清儒〈黄帝内经〉训诂校勘文集》，北京科学技术出版社 2017 年版。

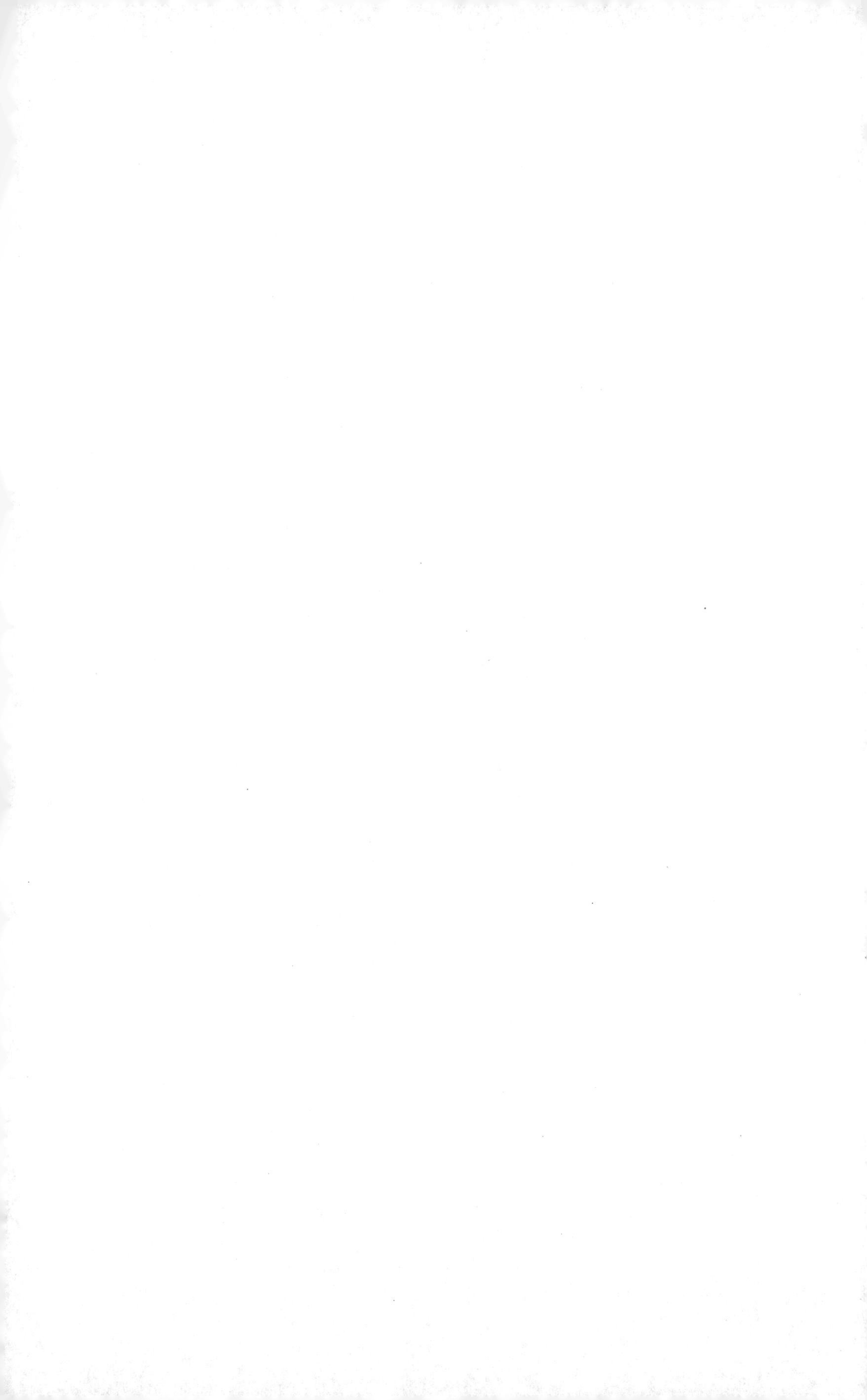

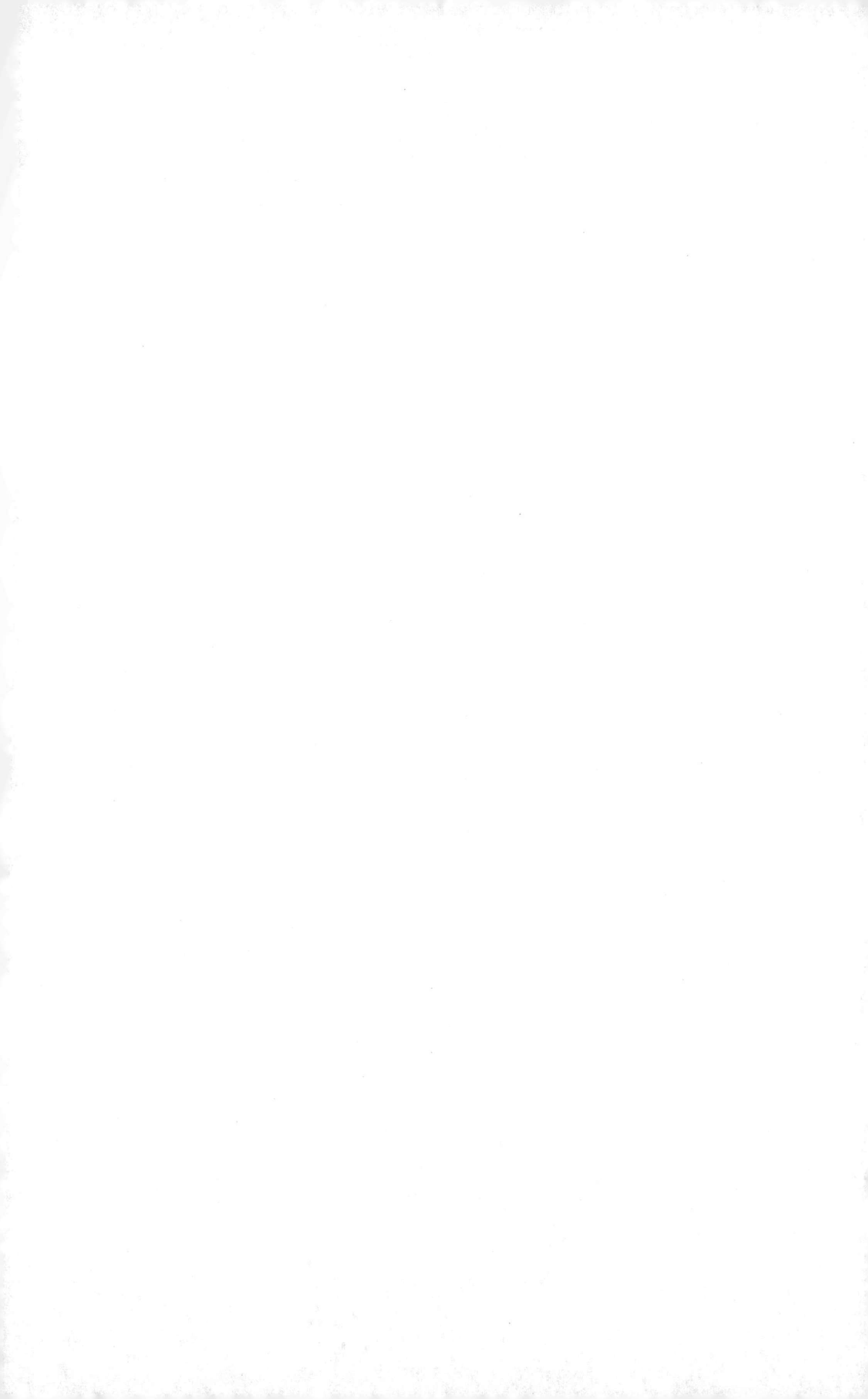